协和医生答疑丛书
荣获国家科技进步奖
中国科协繁荣科普创作资助计划资助创作
中国医学科学院健康科普研究中心推荐读本

矮小症

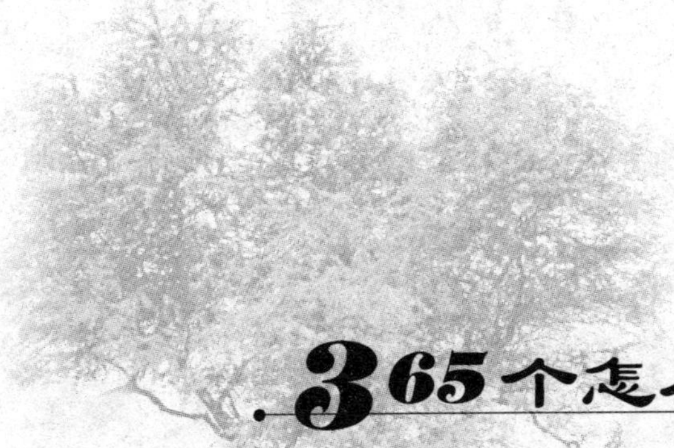

365个怎么办

主　　编：潘　慧　朱惠娟
副 主 编：杜红伟　龚凤英　曾宪伟　李乃适
参编人员：阳洪波　刘燕萍　陈　适　陈　伟
郑威扬　白　刚　王林杰　曲木诗玮
刘　赫　侯文婧　王淳邻　刘　婷
胡　君　白福庆　潘　慧(女)
刘　媛　袁婷钰　张馨梅　董彩霞
吴　艳　张　黎　翟梦瑶　陈芷珉
平晓川　李　康　吴勤勇　张　瀚
冯韵霖　舒　畅　张智阳　陆　慧
杜函泽　胡明明　张殿喜　潘琦伟
审　　校：史轶蘩　金自孟　邓洁英

中国协和医科大学出版社

图书在版编目（CIP）数据

矮小症365个怎么办/潘慧，朱惠娟主编. —北京：中国协和医科大学出版社，2010.12

（协和医生答疑丛书）

ISBN 978-7-81136-417-0

Ⅰ. ①矮… Ⅱ. ①潘… ②朱… Ⅲ. ①矮小症-诊疗-问答 Ⅳ. R584.2-44

中国版本图书馆 CIP 数据核字（2010）第198107号

协和医生答疑丛书

矮小症365个怎么办

主　　编：潘　慧　朱惠娟

责任编辑：戴申倩

出版发行：中国协和医科大学出版社

（北京东单三条九号　邮编100730　电话65260378）

网　　址：www. pumcp. com

经　　销：新华书店总店北京发行所

印　　刷：北京丽源印刷厂

开　　本：700×1000　1/16开

印　　张：18.5

字　　数：230千字

版　　次：2011年2月第二版　　2011年2月第一次印刷

印　　数：1—5000

定　　价：32.00元

ISBN 978-7-81136-417-0/R·417

（凡购本书，如有缺页、倒页、脱页及其他质量问题，由本社发行部调换）

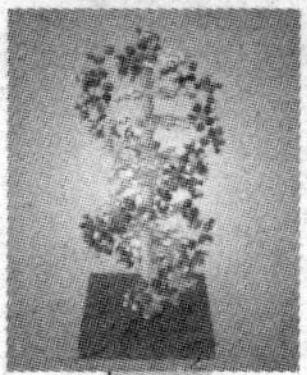

丛书序言

“协和”是中国医学的金字招牌，也是许多中国百姓心中最高医学水平的象征。正是如此，全国各地近些年如雨后春笋般地出现许许多多的“协和医院”。但医学界知道，“协和”有北京、武汉、福建三个老牌医院；对于北方的大多数人而言，“协和”特指北京协和医院和北京协和医学院。

“北京协和”联系着黄家驷、林巧稚、张孝骞、吴英恺、邓家栋、吴阶平、方圻等一位位医学泰斗，也联系着一代代“新协和人”的劳动创造。这里有科学至上、临床求真、高峰视野、学养博深等闪光品格，也有勤学深思、刻苦务实、作风严谨、勇于创新等优秀精神。

“协和医生答疑丛书”是协和名医智慧和经验的总结，由北京协和医学院和北京协和医院众多专家参与编写，体现了这些专家对疾病的认识和对患者的关怀，更重要的是展示了他们多年甚至是一生临床诊疗的丰富经验。

“协和医生答疑丛书”因为其科学性、权威性和实用性，获得国家科学技术进步奖二等奖。协和专家长期从事专业工作，也许写作语言并不十分通俗，也不够活泼，但这些在医学巅峰的医学专家写出了自己独特的经验和独到的见解，给读者尤其是患者提供了最科学最有效的建议。

几十年来，全国各地成千上万的患者为获得最好的治疗，辗转从基层医院到地市医院，再到省级医院，最后来到北京协和医院，形成“全国人民上协和”的独特景观。而协和专家也在不断总结全国各级医院的诊疗经验，掌握更多的信息，探索出更多的路径，使自己处于诊治疑难病的优势地位，所以“协和”又是卫生部指定的全国疑难病诊疗指导中心。

“协和医生答疑丛书”不是灵丹妙药，却能帮您正确认识身体和疾病，通过自己可以做到的手段，配合医生合理治疗，快速有效地康复。书中对疾病的认识和大量的经验总结，实为少见，尤为实用。

袁钟

中国医学科学院健康科普研究中心主任

2010年春

前 言

20世纪70年代末，北京协和医院内分泌科率先在国内建立矮小门诊，同时，集中了一大批相关专业的专家教授，由此比较系统全面地开展下丘脑性和垂体性矮小症的临床诊治和研究，并取得了丰硕的成果。在中国工程院院士史轶蘩教授、邓洁英教授、金自孟教授的带领下，北京协和医院的矮小症诊疗和研究先后获得卫生部科技进步二等奖、国家科技进步三等奖等成果。

通过几十年的临床诊治和研究，北京协和医院内分泌科矮小门诊积累了成千上万的病例，获得了大量的关于矮小症患者或疑似矮小症患者本人、父母、家庭的详细资料，为我们开展预防、治疗、研究等方面提供了宝贵的信息。通过对这些信息的分析整理，针对矮小症患者、青少年的生长发育等方面的常见问题，我们以问答的方式，逐一回答，给予解决方法。希望为我国青少年的生长发育、健康成长做一点贡献；同时解决家长对孩子生长方面的压力和担心。这是我们编写本书的本意和最大愿望，这也将激励我们努力做好本职工作的同时，积极开展健康科普知识的传播。

“言而无文，行而不远”。通过我们对临床病例和经验的总结，以生动活泼、深入浅出的表现形式，来传播正确的医学科学知识，从而达到“言而有文，行而高远”的传播效果，这也是我们北京协和医院内分泌科矮小门诊全体医护人员最大的心愿。

本书成书的过程中，错误难免，欢迎指正并不胜感谢！

潘　慧　朱惠娟

2010年12月

目录

第一部分 儿童生长发育的基本知识与规律

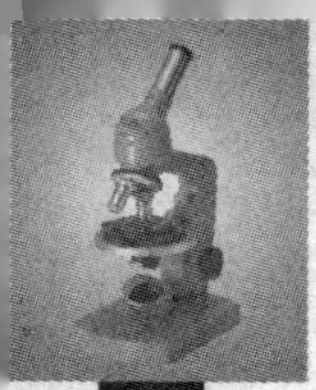

第二部分　生长与发育的影响因素

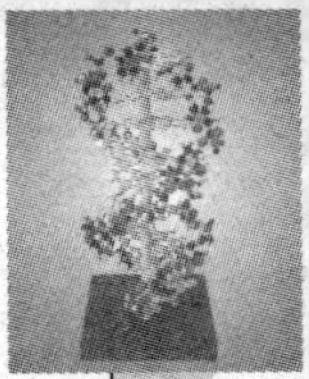

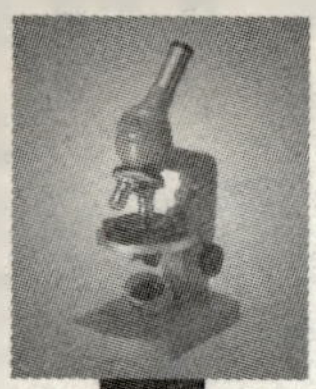

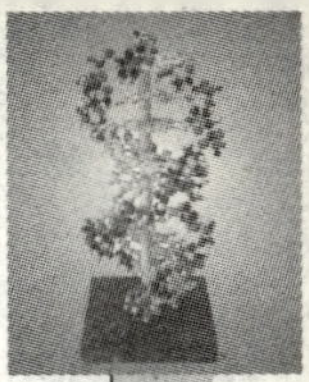

第三部分　矮小症的诊断与治疗

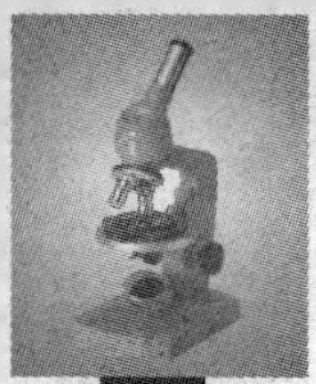

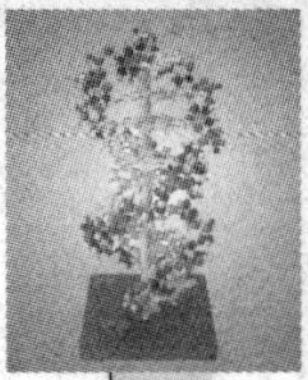

第四部分　导致矮小症的常见疾病

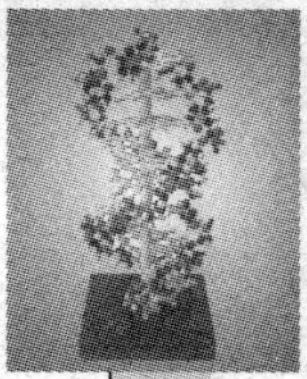

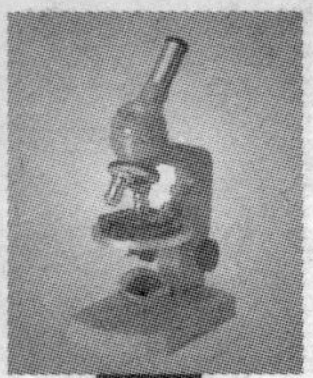

第五部分　矮小症的综合治疗

第一部分 儿童生长发育的基本知识与规律

1. 什么是生长和发育?

生长发育，是指从受精卵开始贯穿胎儿期、儿童期、青春期直至成年身体形状和功能完全发育成熟的连续过程。所谓生长，是指细胞的繁殖、增大和细胞质的增加，一般指形态大小的增长，也就是说个头变大了、长高了，为量的改变；而发育是指人体的组织、器官和各系统功能不断完善和分化的过程，这属于质变，涵盖人体的体力、心理和行为的成熟，是内在的改变。举个简单的例子，一个苹果，从小长大是一个生长的过程，慢慢变甜就可以认为是发育的一个体现，生长和发育过程相互重叠而且关系密不可分。

生长是发育的前提，发育寓于生长之中。

小儿的机体总是处在量的增加和质的变化的动态过程中。从某种意义上说，人成年后亦未停止生长，最典型的就是我们的皮肤，细胞不断地自我复制，以补充正常耗损及被疾病等损伤所破坏的部分。体格从小到大的增长和机能从不成熟到成熟的发育是相互联系、共同进步，但又不尽相同的过程。人类与动物不同，人生长发育缓慢，有相当长的婴儿期、儿童期和青春期。可以这么说，一个人要花生命前三分之一时间来为后三分之二的人生做准备的，其中最主要的任务是发展人的智力，吸收前人积累的经验。

成熟是指生长和发育达到的一个相对完备的阶段，使机体无论是形态、功能、运动能力还是心理行为等方面达到成人水平，具备独立生活和生育下一代的能力。

2. 细胞是怎样变成人的？

人体的组织和器官均由细胞组成，它是人体代谢的基本单元。细胞是不断地进行自身分裂而增多的，细胞分裂的速度基本决定个体器官的生长速度。但是细胞的分裂不是无止境的，它受细胞内部许多因素的制约，从而保证生长的步骤有序地进行。

所有细胞一开始都是全能的，也就是说它具备发展成任何器官的细胞潜力。在不同因素的影响下，它们逐渐丢失其全能性，开始承担特异组织的特定功能，比如有的分化为肝细胞，有的分化成为心肌细胞，有的成为神经细胞，逐步组建形成一个有机的整体，而分化完全的细胞则不再具备全能性。如造血干细胞有自我繁殖的潜能，在其成熟为红细胞时，红细胞就不再生长、分裂或改变功能，它只具有一个功能，就是体内氧的运输。在人体各组织、器官、系统中，分化的细胞各司其职，协调统一，完成纷繁复杂的生命活动。

3. 细胞生长过程中有哪些关键时期？

在细胞的生长过程中，存在很多决定细胞命运的关键期。在这些时期中，需要很多辅助成分，包括激素、生长因子等，通过它们的作用，细胞被“指派”到不同的组织中，并继续生长、发挥作用。在这些生长关键时期中，如果细胞得不到这些因子的帮助，就会出现发育畸形、异常生长等。不同组织具有不同的关键时期，对于关键时期的反应也不一样。有些组织在关键时期受到损伤，会造成不可逆的改变；若在关键时期以外发生，则一般可逆。如骨组织在青春发育期继续不断地形成，因此整个儿童期及青年期骨骼均易受到不利因素的影响。若损害不在关键时期发生，且不连续，组织的恢复是可能的。例如年龄较大的儿童有暂时性营养缺乏，可严重影响身高和体重的增长，但给予正常食物后，常有一生长加速时期，直至恢复应有的体重和身高，称为追赶生长。

4. 人是怎么长高的?

人体的长高是肌肉、骨骼等共同生长的表现，其中以骨骼生长最为关键。骨骼由多种细胞组成，有负责制造骨细胞的成骨细胞，有负责拆除旧骨的破骨细胞。在成骨细胞和破骨细胞的共同作用下，骨骼处于破坏与新生的动态平衡之中，也由此得以生长。骨的生长对机体大小有决定性意义，具有独特的生长特征。

在胎儿早期，四肢骨骼先以软骨形式出现，在不断生长过程中出现矿化，从而成为真正的骨骼，那么骨骼是怎样变长变粗的呢？在未成年人骨骼 X 线片中，我们可以发现骨的两端存在非常特殊的区域——骨骺和生长板，骨骼的变长就是通过这一区域的生长实现的。成年后，骨骺的生长逐渐缓慢，生长板变薄，最终完全与骨骺融合，骨不能再生长。四肢骨宽度和厚度的增加主要是通过骨膜外骨的沉积，成骨细胞与破骨细胞共同作用使骨不断增粗，变得越来越结实。

骨骼在生长时也不断重新塑造，大面积的骨骼被破坏和吸收，并不断地再形成。骨骼最后的形状不仅决定于其长度和宽度，也依赖于肌肉的牵拉力及邻近组织的位置。骨骼在达到成年大小和形状后，仍需不断地重新塑造以形成坚实的骨骼。因此，家长们不仅要注意孩子的骨骼生长，更要通过增加体育运动以提高孩子们的骨骼质量。

5. 人类生长发育有哪些规律？

生长发育是一个由量变到质变且长期复杂的生理过程，人类生长发育的一般规律如下：

（1）生长发育的可能性和现实性　人体内在的遗传因素决定了生长发育的可能性，而外界环境在一定程度上决定个体可能达到的生长发育水平，也就是决定了生长发育潜能的水平。

（2）生长发育的共同性和个体性　人类生长发育有其共同的模式，从受精卵开始，出生后经过儿童期、青春期达到成熟，身体各部分增长的比例和发育的程序是相同的，但是人类的身体特征和发育速度又有相当大的个体差异，一般符合正态分布。

（3）生长发育的程序性和时间性　身体各器官不是等速生长的，也不是按同一步调发育的，它们的生长发育速度是波浪式的。一般生长发育有几个基本的方向，如头尾方向，即胎生期的身体，近头部比上下肢先发育，生后神经肌肉的发育也按头尾方向，身体的中心部分比末梢部分先发育。器官功能的发育则是先为粗大动作，后是精细动作。一般生长发育遵循由上到下、由近及远、由粗到细、由低级到高级、由简单到复杂的规律。例如，出生后运动发育：先会抬头，其次抬胸，再会坐、爬、站、走。头在婴儿和婴幼儿期领先生长，以后生长不多，所以新生儿和小婴儿为头大身体小，四肢短。以后四肢的增长速度快于躯干，逐渐变为头小躯干粗，四肢长。婴儿头占身高的1/4，到成年后头占身高的1/8。

（4）生长发育包括生理和心理两个密切相连的方面　人类生长发育约占一生的1/3时间，此期的身体发育为心理发育提供物质基础，即未成年为成年准备身体、生殖、智力、心理等条件。

（5）人群生长发育的自然性和社会性　人群的生长发育除有种族、民族、性别、年龄等的遗传因素所决定的差别外，还有地区、城乡及社会不同人群等外界自然因素和社会因素造成的差别。

（6）生长发育的连续性　所有儿童的生长过程都是连续不断进行的，有时快些有时慢些。一般体格生长，年龄越小增长越快，出生后以最初6个月生长最快，尤其是前3个月，后半年起逐渐减慢，到青春期又猛然加快。

（7）生长发育的不平衡性　身体中的所有组织、器官不是以同一速度生长，也不是同时停止生长，即有先有后，快慢不一。如脑的发育先快后慢，7～8岁脑的质量已接近成人；生殖系统发育较晚，淋巴系统则先快而后回缩；皮下脂肪发育年幼时较发达，而肌肉组织则要到学龄期才发育加速。

6. 什么是胎儿期和婴幼儿期的“头尾发育规律”？

所谓“头尾发育规律”是指胎儿期和婴幼儿期身体各部分的生长发育所遵循的特殊规律。在胎儿期，头颅生长速度最快，而婴幼儿时期则躯干部位增长最快。2～6岁期间下肢的增长幅度超过头颅和躯干，从而使得儿童的身体比例不断变化。如胎儿2个月时的头颅占全身的4/8，躯干占3/8，下肢占1/8，到16岁时，孩子的各部分比例进一步变化，头颅占1/8左右，躯干占4/8，下肢占3/8，因此小儿的头颅发育早于躯干，而躯干则早于四肢，目的就是为了保证儿童的神经系统优先发展，从而进一步保障语言和运动功能的加快发育。其他如小孩的粗大运动，包括婴幼儿抬头、翻身、坐、爬、站、走、跑和工作等均普遍遵循此规律。由于身体各部分的增长幅度各不相同，从出生到成年期的整个生长过程中，头颅增长1倍，躯干增长2倍，上肢增加3倍，下肢增加4倍，最终形成较小的头颅、较短的躯干以及下肢较长，为成人体态特征。

7. 儿童双手精细动作的发展有什么规律吗?

小孩手部精细动作的发展也遵循一定的规律——近侧发展规律。一般小孩近躯干的肩部肌肉先发育进而发展到上臂、前臂、手腕和手指远端的精细肌肉群。比如，4 个月大的婴儿会挥动上肢，但是取玩具时不会用手指，而是一把抓。8 月大的婴儿已开始能用拇指和食指抓玩具，但是一旦握住则不会松手，一直到 12 个月时才会用拇指和其余指尖拿捏细小的物体，可以握放自如，随后其手的动作会更加精确。2 岁时开始会用勺子吃饭，但仍需要手腕的协调配合才能顺利完成自己吃饭的动作，一直到 5 ~6 岁才能出现写字和画图等复杂的功能。

8. 青春期孩子发育有什么规律吗?

青春期孩子的发育普遍遵循着一定的规律，即所谓的“向心律”。一般而言，同样身体各部分的发育顺序是下肢先于上肢，四肢早于躯干，自下而上，由肢体远端向中心躯干，呈规律性变化。一般小孩的手脚最早开始迅速增长，但也是最早停止增长，然后是小腿开始迅速增长，随后大腿、骨盆、胸宽、肩宽、躯干高，最后是胸壁变厚。上肢快速增长的顺序依次为手、前臂和上臂。手的骨骺愈合的顺序是由远到近，依次由指骨末端、中端到近端，然后是掌骨、腕骨和桡骨、尺骨。

9. 什么叫“生长轨迹现象”和“追赶生长(catch-up growth)”?

人体生长发育过程中，如果外环境无特殊变化，人体生长发育通常比较稳定，呈鲜明的轨迹，其生长发育状况在所处人群中保持有限的上下波动幅度。这是一个特殊的动态和非常复杂的调控系统，遗传因素起到关键作用。

当孩子们身体受营养不良、全身性疾病或者内分泌功能异常等因素影响，就会出现生长发育迟缓，于是其生长发育逐渐偏离正常的轨迹。一旦这些阻碍生长发育的因素得到及时纠正，儿童的生长发育再度加速，迅速向原有的生长轨迹靠近和发展，即所谓的“追赶生长”。

10. 人体各系统的发育按统一的规律协调发展吗？

人体作为一个高度协调发展的整体，不同系统的生长发育既不平衡又相互协调。

肌肉、骨骼、内脏器官等生长发育模式基本与身高、体重的发展相匹配，即有两个生长高峰，其余时间都是按一定的速度稳步增长，而到了青春中后期其生长发育速度逐渐减慢一直到完全成熟。

但也有几个系统有比较特殊的规律，如淋巴系统、生殖系统和神经系统。淋巴系统包括胸腺、淋巴结和淋巴组织。在10岁前，淋巴系统快速生长，12岁左右则可以达到成人的200%，因此小儿的扁桃体通常比较大，随后其淋巴组织的体积和重量都会迅速下降，因此对儿童的淋巴系统进行评价时要充分考虑到这种规律。

神经系统发育对孩子生存能力的迅速提高，保障其他器官系统有序的发育，有十分重要的意义。包括脑、脊髓和视觉器官等在内的神经系统是一种优先发育的模式。

生殖系统，在出生后10年功能处于静止时期，到青春期开始时则迅速生长，在2~3年内其外观形态达到成人水平。

评价孩子们的生长发育状态时一定要明白，人体任何一个系统的发育都不是孤立的，任何一种因素影响机体时都会对各个系统产生影响。例如通过运动锻炼可以使孩子的全身多个系统得到协调发展，如肌肉骨骼系统、呼吸系统循环系统和神经系统的协调发展。

11. 什么是“关键生长期”？

人体许多器官和组织都有所谓“关键生长期”。一旦错过了这段时间，即使以后去除影响生长发育的因素，这些器官组织即使出现追赶生长，也不可能完全恢复正常。

脑组织的关键生长期是胎儿早期，此期内胎儿的脑细胞数大量增加，而在胎儿中后期到出生后6个月，既有脑细胞数的增加又有细胞体积的增大，此时若因严重的营养不良、缺氧和产伤，脑细胞的分裂和增殖速度急剧下降，此后即便积极干预也不可能出现理想的追赶生长。即脑细胞数量增长的“一过性”损伤将严重地影响以后孩子的智力发展。

青春发育早期是骨骼的关键生长期。各种因素均可阻碍骨骼的生长，从而使骨细胞数减少，骨骼发育受阻，如不及时进行干预并采取积极措施进行处理，一旦骨骺愈合，孩子们将失去继续长个的机会，其生长潜能将得不到有效的发挥。

另外，2~3岁是孩子们口头语言发展的关键期，4~5岁是辨识字词的关键期，0~4岁是视觉发展的关键期等。

12. 人类的体格发育有哪些差异？

体格发育在不同人群中的差异是遗传因素和环境因素相互作用的结果。遗传因素在卵子受精时已成定局，环境因素则包括营养、活动、疾病等自然因素和文化、经济等社会因素，自然因素是在社会因素作用下发挥作用的。体格发育的人群差异有：

（1）性别差异　2001年我国对10省及自治区7岁以下儿童调查

体格发育的资料等证实，无论城市或农村均是男孩高于女孩，其差异在初生儿组较少，随年龄增长此差异渐趋明显。

（2）城乡差异　2005 年调查证实，随着年龄增长，城乡差异逐渐加大。如 6～7 岁城市男孩身高均值为 115.3 厘米，体重均值为 19.33 千克，而农村 6～7 岁的相应值为 109.9 厘米及 17.93 千克，分别相差 5.4 厘米及 1.4 千克。

（3）南北差异　一般来说我国东北及华北地区是高身材地区，西北及中南地区是中等身材地区，而华南及西南地区是矮身材地区。如 6～7 岁男孩身高均值北方与南方相差 5.0 厘米，体重相差 1.97 千克，其他国家人群的身高也有这种南北差异。

（4）民族差异　近年来我国一部分少数民族的体格发育调查表明，7～14 岁儿童身高以西藏最高，朝鲜族、蒙古族、维吾尔族次之，再次为南方少数民族，以苗族最矮。国际生物学规划组织于 1967～1972 年在世界范围内进行人类生长发育调查，证实欧洲各国人的身高与体重均比东部亚洲各国人高。下肢的长度，非洲人最长，欧洲人次之，而亚洲人最短。

（5）生活水平差异　人均收入最能反映生活水平综合条件的优劣，体重易受生活水平短期变化的影响，身高则是人群生活水平长期变化的指标。国内外的调查均证明不同社会阶层人的体格发育有明显差异。

13. 人类体格发育有哪些年代差异？

近两个世纪以来，世界各国人群的生长速度加速，青春发育提前，导致成人身高一代比一代高，而在战争及饥荒年代，生长发育水平会停滞甚至下降，这种年代的差别称为生长发育的长期趋势，如经济迅速发展的国家内，儿童及成人身高均有增加。1880～1950 年间北美及欧洲 5～7 岁儿童的平均身高增加 10 厘米。英国 16 岁男孩的平均身高在1873～1943年间每10年增加1.3厘米以上，到1935年增至165厘米，日本男大学生1900～1960年间身高由160厘米增至166厘米，在第二次世界大战期间身高增长多呈停滞状态。我国情况相同，北京市1959～1979年1～17岁中小学生身高，每10年平均增加男孩2.3厘米，女孩1.6厘米，此增长的势头仍在继续。生长发育长期趋势已逾百余年的国家，如英国、荷兰及部分美国人群中，身高增长已不再继续。此外青春发育年龄提早，导致到达最终身高的年龄提前。一个世纪以前，男性在23岁方达最终身高，现在17岁时即能达到。而西欧女孩月经初潮年龄则在近100年里由17岁降至13岁，第二性征及身高突增高峰年龄也提前。

14. 什么是生长发育的长期趋势？

通过长期观察发现，现在孩子们的最终身高多数都超过他们的父亲或母亲，并且他们性成熟逐步提前。其实早在19世纪后期，欧美学者就从前后一、二百年生长发育资料对比中发现了儿童身高一代比一代高，性发育尤其是女孩初潮年龄逐步提前的现象。该现象被称为生长发育的长期趋势。

生长发育的长期趋势主要表现为身高和体重的增长。如西欧国家20世纪前半期新生儿的平均身长从50厘米增加到53厘米，体重从3150克增至3300克。从1880～1950年5～7岁儿童平均身高增加了10厘米。当今成人的身高比100年前高了9.2厘米。以往一般学者认为，每隔约10年儿童平均身高增加1厘米。但近年来许多国家儿童的加速增长早已超过了该尺度。1975～1995年我国对儿童、青少年生长发育的调查发现，我国儿童的生长正处于长期加速阶段，1～7岁身高平均每10年增长1.3厘米，7～18岁身高平均每10年增长2.2厘米。成熟加速导致青春期提前，即达到成年最终身高的时间提前。20世纪初男子达到最终身高的年龄要到23岁，现在提前至17岁。月经初潮年龄是长期趋势最明显的特征，西欧国家从20世纪的17岁提前到现在的13岁，约每10年提前4个月。北京城区女童1962年月经初潮年龄为14.2岁，1985年为12.6岁，23年间提前了1.54岁，平均每10年提前0.67岁。同样儿童牙齿萌出也呈提前的趋势，特别是恒牙。如今儿童恒牙萌出时间比以前提早4～12个月。20世纪末，儿童们的第一个磨牙一般在6岁萌出，现在大多数儿童已较从前提早6～9个月。

关于生长发育长期趋势的原因目前仍不十分清楚。有研究认为可能与营养和生活环境的改善、各种疾病的控制有关，使人类的生长能最大限度地发挥其遗传潜力。但是长期增长趋势是不可能无限度地增长下去。目前在经济发达国家如美国、英国，身高增长已基本呈停滞状态，月经初潮也无明显提前迹象。这说明，这些人群的身高已达到遗传所赋予的生长发育最大值，因而其平均身高逐渐趋向稳定。

15. 儿童生长发育过程分几个阶段？各阶段有何特点？

尽管生长发育是一个连续的过程，但是临床上还是根据孩子们的身体结构、功能及其心理发育的特点，将生长发育过程分为以下几个阶段（图1、图2）。

（1）胎儿期　从受精卵形成直到出生，即在母亲子宫内约280天，这是生长发育的关键时期。此期是胎儿各系统组织和器官分化、形成和发育的重要阶段，但也是易损期，很容易受到各种因素的影响，导致胎儿生长发育障碍，最终导致各种胎儿先天畸形、宫内发育迟缓、早产，甚至胎死母体内。

（2）新生儿期　从出生后脐带结扎至出生后28天。该时期内小儿刚刚脱离母体开始独立生存，需要一个对宫内到宫外环境巨大变化的调整适应过程。多数新生儿往往表现为在出生后头1周体重不增或

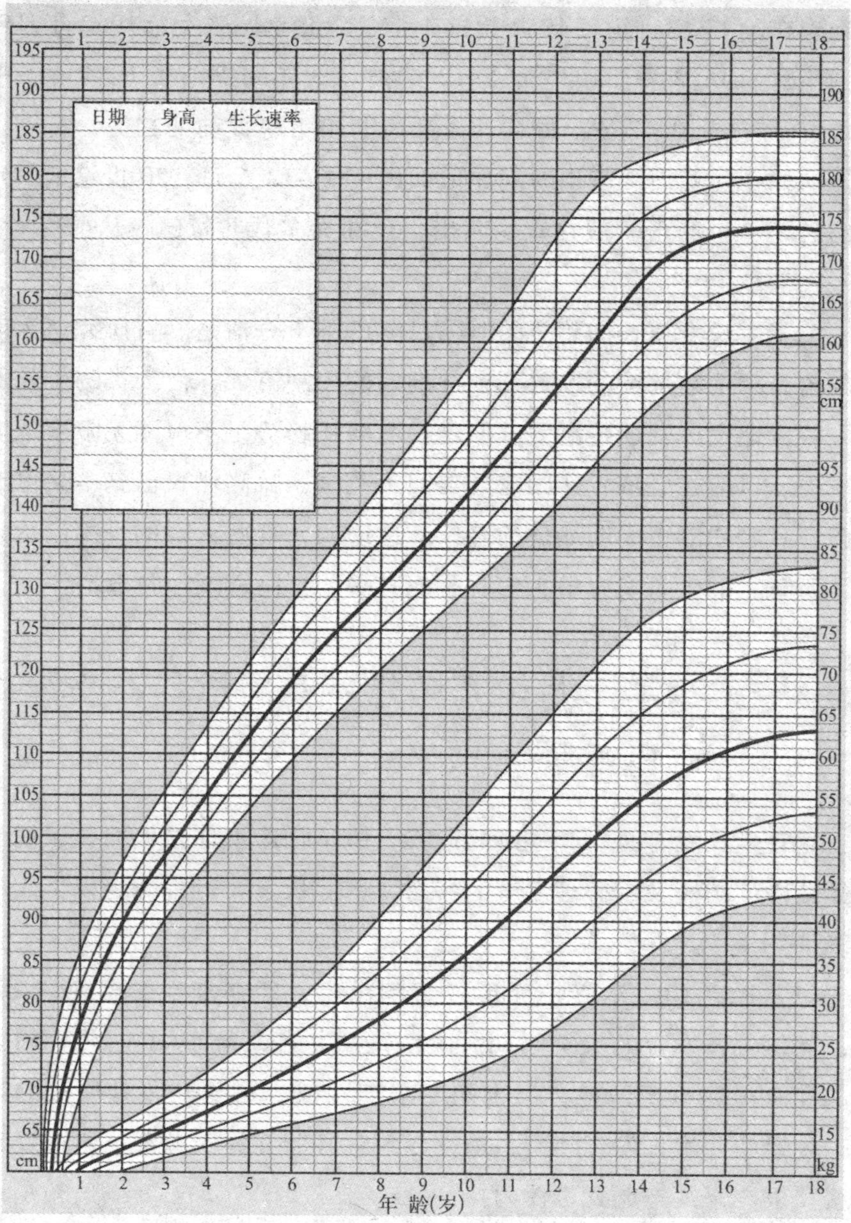

图1　2005年我国男童身高、体重变化曲线

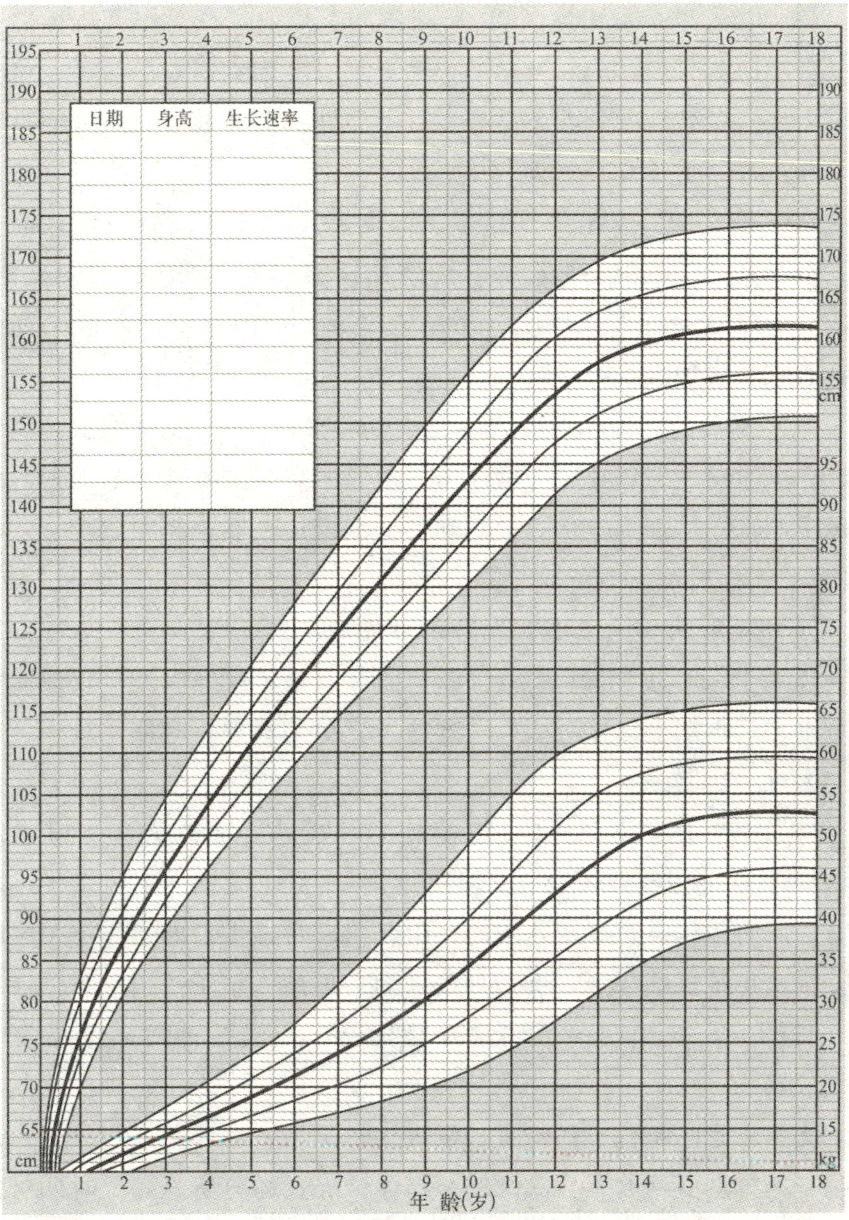

图2　2005年我国女童身高、体重变化曲线

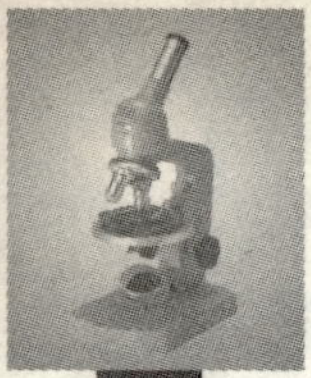

轻度下降，但很快恢复至出生时体重并进入新一轮快速生长期。

（3）婴儿期　从出生后28天到年满1周岁。这是小儿出生后生长发育最快的时期，同时也是最容易受到不良因素影响的阶段，像喂养不当等因素导致的营养不良和各种感染性疾病等都可直接或间接影响婴儿正常的生长发育过程。

（4）幼儿期　从1岁到3岁。此期幼儿的生长发育速度较前稍慢，但是其活动范围渐渐增大，广泛地接触周围事物，其智力发育，如语言、思维和待人接物能力也迅速增强，但因识别危险能力尚欠佳，故家长应加强看护。

（5）学龄前期　从3岁到入学前（7岁）。此期体格生长速度较前进一步减慢，但仍在稳步增高，更重要的是智能发育更趋完善，此期孩子们求知欲强、好奇、爱问问题、好模仿，能逐步完成较复杂的动作。

（6）学龄期　从7岁到青春期开始之前（一般女9～12岁，男10～13岁）。此期体格生长仍在稳步增加，除了性征以外，其他器官发育水平到本期末已接近成人。智能发育更为成熟，理解、分析、综合能力进一步增强。

（7）青春期　女孩从9～12岁到17～18岁，男孩从10～13岁到18～20岁。个体差异较大，有时可达2～4岁。此期，生殖系统迅速发育，同时体格发育也快速增高，由此出现身高增长的第二个关键时期。生殖系统逐渐成熟，女孩月经来潮，男孩有精子排出，第二性征越来越明显。但此期孩子们常有心理、行为或精神方面不稳定的表现。

需要注意的是孩子们的生长发育比较复杂，个体差异比较大，每个孩子的分期要结合其自身情况，具体情况具体分析，每个时期对孩子的生长发育都具有重要意义，任何一阶段的生长发育障碍都可能会影响下一阶段的生长发育，影响成年后的身高和生殖系统的功能。

16. 儿童身高增长有什么特殊规律吗？

正常人生长过程中有两个身高快速增长的阶段，即生长高峰期——婴儿期和青春期。婴儿出生后的第1年身高可增加25厘米，第2年12厘米左右。而在青春期，孩子可以平均每年增高7~10厘米，该期大约持续3年，在此期间总共增加25~28厘米（图3）。这两个时期是决定成年后身高的关键时期，但这个时期孩子的生长受到各种环境条件的影响，则最终会影响了遗传基因所决定的生长潜能的发挥。另外两者相比较，青春期更重要。因为当婴儿期长个受到影响时，只要及时纠正影响身高增高的各种因素，最终还有充足追赶生长的时间，甚至还有可能赶超同龄的小伙伴，而青春期，骨骼逐渐接近完全愈合，青少年追赶生长的能力受到限制，一旦错过这个增高的黄

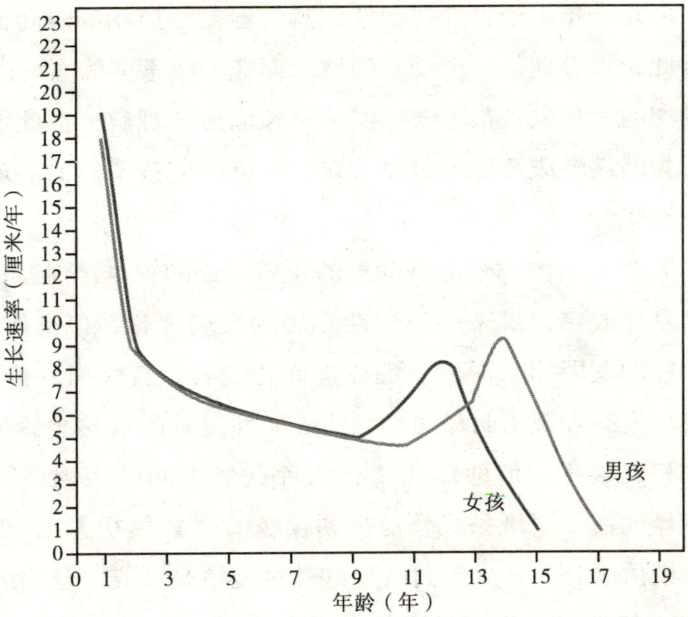

图3　儿童生长速率统计图

金时期，则悔之晚矣。

家长需要结合孩子的特点与具体情况，发现孩子生长发育中出现的问题，要有针对性及时加以解决，从而使孩子能够发挥最大的生长潜能，达到理想的成年最终身高。

所以我们首先强调的是家长对两个“黄金增高时期”的把握，使自己的孩子的身高在“黄金时期”得到充分的发展。

17. 青春期的心理发展有什么特点？

青春期是从童年向成年逐渐过渡的时期，是发育的一个关键阶段。在该时期孩子们正在经历第二性征出现和性成熟的生理发展阶段，同时也在经历从儿童向成人的认识方式的心理转变过程。一般将10～20岁定为青春期阶段。由于女性的发育期早于男性，结束时间也早于男性，故将青春期跨度调整为女孩10～18岁，男孩12～20岁。由于近几十年不论男性或女性，其青春发育启动的时间都在逐渐提前，因此，青春期是一个动态的概念而非一成不变的。

青春期的生长发育很重要，但是家长们更要理解，在此期间孩子们心理行为的逐渐成熟更为重要。那么，该时期孩子们的心理发展有什么特殊性呢？

（1）性发育成熟与性心理幼稚的矛盾　伴随青少年性器官、性功能的迅速发育成熟，带来一系列性心理的发展变化，但整体上心理、情绪、个性的发展相对滞后于性心理变化，若教育、引导措施不足，可使其心理发展表现出明显的幼稚性。如性发育的成熟必然带来异性间强烈的相互吸引，但他们往往有两种截然不同的表现：①故意疏远、排斥异性；②“纸条式恋爱”和朦胧的“狂热初恋”，带有鲜明的好奇、模仿成分。青少年们认为自己对爱情是认真、严肃的，不是“闹着玩”，但他们对真正的爱情及其包含的社会责任和义务却知之甚少。

（2）自我意识发展与社会成熟发展的矛盾　自我意识的迅猛增长，使青少年们强烈感觉到自己是“大人”了，希望别人也这样看待自己，不愿再受特殊照顾；他们渴望独立，希望自己管理自己，自己解决自己的问题；期待自己的观点和建议得到社会承认和尊重，试图在平等基础上重新建立与父母或其他成人的关系。与这种自我意识的迅猛增长相对照，其社会成熟显得相对迟缓，对社会的认识较肤浅，缺乏对社会生活的直接体验，人生观、世界观尚处于初步形成阶段。自我意识迅猛提高与社会成熟相对迟缓的矛盾，导致青少年产生许多适应上的问题。例如，他们不想依赖成人，但不具备独立的经济基础和物质条件；想切中时弊，提出对社会变革有重大价值的见解，但认识水平还达不到这一程度；敢想敢干，一往无前，行动上却摆脱不了冲动、偏激、摇摆和脆弱等局限。正确认识青少年的这一心理矛盾及由此造成的情绪困扰和适应障碍，对维护青少年心理健康，促进情绪稳定和心态平衡有着重要意义。

（3）情感激荡和表露内隐的矛盾　青春期的生理巨变必然激发情感动荡，而情感动荡需适当释放才能获得平衡。这本来是身心调节的正常规律，但青少年们内心情感的激荡和释放却又受到自身的压抑、控制。他们内心激动、高兴或苦恼，表面却似乎十分平静，没有异常反应；他们有话想找别人倾吐，可碰到父母、教师和其他成人却迟迟不肯开口，表现为“闭锁”心理。这种情感激荡与表露内隐的矛盾，若得不到成人的理解或通过适当方式的处理，将造成误解和感情隔阂，影响情绪生活和社会适应。一些青春期常见的心理矛盾障碍，如抑郁和焦虑，与该心理发展矛盾相互关联。因此，认识青少年的心理发展特征，开展心理健康教育、科学性教育和心理咨询，对维护其心理健康有着十分积极的作用。

18. 我国为什么要进行儿童生长发育调查？

1979 年以来，我国先后开展五次全国学生体质健康调研。调查目的包括研究不同儿童少年群体的生长发育规律和特点；制定国家、地区儿童少年生长发育正常值或评价标准；探索各种内外因素对生长发育的影响，从中发现主要的生长发育的影响因素，并及时地提出相应干预措施；检验和评价各种学校保健、干预措施对生长发育的保障和促进作用。

19. 我国开展的全国学生体质健康调研的内容和指标有哪些？

在五次全国学生体质健康调研中，为及时反映不同地区、群体的儿童、青少年生长发育现状和发展趋势，来自全国的卫生、教育、体育专家经大量论证，设计出一整套规范的标准化生长发育指标体系。

（1）体格指标　也称形态指标，包括：①长度指标；②宽度指标；③围度和厚度指标。其中反映体格整体水平的身高、体重最为重要。

（2）生理功能指标　包括：①肺功能指标；②心血管功能指标；③肌肉力量指标；④台阶指标，反映心肺动态指标；⑤最大耗氧量，综合反映呼吸、循环和肌肉功能；⑥血液生化功能指标等。

（3）运动能力指标　包括：①50 米跑，反映速度素质；②50 米 ×8 往返跑，1000 米和 800 米跑等，分别反映儿童、青少年期耐力素质；③立定跳远，反映爆发力素质；④曲臂悬垂、引体向上、仰卧起坐等，反映力量素质；⑤铅球、沙包掷远等反映投掷力素质；⑥10 米 ×4 往返跑，反映灵敏性素质；⑦立位或坐位体前屈等，反映柔韧性素质。应用上述三类指标体系可大体反映个体、群体生长发育水平。

出于某些特殊的研究和应用需要，还可使用下列指标来充实指标体系。

（1）皮褶厚度　常用的有肱三头肌皮褶、肩胛下皮褶、腹壁皮褶厚等。

（2）身体成分　常用指标有体脂百分比、体脂重量、非脂肪重量等。

（3）体型　使用某些指数，反映身体各部分比例，反映体型，如用体重指数（BMI），反映身体充实度。

（4）骨骼发育　常用骨龄（骨骼发育年龄）。

（5）性发育　常用阴毛、腋毛、乳房（女）、变声、喉结（男）和睾丸大小（男）等指标反映第二性征发育；用月经初潮年龄（女）和首次遗精年龄（男）等，反映性功能成熟程度。

20. 家长为什么要了解和关注这些调查结果？

在临床实践中，临床医生经常失望地发现，由于健康知识以及健康教育资源的匮乏，大部分家长并不了解我国目前已经有相对比较完善的生长发育的监控和调查机制。家长们对这个指标体系知之甚少，也不理解这些指标的意义。在北京协和医院矮小门诊的实际工作中发现，家长们对孩子们生长发育情况的监测以及其具体含义的重要性的理解非常不容乐观。总结2000年7月至2006年10月在北京协和医院内分泌科矮小门诊以个矮为主诉患儿的临床资料，其中有670位患儿及家长填写了特别设计的问卷。只有20%的家长经常过问孩子的身高并进行检测和记录，75%以上的家长无法提供孩子目前的身高，80%以上的家长无法提供孩子1年前的身高，97%的家长不知道生长速度的规律，75%的家长知道孩子学校里有学期初的体检，但60%的家长不知道结果或没有当回事。来就诊的原因中，许多患儿主要是因为个子在班里排位越来越往前挪。30%的家长认为，孩子并没有病，而是晚长，根本没办法提供对诊疗具体而有价值的信息。

21. 儿童生长发育的测量指标包括哪些？

生长发育的测量指标包括体格发育测量指标，分为纵向测量指标，如身高、卧位身长、坐高、顶臀长等；四肢各部分长度如手、足、上肢、下肢等长度等；围度测量指标，如头围、胸围和上臂围等；宽度和径度测量指标，如肩宽、骨盆宽等；皮褶厚度如腹壁皮褶厚、肱三头肌皮褶厚等。在上述体格指标基础上，借助数学公式将两个或多个指标结合，派生成各种指数，可用来评价个体和群体生长发育现状和身体匀称度。

22. 如何评价儿童的纵向生长测量指标？

纵向生长测量指标主要包括身高、卧位身长、坐高、顶臀长等。

身高是指站立时头、颈、躯干和下肢的总高度。它是反映线性生长（linear growth）的最重要指标，在整个生长过程中起“标杆”作用。测量时取正立姿势，双眼平视前方；胸部稍挺起，腹部微后收，两臂自然下垂，手指并拢；脚跟靠拢，脚尖分开约60°；脚跟、臀尖和两肩胛间三点同时靠立柱。测量者将底板轻轻滑下，与颅顶点接触，读数精确到0.1厘米。注意姿势变动，防止歪头、下缩或故意抬头等。

卧位身长是指3岁以下小儿不能站立，或不易维持直立位，故取卧位，测量头顶点至足底距离。测量前先脱去鞋帽袜，穿单衣，仰卧于量床底板中线上。助手扶正头，头顶轻触头板，小儿面朝上。测量者位其右侧，左手握住小儿双膝使腿伸直；右手移动足板，使接触双侧足跟，按量床侧读数并记录，读数精确到0.1厘米。

表1 2005年我国男童身高、体重百分位表

年龄	3rd		10th		25th		50th		75th		90th		97th	
	身高(cm)	体重(kg)	身高(cm)	体重(kg)	身高(cm)	体重(kg)	身高(cm)	体重(kg)	身高(cm)	体重(kg)	身高(cm)	体重(kg)	身高(cm)	体重(kg)
出生	47.1	2.62	48.1	2.83	49.2	3.06	50.4	3.32	51.6	3.59	52.7	3.85	53.8	4.12
2月	54.6	4.53	55.9	4.88	57.2	5.25	58.7	5.68	60.3	6.15	61.7	6.59	63.0	7.05
4月	60.3	5.99	61.7	6.43	63.0	6.90	64.6	7.45	66.2	8.04	67.6	8.61	69.0	9.20
6月	64.0	6.80	65.4	7.28	66.8	7.80	68.4	8.41	70.0	9.07	71.5	9.70	73.0	10.37
9月	67.9	7.56	69.4	8.09	70.9	8.66	72.6	9.33	74.4	10.06	75.9	10.75	77.5	11.49
12月	71.5	8.16	73.1	8.72	74.7	9.33	76.5	10.05	78.4	10.83	80.1	11.58	81.8	12.37
15月	74.4	8.68	76.1	9.27	77.8	9.91	79.8	10.68	81.8	11.51	83.6	12.30	85.4	13.15
18月	76.9	9.19	78.7	9.81	80.6	10.48	82.7	11.29	84.8	12.16	86.7	13.01	88.7	13.90
21月	79.5	9.71	81.4	10.37	83.4	11.08	85.6	11.93	87.9	12.86	90.0	13.75	92.0	14.70
2岁	82.1	10.22	84.1	10.90	86.2	11.65	88.5	12.54	90.9	13.51	93.1	14.46	95.3	15.46
2.5岁	86.4	11.11	88.6	11.85	90.8	12.66	93.3	13.64	95.9	14.70	98.2	15.73	100.5	16.83
3岁	89.7	11.94	91.9	12.74	94.2	13.61	96.8	14.65	99.4	15.80	101.8	16.92	104.1	18.12
3.5岁	93.4	12.73	95.7	13.58	98.0	14.51	100.6	15.63	103.2	16.86	105.7	18.08	108.1	19.38
4岁	96.7	13.52	99.1	14.43	101.4	15.43	104.1	16.64	106.9	17.98	109.3	19.29	111.8	20.71
4.5岁	100.0	14.37	102.4	15.35	104.9	16.34	107.7	17.75	110.5	19.22	113.1	20.67	115.7	22.24
5岁	103.3	15.26	105.8	16.33	108.4	17.52	111.3	18.98	114.2	20.61	116.9	22.23	119.6	24.00
5.5岁	106.4	16.09	109.0	17.26	111.7	18.56	114.7	20.18	117.7	21.98	120.5	23.81	123.3	25.81
6岁	109.1	16.80	111.8	18.06	114.6	19.49	117.7	21.26	120.9	23.26	123.7	25.29	126.6	27.55
6.5岁	111.7	17.53	114.5	18.92	117.4	20.49	120.7	22.45	123.9	24.70	126.9	27.00	129.9	29.57
7岁	114.6	18.48	117.6	20.04	120.6	21.81	124.0	24.06	127.4	26.66	130.5	29.35	133.7	32.41
7.5岁	117.4	19.43	120.5	21.17	123.6	23.16	127.1	25.72	130.7	28.70	133.9	31.84	137.2	35.45
8岁	119.9	20.32	123.1	22.24	126.3	24.46	130.0	27.33	133.7	30.17	137.1	34.31	140.4	38.49
8.5岁	122.3	21.18	125.6	23.28	129.0	25.73	132.7	28.91	136.6	32.69	140.1	36.74	143.6	41.49
9岁	124.6	22.04	128.0	24.31	131.4	26.98	135.4	30.46	139.3	34.61	142.9	39.08	146.5	44.35
9.5岁	126.7	22.95	130.3	25.42	133.9	28.31	137.9	32.09	142.0	36.61	145.7	41.49	149.4	47.24
10岁	128.7	23.89	132.3	26.55	136.0	29.66	140.2	33.74	144.4	38.61	148.2	43.85	152.0	50.01
10.5岁	130.7	24.96	134.5	27.83	138.3	31.20	142.6	35.58	147.0	40.81	150.9	46.40	154.9	52.93
11岁	132.9	26.21	136.8	29.33	140.8	32.97	145.3	37.69	149.9	43.27	154.0	49.20	158.1	56.07
11.5岁	135.3	27.59	139.5	30.97	143.7	34.91	148.4	39.98	153.1	45.94	157.4	52.21	161.7	59.40
12岁	138.1	29.09	142.5	32.77	147.0	37.03	151.9	42.49	157.0	48.86	161.5	55.50	166.0	63.04
12.5岁	141.1	30.74	145.7	34.71	150.4	39.29	155.6	45.13	160.8	51.89	165.5	58.90	170.2	66.81
13岁	145.0	32.82	149.6	37.04	154.3	41.90	159.5	48.08	164.8	55.21	169.5	62.57	174.2	70.83
13.5岁	148.8	35.03	153.3	39.42	157.9	44.45	163.0	50.85	168.1	58.21	172.7	65.80	177.2	74.33
14岁	152.3	37.36	156.7	41.80	161.0	46.90	165.9	53.37	170.7	60.83	175.1	68.53	179.4	77.20
14.5岁	155.3	39.53	159.4	43.94	163.6	49.00	168.2	55.43	172.8	62.86	176.9	70.55	181.0	79.24
15岁	157.5	41.43	161.4	45.77	165.4	50.76	169.8	57.08	174.2	64.40	178.2	72.00	182.0	80.60
15.5岁	159.1	43.05	162.9	47.31	166.7	52.19	171.0	58.39	175.2	65.57	179.1	73.03	182.8	81.49
16岁	159.9	44.28	163.6	48.47	167.4	53.26	171.6	59.35	175.8	66.40	179.5	73.73	183.2	82.05
16.5岁	160.5	45.30	164.2	49.42	167.9	54.13	172.1	60.12	176.2	67.05	179.9	74.25	183.5	82.44
17岁	160.9	46.04	164.5	50.11	168.2	54.77	172.3	60.68	176.4	67.51	180.1	74.62	183.7	82.70
18岁	161.3	47.01	164.9	51.02	168.6	55.60	172.7	61.40	176.7	68.11	180.4	75.08	183.9	83.00

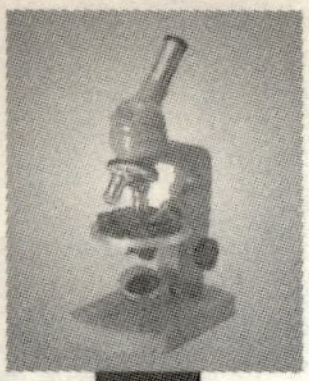

表2　2005 年我国女童身高、体重百分位表

年龄	3rd		10th		25th		50th		75th		90th		97th	
	身高(cm)	体重(kg)	身高(cm)	体重(kg)	身高(cm)	体重(kg)	身高(cm)	体重(kg)	身高(cm)	体重(kg)	身高(cm)	体重(kg)	身高(cm)	体重(kg)
出生	46.6	2.57	47.5	2.76	48.6	2.96	49.7	3.21	50.9	3.49	51.9	3.75	53.0	4.04
2 月	53.4	4.21	54.7	4.50	56.0	4.82	57.4	5.21	58.9	5.64	60.2	6.06	61.6	6.51
4 月	59.1	5.55	60.3	5.93	61.7	6.34	63.1	6.83	64.6	7.37	66.0	7.90	67.4	8.47
6 月	62.5	6.34	63.9	6.76	65.2	7.21	66.8	7.77	68.4	8.37	69.8	8.96	71.2	9.59
9 月	66.4	7.11	67.8	7.58	69.3	8.08	71.0	8.69	72.8	9.36	74.3	10.01	75.9	10.71
12 月	70.0	7.70	71.6	8.20	73.2	8.74	75.0	9.40	76.8	10.12	78.5	10.82	80.2	11.57
15 月	73.2	8.22	74.9	8.75	76.6	9.33	78.5	10.02	80.4	10.79	82.2	11.53	84.0	12.33
18 月	76.0	8.73	77.7	9.29	79.5	9.91	81.5	10.65	83.6	11.46	85.5	12.25	87.4	13.11
21 月	78.5	9.26	80.4	9.86	82.3	10.51	84.4	11.30	86.6	12.17	88.6	13.01	90.7	13.93
2 岁	80.9	9.76	82.9	10.39	84.9	11.08	87.2	11.92	89.6	12.84	91.7	13.74	93.9	14.71
2.5 岁	85.2	10.65	87.4	11.35	89.6	12.12	92.1	13.05	94.6	14.07	97.0	15.08	99.3	16.16
3 岁	88.6	11.50	90.8	12.27	93.1	13.11	95.6	14.13	98.2	15.25	100.5	16.36	102.9	17.55
3.5 岁	92.4	12.32	94.6	13.14	96.8	14.05	99.4	15.16	102.0	16.38	104.4	17.59	106.8	18.89
4 岁	95.8	13.10	98.1	13.99	100.4	14.97	103.1	16.17	105.7	17.50	108.2	18.81	110.6	20.24
4.5 岁	99.2	13.89	101.5	14.85	104.0	15.92	106.7	17.22	109.5	18.66	112.1	20.10	114.7	21.67
5 岁	102.3	14.64	104.8	15.68	107.3	16.84	110.2	18.26	113.1	19.83	115.7	21.41	118.4	23.14
5.5 岁	105.4	15.39	108.0	16.52	110.6	17.78	113.5	19.33	116.5	21.06	119.3	22.81	122.0	24.72
6 岁	108.1	16.10	110.8	17.32	113.5	18.68	116.6	20.37	119.7	22.27	122.5	24.19	125.4	26.30
6.5 岁	110.6	16.80	113.4	18.12	116.2	19.60	119.4	21.44	122.7	23.51	125.6	25.62	128.6	27.69
7 岁	113.3	17.58	116.2	19.01	119.2	20.62	122.5	22.64	125.9	24.94	129.0	27.28	132.1	29.89
7.5 岁	116.0	18.39	119.0	19.95	122.1	21.71	125.6	23.93	129.1	26.48	132.3	29.08	135.5	32.01
8 岁	118.5	19.20	121.6	20.89	124.9	22.81	128.5	25.25	132.1	28.05	135.4	30.95	138.7	34.23
8.5 岁	121.0	20.05	124.2	21.88	127.6	23.99	131.3	26.67	135.1	29.77	138.5	33.00	141.9	36.69
9 岁	123.3	20.93	126.7	22.93	130.2	25.23	134.1	28.19	138.0	31.63	141.6	35.26	145.1	39.41
9.5 岁	125.7	21.89	129.3	24.08	132.9	26.61	137.0	29.87	141.1	33.72	144.8	37.79	148.5	42.51
10 岁	128.3	22.98	132.1	25.36	135.9	28.15	140.1	31.76	144.4	36.05	148.2	40.63	152.0	45.97
10.5 岁	131.1	24.22	135.0	26.80	138.9	29.84	143.3	33.80	147.7	38.53	151.6	43.61	155.6	49.59
11 岁	134.2	25.74	138.2	28.53	142.2	31.81	146.6	36.10	151.1	41.24	155.2	46.78	159.2	53.33
11.5 岁	137.2	27.43	141.2	30.39	145.2	33.86	149.7	38.40	154.1	43.85	158.2	49.73	162.1	56.67
12 岁	140.2	29.33	144.1	32.42	148.0	36.04	152.4	40.77	156.7	46.42	160.7	52.49	164.5	59.64
12.5 岁	142.9	31.22	146.6	34.39	150.4	38.09	154.6	42.89	158.8	48.60	162.6	54.71	166.3	61.86
13 岁	145.0	33.09	148.6	36.29	152.2	40.00	156.3	44.79	160.3	50.45	164.0	56.46	167.6	63.45
13.5 岁	146.7	34.82	150.2	38.01	153.7	41.69	157.6	46.42	161.6	51.97	165.1	57.81	168.6	64.55
14 岁	147.9	36.38	151.3	39.55	154.8	43.19	158.6	47.83	162.4	53.23	165.9	58.88	169.3	65.36
14.5 岁	148.9	37.71	152.2	40.84	155.6	44.43	159.4	48.97	163.1	54.23	166.5	59.70	169.8	65.93
15 岁	149.5	38.73	152.8	41.83	156.1	45.36	159.8	49.82	163.5	54.96	166.8	60.28	170.1	66.30
15.5 岁	149.9	39.51	153.1	42.58	156.4	46.06	160.1	50.45	163.8	55.49	167.1	60.69	170.3	66.55
16 岁	149.8	39.96	153.1	43.01	156.5	46.47	160.1	50.81	163.8	55.79	167.1	60.91	170.3	66.69
16.5 岁	149.9	40.29	153.2	43.32	156.5	46.76	160.2	51.07	163.8	56.01	167.1	61.07	170.4	66.78
17 岁	150.1	40.44	153.4	43.47	156.7	46.90	160.3	51.20	164.0	56.11	167.3	61.15	170.5	66.82
18 岁	150.4	40.71	153.7	43.73	150.7	47.14	160.6	51.41	164.2	56.28	167.5	61.28	170.7	66.89

坐高测量时受试者处于坐位，测量自头顶点至坐骨结节处的高度，反映躯干发育状况。测量时坐在身高坐高计坐板上，骶骨、两肩胛间紧靠立柱，躯干自然挺直；两大腿伸直，与躯干成直角。注意坐凳高度，如腿悬空可在脚下垫以木块，使腿的伸直面与地面平行。坐直，双眼平视前方，臀部紧靠立柱，双肩自然下垂。读数精确至0.1厘米。

顶臀长的意义同坐高，用于3岁以下小儿，测量自头顶点至臀部的高度。取卧位，测量者左手提小儿下肢，使膝关节弯曲，骶骨紧贴底板，大腿与底板垂直；右手移动足板，紧压小儿臀部，读数精确到0.1厘米。

23. 如何评价儿童的四肢各部分长度指标?

测量四肢各部分长度多在特殊需要时使用，包括手长、足长、上肢长、下肢长、小腿长等指标。通过有目的的测量和评价可了解身体不同部位长骨的增长程度、特点和发育趋势，对评价体型、诊断生长发育障碍、预测身高、选拔体育运动等专业人才也有重要意义。

测量手长使用带滑板的短钢尺，测量自桡尺骨远端腕横纹至中指尖的长度，读数精确至0.1厘米。

足长则使用足长测量器（两端分别固定挡板和移动滑板），置凳上。受试者站立，右脚踩在测量器底板上；足的纵轴与测量尺平行，固定挡板贴于足后跟的后缘。移动滑板至最初足趾端，读数精确至0.1厘米。

上肢长用带游标的直钢尺测量。受试者双脚分开，与肩同宽，自然站立；上肢自然下垂、五指并拢伸直。测量者站其右后方，标尺尖端指向肩峰点，移动游标，尖端指向对向的右手指端，读数精确至0.1厘米。

下肢长受试者脱鞋袜，测量者先用手扪清右侧大转子点，而后取蹲位，将钢尺零点端垂直于地面。调节游标，使尖端指向此点，此距离即为下肢长，读数精确至0.1厘米。

小腿长使用仪器与上下肢长同。受试者站立，腿抬起并屈膝，脚踩凳上，脚掌紧贴对面，小腿与凳面垂直。测量者面对受试者，游标尺与小腿胫骨纵轴平行，固定齿端，对准胫骨内侧髁下端。移动尺的游标，使之对准胫骨内侧髁上缘，记录自该处至胫骨内踝下端的距离，读数精确至0.1cm。

24. 如何评价儿童的围度测量指标?

围度测量包括头围、胸围、上臂围等指标。

头围即头颅的围长，间接反映颅内容物的大小。新生儿头围大于胸围，以后随月龄增长，胸围逐步超过头围。因此，头围与胸围交叉所在的月龄大小，可作为评价婴儿营养状况的方法指标。头围与脑组织、颅骨的发育有关。前囟由额骨、顶骨的骨缝构成，出生时斜径约2.5厘米，出生后12～18个月闭合；后囟由枕骨与顶骨骨缝构成，呈三角形，出生后0～3个月内闭合。佝偻病、脑积水、甲状腺功能低下等均可致囟门闭合延迟；颅内压增高可致前囟饱满；严重脱水、营养不良可致囟门凹陷。

胸围是胸廓的围长，反映胸腔容积、胸背肌发育和呼吸器官的发育程度。测量使用带毫米刻度的胸围尺。受试者裸露上体（或仅穿内衣），安静站立，两臂下垂，均匀平静呼吸。面对受试者，将带尺上缘经背侧两肩肩胛骨下角下缘绕至胸前两乳头中心点上缘测量。乳房已开始发育的少女，以胸前锁骨中线第四肋处为测量点，在被试者呼气末而吸气尚未开始前读数记录，为平静状态下胸围。再令受试者作最大深吸气，终末测其吸气胸围，稍停再令其作最大深呼气，终末测呼气胸围。两者之差为呼吸差。

上臂围分上臂紧张围和上臂放松围，反映所在部位肌肉、脂肪和骨骼的围度总和。小儿肌肉、骨骼的个体差异相对小，而脂肪多少对上臂围影响大。因此，常用上臂放松围（上臂围）间接反映脂肪变化和体重结合估计营养状况。5 岁以下小儿上臂围变化小，采用13 厘米为1 ~5 岁小儿营养不良的界值。青少年肌肉发育，使上臂围间接反映脂肪的敏感性下降，故常需同时测定上臂紧张围和放松围，通过两者之差来反映肌肉的发育程度。测量时，受试者自然站立，两足分开与肩同宽；测量者面对受试者，嘱其将右上臂举向前方（约 45°），掌心向上握拳，用力屈肘；用带尺绕肱二头肌最粗处，测得上臂紧张围；然后，带尺保持原位，上臂不动而前臂伸直，手指放开，测得上臂放松围，读数均精确到0. 1 厘米。

25. 如何评价儿童的宽度和径度测量指标？

肩宽和骨盆宽是常用的宽度指标，青春期前后变化大。可用于反映男女的体态特点。胸廓横径和胸廓前后径主要反映青春期发育结束后胸廓的发育程度。

肩宽即左右肩峰点间的直线距离。受试者取直立位，姿势与测量胸围时同。测量者位于受试者正后方，用两食指沿肩胛冈摸到肩峰外侧缘中点，用测径规测量，读数精确到0. 1 厘米。

骨盆宽使用测径规，测量左右髂嵴点间的直线距离。测量者和受试者的位置等，与测量肩宽时相同。用食指摸到受试者两髂嵴外缘最宽处，测量读数。肩宽、骨盆宽的测量误差都不得超过 ±0. 5 厘米。

胸廓横径测量受试者姿势同测量肩宽，测量者面对之，将测径规双脚置两侧腋中线的第四肋骨上，平静状态读数，精确至0. 1 厘米。

胸廓前后径测量受试者姿势同上，测量者站其右侧，将测径规一脚固定于平第四肋骨关节的胸骨处，另一脚置于背侧同水平棘突上，读数精确至0. 1 厘米。

26. 如何评价儿童的皮褶厚度？

测量皮褶厚度后，可利用数学公式间接推算体脂率，是评价儿童的营养情况的重要方法。使用皮褶厚度钳，常用测量部位有：①腹壁皮褶厚，取平脐处右侧锁骨中线处腹壁；②肱三头肌皮褶厚，取右侧肩峰与尺骨鹰嘴连线中点；③沿右侧肩胛下角下沿与躯干呈45°方向。该三处分别反映腹部、四肢、躯干部皮下脂肪的累积程度。这些部位皮下组织均衡，脂肪与肌肉易分离，测点明确，重复性高。测量方法相同：先找到准确位置，测量者用手拇、食指在被测部位轻轻捏起皮肤和皮下组织，两指间距3厘米；右手握持皮褶厚度钳，置入手指下方，待皮褶厚度钳指针稳定后读数，精确到0.1厘米。注意手指夹持皮褶的力量恒定，尽快读数，读数时勿放松左手夹持的组织。

27. 如何测量儿童的体重？

体重是身体各部分、各种组织重量的总和。构成体重的成分主要是骨骼、肌肉、内脏、体脂和水。体重变化较大，与健康和营养状况直接相关，且呈双向性变化。慢性或短期营养不良均可引起体重下降，而下降超过一定程度时，常预示群体死亡率有上升趋势，或存在阻碍生长的危险因素。体重过大或增长过快，提示有肥胖危险。测量应用杠杆秤，不能用弹簧秤，以保准确称量。测前先检查秤杆零点位置，测量时将砝码调至与个体对应的体重附近。受试者上秤后，调整游锤到杠杆正中水平。脱去外衣、鞋帽，排空大小便；若条件允许，男孩只穿衬裤，女孩加小背心；若因故不能多脱衣服，设法扣除衣服重量。新生儿称体重应用特殊磅秤，最大载重10千克，精确到20克；1个月到6岁用婴幼儿磅秤，最大载重量50千克，精确到50克。

28. 为什么我国要对3岁以下儿童进行免费的生长发育检查？

2009年2月19日，由国务院妇儿工委和卫生部联合召开的改善早期儿童营养座谈会上，提出在今后深化改革医药卫生体制改革、促进基本公共卫生服务均等化的工作中，城乡基层医疗卫生机构要为孕妇免费提供产前检查和产后访视，为3岁以下儿童免费进行生长发育检查。

2005年进行的第4次儿童体格发育调查结果显示，城市儿童生长发育水平已经达到了世界卫生组织的标准，但农村儿童的生长发育水平仍低于城市儿童，在中西部地区的部分农村，营养不良仍是影响生长发育和健康的主要原因。调查显示，我国4个月以内的儿童基本纯母乳喂养率仅为65.3%，6个月以内婴儿基本纯母乳喂养率仅为49.2%。贫困地区2岁以内儿童只有27.1%吃过配方奶粉，54.9%吃过除配方奶粉以外的乳类食物，50.8%吃过添加豆类的食物，63.9%吃过肉类食物。农村0~5岁儿童的生长迟缓率和低体重率分别为14.3%和7.8%，而贫困农村则高达29.3%和14.4%。

在今后深化医药卫生体体制改革、促进基本公共卫生服务均等化的工作中，城乡基层医疗卫生机构要为孕妇免费提供产前检查和产后访视，为3岁以下儿童免费进行生长发育检查；要及时采取对5岁以下儿童补充营养等有效的改善措施；建立儿童营养和健康检测系统，掌握各地儿童生长发育情况基础数据。

第二部分 生长与发育的影响因素

29. 孩子们的生长发育受哪些因素的影响？

影响青少年身体长高的因素是多方面的（表3），有先天因素，主要是种族和遗传；还有后天因素，例如地理气候条件，营养、伤病情况及体育锻炼等。每个人都有自己的遗传基因编码，是与生俱来的，身体的生长与发育都受到基因的调控，而激素、环境、营养、疾病等多种因素均能影响生长基因的表达（图4）。但我们需要弄清楚的是，哪些因素对儿童的生长发育具有负面的影响，导致孩子们的遗传潜能得不到充分的发挥，最终导致矮小。

家长和医护人员需要对这些因素提高认识，高度警惕，争取早发现、早治疗，及时去除这些因素的负面影响，使孩子们健康快乐地成长，有满意的身高。

表3　影响人生长发育的常见因素

具体因素	举　　例
遗传	种族、家族、性成熟迟早、对营养的需求、对疾病的抵抗等
营养	适当的量与比例可使生长潜力充分发挥
激素	生长激素、甲状腺激素、肾上腺皮质激素、性激素（雌激素、雄激素）等
疾病	急性疾病使体重下降，慢性疾病影响身高和体重
孕母情况	营养、情绪、疾病（高血压、糖尿病、感染）、畸形（子宫、胎盘异常）、药物、X线、酒、烟、尼古丁等
生活环境	居住条件、阳光、气候、空气、水、生活习惯、文化教育、运动、医疗保健服务等

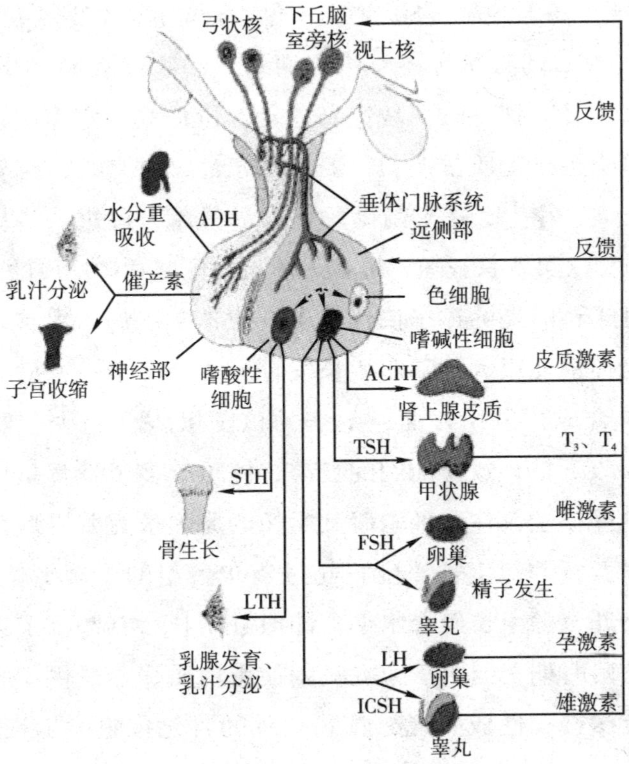

图4　下丘脑垂体激素轴

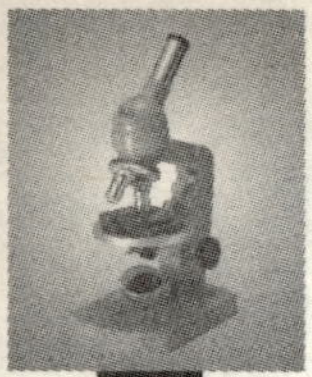

30. 孩子们的营养状况与身高有关吗？

在影响青少年生长发育的诸多因素中，营养是影响青少年增高极为重要的因素。人一生有两个生长发育关键时期：一周岁内、青春期(13～18岁)。这两个时期都是人体迅速增长的时期。所以这些时期营养供应就显得非常重要。在儿童青少年的生长发育过程中，各系统、器官在各年龄时期的发育速度是不相同的，男女有各自的快速发育阶段。如能掌握各系统、器官快速发育时期，并重视该时期特殊营养加强供给，就可使生长发育潜力达到最大限度的发挥。

对于处于快速生长期的孩子而言，蛋白质是长身体的最佳“建筑材料”，成年人每天约需要80克蛋白质，孩子相对需要得更多一些。不仅要保证蛋白质的数量，还要讲究质量。动物性食品如蛋、肉、鱼、乳类所含人体必需氨基酸比较完备，营养价值高，宜多吃；大豆及豆制品的蛋白质也是优质蛋白质，要让孩子经常进食，而且要注意荤素搭配，如豆类、花生、蔬菜与动物性食品搭配，可进一步提高蛋白质的营养价值，又可取长补短，增加人体对维生素和矿物质的吸收。

如果处于该时期的孩子们营养不良或不幸患病，尤其是长时期发热，能使身体消耗很大，限制生长发育。这是由于一方面发热时蛋白质分解大于合成；另一方面，生病的孩子摄入食物少，胃肠功能下降，营养吸收不良，致使他们的身高、体重等多个发育指标都比同年龄儿低。这些孩子，在多种阻碍其生长的原因被克服以后，通过增加膳食供给量及营养，生长速度将超过该年龄组的正常生长发育速度，赶上同年龄儿童的生长发育水平，即追赶生长。有些孩子正处于生长发育突增年龄时期，但由于家庭贫困使蛋白质、热量供应不足，而使其生长速度缓慢，性成熟晚，骨骺软骨的骨化推迟，生长时期更长。但一旦能充分供给营养，就会表现出强烈的追赶生长，到最后完全可能赶上营养好的孩子的生长发育水平。

31. 营养治疗时如何实现“追赶生长”？

要实现追赶生长，一方面要及时消除影响生长发育的因素；另一方面要为追赶生长准备充足的营养。常常听到一些生长发育不佳的孩子家长说：“孩子小时候常常拉肚子，以后就没有壮起来”。对于病后的孩子，要使他们达到正常的生长发育水平，必须在病后比较长的时间内给予过量的营养，特别是蛋白质、钙、铁、锌、维生素等与生长发育关系密切的营养素的供给，确保质优量足。其供给主要来源是日常膳食中的鱼、肉、蛋、奶、水果和蔬菜等食物。如对于病后胃肠道功能较差者，要选择容易消化吸收的食物，不要吃太多的脂肪和油炸食物，以少量多餐的方法，确保供给“追赶生长”所需的足够营养素。

32. 哪些不良的饮食习惯会影响孩子们长个？

合理安排饮食，均衡营养是保证孩子们正常生长发育的一个重要前提，而良好的饮食习惯是保证孩子们获得均衡营养的重要前提。

那么哪些不良饮食习惯会影响孩子们长个呢？所谓的不良生活习惯包括挑食、偏食、暴饮暴食、进餐缺乏规律性、不吃早餐、好吃零食、进食时速度过快、狼吞虎咽等。

33. 暴饮暴食对孩子们有何不良影响？

在门诊，听到最多的是矮小症患儿的家长经常抱怨自己的孩子不好好吃饭，除了挑食以外，暴饮暴食是这些孩子们中常见的一种不良饮食习惯。

孩子们尤其是处于青春发育期的孩子胃口都比大人好，而孩子们又往往缺乏自制力，一旦遇到丰盛可口的饭菜便大吃大喝，吃完之后又感觉吃太饱，甚至出现不适，久而久之胃肠道功能紊乱就在所难免了。另外孩子喜欢狼吞虎咽，食物往往没有经过有效地咀嚼就进入胃肠道，不利于食物消化吸收。这些都会增加胃肠道负担，甚至导致胃肠道功能紊乱，进而导致营养不良或营养过度，而这些因素最终都可能会影响孩子们的生长发育。

34. 挑食偏食对孩子们的生长发育有什么不良影响？

经常有个矮孩子的家长来门诊说自己的孩子“从来不吃蔬菜，嘴可馋了，只吃红烧肉，无肉不欢”；有的孩子不吃胡萝卜，“一闻见胡萝卜就恶心，就不好好吃饭了”；有的孩子只喝可乐，一暑假能喝20箱可乐，从小只爱吃“麦当劳的巨无霸、薯条”，不爱吃米饭等。

经过我们在门诊对600余例因矮小而来就诊的孩子和家长进行调查，60%左右的孩子有挑食或偏食的倾向。由此可见挑食和偏食在孩子们的饮食习惯中非常常见。这对孩子们的生长发育非常不利。由于每种营养素都对人体的生长发育有着不可或缺的作用，每种食物中都有其独特的营养成分，只有保证食物的多样化才能使各种营养成分起到互补的作用。偏爱某种食物或放弃某种食物最终都会造成严重的营养失衡，从而影响孩子们健康的成长与发育。

35. 如何克服孩子们不良的饮食习惯？

很多家长都非常头痛，不知如何帮助孩子们克服这些不良饮食习惯。到处求医问药，然效果甚微。那么如何才能克服这些不良饮食习惯呢？

(1) 首先从小父母要在家庭中树立严格的行为准则，不能因溺爱孩子而听之任之，甚至故意放纵。尤其是祖父、母和外祖父、母等隔代老人们必须明白其危害性，一旦孩子在儿童时期形成了这些不良习惯，即便到成人以后，再想克服就比较困难。父母要进行耐心地说教，让孩子们了解这些不良生活习惯的害处。

（2）父母家长要关爱孩子，多花时间与孩子们在一起，不要因为工作忙而忽视对孩子的教育。另外家长们之间要加强沟通，如父母与爷爷奶奶、姥姥姥爷形成关于行为举止的统一认识和规定，形成“统一联盟阵线”，否则这些要求或规矩很容易自行崩溃或被聪明机灵的孩子各个“击破”。

（3）父母要做榜样，行为举止要严格遵循行为规范，记住“榜样的力量是无穷的”。很明显，一对暴饮暴食、酗酒吸烟、生活不规律的父母最终能教导出一个“小绅士”的可能性就微乎其微。另外一定要注意，所有的规矩和要求一定要持之以恒，否则很可能会前功尽弃。

36. 哪些矿物质对孩子们的长高有好处？

众所周知，矿物质是生长发育不可或缺的成分，那么哪些矿物质对生长发育有重要的作用呢？

钙，是青少年生长发育不可缺少的矿物质，若食物中的钙供应不足，就会影响青少年的身高发育。膳食调配中应有含钙的食品，如奶类、蛋黄、虾皮、牡蛎、芝麻酱、大豆及豆制品。

婴幼儿和少年儿童正处在生长发育阶段，应从食物中摄取适量的铁、铜等微量元素以防止贫血。铁是构成血红蛋白的必需物质，铜是合成血红蛋白的催化剂。据调查，贫血可严重影响青少年的生长发育，贫血孩子往往比同龄的正常孩子矮 2～10 厘米。猪肝、猪血、蟹、贝类等食品中含铁、铜较多，平时应适当多进食。

缺锌，也会影响儿童身高。锌是人体中的一种微量元素，富含于肉、奶、蛋白食物中，缺锌会造成味觉差，食欲降低。摄入的食物减少，好多该消化吸收的营养都没有消化吸收，自然影响身高发育。据国外医生对一组体内锌低于正常二分之一水平的儿童进行检查发现，80%发育迟缓。因此，要想孩子长高，自然也应多摄食富锌食品。

37. 缺碘对胎儿的生长发育有何影响？

碘是人体尤其是胎儿生长发育中关键的必需微量元素。健康的成人体内总共含有15~20毫克的碘，其中70%~80%都存在于甲状腺。它对机体的健康及其代谢极为重要。

由于碘有升华的特性，易受气候和地质结构，特别是食物构成的影响，故存在碘缺乏地区。从全球范围来说，我国是碘缺乏较为严重的国家之一，全国除江苏省及上海等沿海城市外，都有不同程度的地方性甲状腺肿病的流行，也就是俗称的“大脖子病”。这就是由于碘摄入不足，从而导致甲状腺代偿性增生而引起。除了甲状腺肿以外，还易导致甲状腺功能低下（甲减）。此时，甲减患者机体的基础代谢率降低，各器官的功能，包括心血管、胃肠功能等都可下降。

孕妇由于不仅需要满足自身机体需要，还要满足胎儿发育所需的营养，若再挑食、偏食，则更易成为缺碘的高发人群。孕妇缺碘不仅给自身造成了危害，可能会造成死胎、流产、早产和先天性畸形。孩子出生后会有智力低下、体格矮小，甚至生长停滞及呆傻面容，瘫痪、又聋又哑等克汀病（甲减的一种严重后果）表现。更重要的是甲状腺激素对胚胎脑和神经细胞的发育起着重要作用，碘也会直接影响胎儿的神经组织的发育，特别是对胎儿大脑皮质中主管语言、听觉部分的功能分化和发育有直接影响。在胚胎3~5个月时，神经组织分化旺盛，若此时缺碘，就会影响胎儿脑皮质发育，使脑重量减轻，从而出生智力低下、聋哑或痴呆儿。此外，还可能出生身材矮小、小头、低耳位等异常儿。

38. 孕妇该如何补碘？

孕妇缺碘，最严重的危害是胎儿先天智力低下甚至白痴，即使后天补碘，其智力也终生难以得到改善。因此为了下一代的优生，给孕妇补碘既是必须的，又是重要的。因此，怀孕期间应有意识地增加碘的摄入量。补碘的关键时间是在妊娠早期3个月，尤以妊娠前为好。若怀孕后5个月再补碘，已作用甚微，起不到预防后代智力缺陷的作用了。

在缺碘区，盐中加碘是一种经济、安全、方便和有效的补碘措施。那么孕妇补碘需要注意什么问题呢？

我国营养学会推荐的碘供给量，孕妇每日需要175毫克，乳母需要200毫克，碘最好从天然食品中摄取。此时即使食用碘化盐，亦不可能满足要求，这就需要补充含碘食物。海带、海鱼、紫菜、贝类等海产品中含碘量较高，因此是极佳的含碘食物。此外，还含有较多的钙、磷等，对孕妇来说，是非常适合经常食用。含碘较高的其他食物还有蔬菜、肉类、蛋类、奶类、谷类、水果。但不同地区食物中含碘量差异较大，这是由于食物受当地的水、土壤和惯用烹调方法及加工方式等影响所致。有的地区烘干谷物食品时，加入碘化物作为稳定剂。较普遍的做法是使用加碘的食盐，由于碘遇热易升华，为了保证食物中碘不因存放及加工不当而丢失，在食物的贮存及加工中也应注意，加碘食盐应存放在密闭容器中，且温度不宜过高；菜熟后再加盐，以减少损失。

海带含碘量高达5%~8%，还富含铁，不失为孕妇补碘及防治妊娠贫血的食疗佳品。海带还含有蛋白质、脂肪、碳水化合物、维生素及多种矿物质。孕妇只要保证每周吃1~2次海带，就可满足孕期碘之需要。但是由于环境污染等原因，有关部门监测发现海带中往往含砷量也高，达35~50毫克/千克，这是由于海水污染造成的。砷与砷的化合物都有毒，毒性最大的是三价砷（例如砒霜），五价砷毒性虽小，但是在人体内仍然能转化为三价砷。世界卫生组织规定人体每日容许摄入的砷量为0.05毫克/千克。然而，干海带的含砷量已经大大超过了上述标准。为了保证食用海带的安全，可根据砷能够溶于水的特性，将食用的海带用足够的水浸泡24小时，浸泡过程中换水要勤，24小时后出水晒干贮存备用，以防止砷中毒。要注意先洗后切，以减少碘及其他营养成分的丢失。

如果使用碘化钾制剂补碘，务必注意不可过量。孕妇除进食一些含碘丰富的食物外，不能随便补碘，否则同样会对胎儿造成危害。

39. 吸烟会影响生长发育吗？

现今打开电视机经常可以看到14、15岁左右的花季少年吞云吐雾，这都会令青少年“粉丝”们对吸烟趋之若鹜。另外我们在大街上经常会发现一个令人担忧的现象，即女孩子或者白领女精英们吸烟者越来越多。吸烟不但自己受害，而且也会危害他人。对生长发育期的少年儿童而言吸烟对身体的危害性就尤为明显。

烟叶中主要成分是尼古丁和一些多环芳烃等。烟叶中有害物质甚至可以达到万种以上，其中尼古丁可引起人体内小动脉痉挛，导致组织中血液供应减少，而发生组织缺氧；另外烟里还含有一些多环芳烃，均具有明显的致癌作用。尼古丁主要通过吸烟动作，经口腔和肺进入机体内，5～10秒进入血液，5秒左右到达大脑并起作用。目前吸烟对孩子的生长发育，尤其是对生长的负面影响方面，首先要考虑被动吸烟的危害，其次孕妇吸烟，最后是孩子们自己吸烟对身体造成的危害。

40. 孩子们被动吸烟的危害性是什么？

研究表明吸烟时真正被吸入人体内的烟气只有10%，其余90%的烟气则散布于周围环境中，如果在空气流通不畅的室内，父母中只要有一位“烟枪”，则孩子们虽然自己不吸烟，却不得不呼吸被烟雾污染的空气，孩子们就不得不成了被动吸烟者。不吸烟的儿童少年照样可受尼古丁毒害，且受害程度常超过主动吸烟者。原因是当他们的父母、其他成人在家里或公共场所吸烟而暴露于充满香烟烟雾的环境中时，吸烟者吞吐的烟雾自烟头处冒出，称“主流烟雾”，而被动吸入的则是侧流烟雾，其有害成分一般比主流烟雾高得多；尼古丁高3倍，一氧化碳高4倍，苯并芘高5倍，氨高40倍。尤其在那些容积小、吸烟人数多、通风不良的房间中，儿童因被动吸烟而受到的危害更大。孩子们呼吸了弥漫在室内的有害烟气，体内发生供氧障碍，时间久了会损害孩子们组织器官的发育，引起食欲不振，不能很好地消化或充分吸收营养物质，最终甚至会导致营养不良，从而影响孩子们的生长发育。

如果孩子很小就长期吸烟，本身就很容易引起支气管炎和肺气肿，同时还会导致肺组织增生、支气管纤毛消失、细胞异常等不良后果，并且吸烟量越大这些情况就越严重，另外孩子吸烟还可以直接改变体内胃液的酸碱度，加重消化吸收不良，甚至影响食欲等，进而严重影响孩子们正常的营养摄入，最终影响孩子们健康成长和发育。美国一项长期追踪调查发现：在吸烟家庭中生活的小儿和不吸烟家庭的同龄儿比，1岁内呼吸道疾病发病率高40%，2～4岁高25%，5～7岁高20%。欧美学者证实，童年期就和吸烟者密切接触者，因被动吸烟而导致的患病危险因素增加70%～80%。

41. 孕妇吸烟的危害是什么？

近年来，妇女吸烟者越来越常见。妇女吸烟不仅危害其自身健康，更重要的还能殃及其亲生儿女。妊娠期吸烟时，尼古丁可迅速通过胎盘使胎盘血管收缩，从而使胎儿的血供迅速减少，最终导致胎儿在子宫内发育不良。另外烟草燃烧时产生大量的一氧化碳，可与孕妇、胎儿的血红蛋白发生结合，导致类似煤气（一氧化碳）中毒的反应，母体和胎儿的血红蛋白无法与氧有效结合，最终可导致胎儿在宫内严重缺氧，生长发育严重受损。另外据研究证实，吸烟孕妇所生的孩子在第一年中患呼吸道疾病的可能性要比不吸烟孕妇的孩子大得多。孩子一旦经常患呼吸道疾病，生长发育受到影响是必然的，个矮也就“指日可待”了。

42. 如何降低吸烟对儿童及青少年健康的危害？

要加强禁烟力度，从立法禁烟，同时更重要的是加强健康教育，让孩子们了解吸烟的危害，同时要严格立法禁止在媒体上出现青少年或女性吸烟，进而全面禁止在媒体上出现吸烟的镜头，以免孩子效仿。要对目前已经吸烟的孩子尤其是母亲要加强行为干预治疗，先逐步减烟直到完全戒烟，但是这条路仍漫长而艰难，需要家长、学校及社会公共卫生和医护人员共同努力。

43. 喝酒会影响孩子们的生长发育吗？

即便是低度酒也含有酒精（乙醇），孩子喝酒后，酒精很快被身体吸收后进入血液，然后被肝脏分解代谢，这样就明显增加了肝脏的负担。如果长期喝酒，不但对孩子们的心血管系统造成损害，而且对肝功能也会造成一定的损害，严重者可导致脂肪肝和肝硬化。另外酒精对大脑也具有一定的毒性作用，加上孩子们往往缺乏足够的自制能力，很容易喝多之后出现精神兴奋、口齿不清、胡言乱语、走路不稳。一旦酒精中毒，就会出现严重的神经功能紊乱、手脚麻木等症状。另外也会影响孩子们的食欲，严重者导致食欲不振，消化道功能紊乱，使得孩子消瘦、营养不良，继而可导致生长发育障碍。

喝酒的危害还在于刚开始喝酒时，其危害并不会立刻表现出来，等喝酒时间长了，形成习惯之后，其危害就逐渐显示出来了，而此时已经积重难返了。如果父母此时想要帮孩子们再改变这种坏习惯时，就难之又难。因此明智的父母就要尽量避免孩子沾染上这种恶习，以免影响其健康的生长发育。

44. 不良的身体姿势也会影响生长发育吗?

古人对人体姿势的要求是“行如风，站如松，坐如钟，睡如弓”。孩子们的行走坐卧姿势不但影响到其个人的形象，且对其身心健康和精神面貌有很大影响。这对处于生长发育阶段的孩子来说，尤其对那些正处于快速增高期的孩子们而言，意义就更为重大。

人最基本的活动方式是行走。儿童经常进行户外行走，不但可以呼吸新鲜空气和接受充足的阳光照射，而且可使人体的各部分得到有益活动，这将有助于孩子的骨骼增长。行走时，如果能够长期保持昂首挺胸、步伐稳健有力，无疑会使孩子们脊椎得到充分生长，这将极大促进身高发育。如果孩子走路时没养成正确的姿势，习惯弓着腰，迈着八字步，长大后弯腰驼背就势所难免。

目前调查发现，人越来越不爱站了，小孩们站的时候也相对少了，我们应当重视站对孩子生长发育的重要作用。站姿笔直的孩子长大了肯定是个胸平背直的人。如果站立时低头塌肩，经常侧向一边，不仅对腹部内脏器官正常发育有影响，还会使脊柱弯曲，并影响孩子的身高。

盘腿可以导致身材矮小。日韩等国人过去身材矮小，可能与生活在“榻榻米”上有一定的关系。他们很少坐椅子和凳子，而喜欢盘腿坐在“榻榻米”上。盘腿坐，双腿支撑着整个身体的重量，腿上的血管受到压迫，血液循环不流畅，阻碍了腿的发育，影响了身高的增长。这种生活习惯对孩子长高是不利的。在我国北方，许多家庭有一种盘腿坐在炕上吃饭或是娱乐的习惯，对孩子的生长发育的不利影响是一样的。孩子的生长发育阶段也正是孩子学习的阶段，此时孩子有很大一部分时间坐在书桌边学习。如果孩子学习时坐的姿势不当势必影响脊柱健康的生长，这也不利于孩子的长高。

睡姿对于孩子长高的影响也不容忽视。孩子有1/3以上的时间是在睡眠中度过的。值得提醒父母们注意的是，床铺的软硬度对身体长高也有很大关系。孩子如果睡在过软的席梦思床或疏松的棕绷床上，身体下陷很多呈被动弯曲状态，不利于身体伸展，从而影响长高。枕头也不宜过高、过低或过硬，否则会影响头、颈部的自由活动，影响大脑正常休息，不利于身体长高。由此可见，行、站、坐、卧等姿势都同孩子们的生长发育有一定的关联，只有让孩子养成良好的姿势习惯才最有利于孩子们健康的生长与发育。

45. 运动锻炼会影响生长发育吗？

在人体内，骨骼不断地进行着新陈代谢。当体内环境或外界环境发生变化时，其结构也可发生改变。在适当的营养保证下，体育锻炼和体力劳动是促进身体发育，尤其是骨骼和肌肉发育的最有利因素。

合理的锻炼有利于平衡骨骼生长及全身的钙、磷代谢，加速矿物质在骨内沉积。国外学者发现，儿童青少年进行体育锻炼时，其血液中生长激素水平升高，说明了体育锻炼可以促进生长发育，通过促进血液循环，增加骨的血液供应，使正常生长的骨获得更多的养料，从而加速其生长过程。同时，合理的体育运动可以使骨承受适宜的压力，这种压力是促进骨生长的最好的刺激。由此可见，在儿童青少年时期，即在骨骺软骨完全骨化前，积极地参加锻炼有助于长高。

46. 所有的运动锻炼都能促进孩子们长高吗？

根据我们多年的经验提示，目前很多家长和孩子们对于运动锻炼往往有一些误解，如所谓的运动锻炼就是以竞技体育为主，甚至有的家长让孩子练马拉松、长跑、举重等。实际上，在孩子们参加体育锻炼前，他们以及家长们最好能得到医生或体育老师、教练的指导，18岁以下的青少年，尤其是儿童，不宜参加体力消耗过大的体育运动，运动量要循序渐进，应避免作负重、收缩或压缩性的运动项目。练举重如果适量、得法，一般对长个子影响不大，否则，对增高便会产生负面影响。所以，青少年练习举重必须有教练指导，必须方法得当，既要防止骨骼受损伤，又要注意过度负重会妨碍骨骼的正常生长发育。同样经常负重劳动也会影响青少年长个子。有的农村孩子为生计原因或逞强好胜，经常挑重担远行，久而久之势必会使骨骼受压而长高受挫，这是一些农村孩子身材偏矮的可能原因之一。研究发现运动不当或运动量过大，不但不会促进生长激素的分泌，而且会使人体的生长激素等多种内分泌激素的分泌量减少，从而对生长发育产生负面影响。

47. 什么样的运动锻炼有利于孩子们长高？

研究者认为，动力性体育运动项目如田径、游泳、球类等对长个子特别有利。一些静力性体育运动项目，如举重、举哑铃、竞技体操等项目，如果运动适当，也可以促进骨骼生长、身高的增长。如果全面开展运动项目更有利增高。儿童、青少年的骨骼系统比较软弱，长期局限于一种运动项目，忽视对称性运动，易导致骨骼发育不平衡。全面锻炼，多作伸展肢体、弹跳的运动，适当开展一些力量性练习，可促使全身各处骺软骨的新陈代谢处于相对旺盛状态，从而使全身匀称地生长发育，从而长成一个结实的大个子。

（1）跳远　立定或助跑跳远均可。起跳时踏跳要有力，在空中挺膝展髋，两臂上伸，充分展体；落下时前脚撑着地，屈膝缓冲。可根据自己体质情况做7~10次，中间适当休息。

（2）仰卧起（两头翘）　身体仰卧在地毯或床上，用力收腹的同时，两腿、两臂伸直向上翘起，伴随低头伸颈两手尽量靠近两脚。根据自己体能每组做8~12次，3~5组为宜，组间适当休息。

（3）拉腰背　坐在垫（床）上，两腿前伸，双脚并立，收腹含胸，躯干尽量前屈，低头、伸颈，两臂同时前伸，摸到脚为好。每组做8~12次，3~4组为宜。做时注意由慢到快，动作幅度由小到大，循序渐进，以防韧带拉伤。

（4）摸高　原地或助跑（三五步）起跳，膝、髋充分挺直，立腰挺胸，两臂上伸用手触摸吊在空中的物体，物体高度以尽力方可摸到为宜。左、右手各进行5次为一组，组间休息2分钟。可根据自己身体情况做3~5组。最好在开阔、平坦、软硬适度的场地上练习。

（5）悬垂　在单杠或自制的家庭悬杠上，每天晨起和晚睡前各练一次。要求：双手正握杠，脚离地面，全身放松，腰、髋、腿作轻轻抖动；吊悬20~30秒后，休息30秒再做，2~3次后再做2次负重悬垂，踝部系5千克重物。每做一次休息1分钟。

目前认为有助于身高增长的运动包括弹跳运动，如跳绳、跑步等有助于四肢运动；伸展运动，如单杠、仰卧起坐、体操等则有助于骨骼的伸展；全身性运动，如篮、排球，羽毛球和游泳等，有助于全身骨骼伸展和延长。

青少年正值学知识和升学考试的关键时期，不少孩子与家长往往抱怨，没有时间运动，但是老话说"磨刀不误砍柴工"，实际上问题还在于也有些家长认为：孩子已经参加体育课，一周一节就够了。事实上，每周至少要运动4～5天，每次要求30～45分钟是最佳选择。大部分孩子和家长还是对运动锻炼的重要性认识不够。另外青少年应当根据年龄、兴趣等来选择运动项目，在安全的前提下进行体育锻炼（图5）。

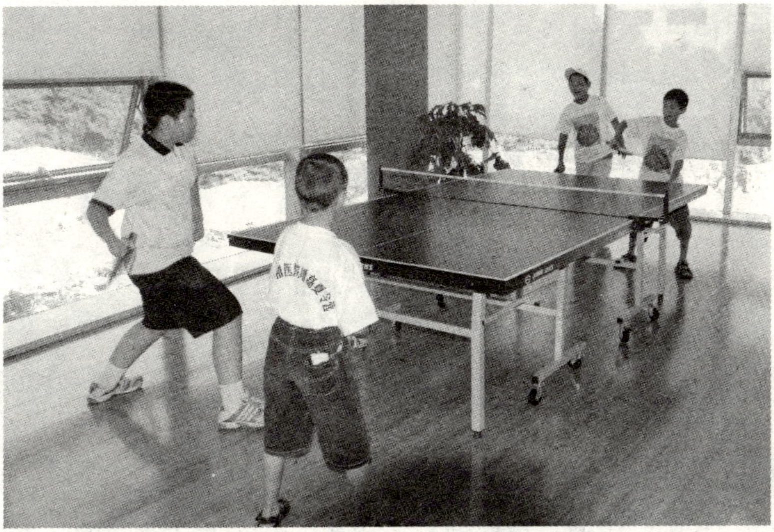

图5　运动锻炼有益儿童长高

48. 适当运动对增高有什么作用?

引起儿童青少年个矮的原因十分复杂，既有器质性原因也有心理因素，既有后天因素也有先天遗传的影响，因此到医院由专科医生诊断孩子是矮小症还是正常个矮，以及针对不同病因进行治疗是十分重要的。无论是正常矮个的儿童还是有器质性疾病需要治疗的孩子，除了合理的营养补充、充足的睡眠外，适当的体育运动对身高的增长均有重要作用的。

在保证营养供给充足的前提下，运动是促进身体发育和增强体质最有效的方法。运动锻炼对身体各系统都有积极作用，通过运动可以消除疲劳，使头脑清醒、思维敏捷。运动可以增强心肺的功能，强有力的心脏和充足的氧气供应是青少年健康体魄的重要基础。长骨的生长决定了青少年的身高，运动可以显著刺激垂体分泌生长激素，从而促进骨骼的生长。运动本身并不能使遗传预定的身高增加，但是运动可以促进遗传潜力得到最大限度地发挥。另外，运动锻炼还可以增强人体免疫功能，提高对外来病原菌的抵抗力，锻炼的同时还进行日光浴和空气浴，增强机体对周围环境的适应能力。据报道，运动的孩子比不运动的孩子最终成年身高至少高2～3厘米。

49. 为什么运动会促进孩子们的体格发育?

“生命在于运动”，体育锻炼是促进儿童少年身心发育和增强体质的最重要、最主动因素之一。规律的运动将对孩子们的体格发育具有明显的促进作用。

（1）新陈代谢的“超限恢复”规律　经常参加运动的儿童少年，体内新陈代谢显著增强，体力消耗，产热增加，分解代谢加速。运动不仅加强这些分解代谢过程，更重要的是在合理营养保证下，使合成代谢过程加强。因此，正常生长的机体，体内各种营养物质的积累显著超过消耗。这就是“超限恢复”规律，这是促进生长发育的重要动力因素。

（2）运动锻炼对不同阶段的孩子体格发育的影响　经常参加锻炼的儿童少年，身高、体重、胸围等体格指标的增幅显著高于不参加体育锻炼者。骨骼生长是体格发育的基础，体育锻炼对它的正向促进作用明显。小学和初中正值生长突增阶段，引导他们多做跑、跳、蹲、腾、跃等运动，可活跃骨骺的微循环，刺激钙磷骨内沉积，有助骨发育，促进身高增长。高中阶段已到青春发育中后期，腿骨的软骨板已愈合；长高的希望主要寄托于脊柱。通过单杠悬垂、仰卧伸腰、跳跃摸高等锻炼，可使身高继续增高3～5厘米。锻炼在使管状骨变长的同时，还促使横径增粗、骨髓腔增大、骨重量增加；有利于骨细胞分化增殖，骨皮质增厚、骨密度增加。从骨骼X线像比较可见，青少年运动员的股骨骨皮质比一般青少年厚0.5～3毫米，骨小梁排列较整齐，使骨能承受更大压力。Kontulainen等（2002）对儿童进行9个月的运动干预性追踪观察，发现锻炼组的腰椎骨矿物质含量比对照组多增加4.9%；锻炼结束后至少一年内，腰椎骨的矿物质沉积速率仍显著高于对照组。Lane等（1999）测量中长跑少年运动员发现，其第一腰椎骨的密度平均较对照组高30%。

（3）促进身体结构更合理　科学指导下的长期体育锻炼，是青春期控制体重、调节身体成分的重要手段。体育锻炼能促进肌肉收缩，加速脂肪消耗，减少体脂率。

50. 运动锻炼对孩子们还有哪些好处？

（1）运动可以提高孩子们的食欲　生活水平的提高、饮食的多样性反而使很多儿童出现挑食、偏食等不良饮食习惯。在长期临床实践中我们可以发现个矮的儿童往往食欲不佳。而运动可以使体内的能量消耗增加，还可以使胃肠道的蠕动增加，从而促进孩子的食欲，有助于纠正挑食、偏食等不良的进食习惯，而合理的饮食是身体骨骼、肌肉生长的物质基础。但是如果这些孩子是因为本身结构性疾病或下丘脑病变影响食欲中枢而导致中枢性食欲不良则需要进一步诊断检查和治疗。

（2）运动可以改善孩子们的睡眠质量　研究表明，促进身高增加的生长激素是在入睡后1小时达到分泌高峰的，因此充足的睡眠对正常的生长有显著的作用。运动对睡眠有显著的改善作用，规律运动的儿童与不运动的儿童相比，熟睡期要明显延长。而且运动可以使脑内的内啡肽分泌增加，使人处于一种精神愉悦状态更好地缓解压力，放松肌肉使入睡更加容易，特别是对于学习压力较大的青少年，规律的运动能够显著缓解学习中的压力，更有助于学习和休息。但是强度过大和时间过长的运动对生长是不利的，过强的运动会导致长骨骨骺的损伤，甚至影响最终的身高，长时间的运动会使体力消耗过大，过度疲劳也可能会影响正常的睡眠或生活学习。

（3）运动对孩子们神经肌肉发育的有利影响　经常运动，不仅有助于显著提高神经系统的工作强度、均衡性、灵活性、协调性和耐久性，同时使神经细胞获得更充足的能源物质和氧气供应，保证大脑在紧张工作中获得充分的营养。运动使大脑的兴奋、抑制过程合理交替，有利于消除神经紧张和脑疲劳，促进脑工作能力提高，显著提高学习效率。运动还有助提高人的观察反应能力。通过视觉运动反应时测定，普通人的反应潜伏期平均为0.3～0.5秒，而优秀少年运动员只需0.12～0.15秒，我国优秀乒乓球运动员平均只需0.1秒，比一般人快3～5倍。神经运动能力的提高，为提高儿童少年的生存、适应能力奠定良好基础。体育锻炼对学习负担沉重的青少年而言，是一种运动性休息，能把因疲劳降低的视觉和听觉感受力提高30%，使精神饱满、思维敏捷。运动可以明显促进肌肉发育，通过对新陈代谢的直接作用，使肌肉中的线粒体氧化酶活性增加，肌肉获得更多营养，促进肌纤维增长变粗，肌肉体积增大、弹性增加，肌力、耐力都相应增强。一般男青年的肌肉重量占体重的35%～42%；接受过系统训练的少年男运动员，肌肉重量可达体重的50%左右。

（4）运动有利于孩子们心、肺功能的发育　研究认为运动可以明显改善孩子们的心、肺功能。由于运动时耗氧量增加，因此机体需要提高心率、增加心排出量，提高肺脏气体交换，对心肺功能是很好的锻炼。丰富的养料和氧气供应是机体生长发育的物质基础，而良好的心肺功能是血液循环和新陈代谢的保障。体育锻炼可以明显促进心血管的发育：①增强心肌收缩力；②增加心排出量。正常人安静时的每搏量为50~80毫升，心排出量约为5000毫升，运动时可增加3~5倍；③增大心脏容积。正常人的心脏容积只有750~800毫升，而久经训练的少年运动员可达1000毫升。Ekllom报道，11岁男孩经过2年的系统训练，心脏容积可增加45%，大大超过同龄男孩的平均水平；④增加最大耗氧量。Astrand报道30名12~16岁少年运动员，经几年强化训练后，最大耗氧量平均达到3.8毫升/分，而对照组平均仅2.6升/分；⑤运动使心率减慢。这是心脏容积增大、心排出量增加、血管弹性增强的实际效应。它使心脏获得更多的休息时间。强有力的心脏搏动还可以显著减少脂代谢产物在血管壁沉积，预防动脉粥样硬化、高血压和冠心病。经常体育锻炼可明显提高呼吸功能，运动可以使呼吸肌变发达，肺容积、肺通气量、血红蛋白相应增加，使机体供氧能力明显提高。肺泡平时仅有1/20张开，而运动时张开的肺泡数量可成倍增多，同时肺泡直径增大，肺弹性组织增加，使肺活量、肺通气量显著提高。

51. 运动锻炼对孩子们体内生长激素的分泌有影响吗？

目前临床上经常应用运动试验作为生长激素缺乏性矮小症的筛查试验。生长激素是由脑垂体分泌最重要的促进生长的激素，在生理状况下生长激素是脉冲分泌的，低血糖、应激和一些药物都可以刺激生长激素的分泌，同样已经证明运动也可以有效地刺激生长激素的分泌。在早些年曾经使用运动作为生长激素刺激试验的方法，用于排除生长激素的缺乏。因此合理运动对身高的增加有着直接的促进作用。

52. 运动锻炼可以降低儿童肥胖症的发生率吗?

运动可以消耗多余的热量，避免肥胖症的发生。近年来随着生活水平的提高，同时孩子的运动时间明显减少，由此导致儿童青少年肥胖症的发生率逐年显著增加，高血压、糖尿病、脂肪肝等肥胖相关的代谢性疾病也随之而来，严重影响了儿童青少年的健康和生长发育。同时研究发现肥胖儿童体内的生长激素水平显著低于正常体重儿童。因此保持正常的体重对儿童健康和正常生长发育十分重要。

53. 运动锻炼对孩子们的骨骼有什么影响?

骨骼的健康是身高增长的关键，骨骼的钙磷代谢决定了骨骼的生长状况。运动有利于骨骼钙磷代谢，户外运动可以使孩子接受到充足的光照，而光照是机体合成维生素 D 的关键，同时维生素 D 能够帮助机体吸收钙质。另外运动可以直接促进骨骼中钙的沉积增加骨骼密度。因此，运动不单单促使孩子长个，同时也可以增加骨密度，提高骨骼的质量。

54. 运动会影响个矮儿童青少年的心理吗?

个矮的孩子容易出现心理上的障碍，会出现自卑、自闭、脆弱、不合群等异常心理状态，而研究发现经常参加运动锻炼可以改善个矮儿童青少年的心理状态。经常参加集体性或需要团队协作的体育锻炼可以帮助孩子放松心情、消除心理压力，同时运动可以使孩子的交往范围扩大，增加团队协助精神，避免自卑等不良的心理因素。另外运动锻炼还可以磨炼孩子们意志，塑造儿童青少年坚毅的性格特征。

55. 怎样为孩子选择合适的运动？

运动锻炼对孩子们正常的生长发育有如此多的好处，但一定要选择合适的运动项目和运动时间。不同年龄阶段有不同的适宜运动。

1～3岁的幼儿期：此期要选择能够帮助提高孩子运动协调能力的活动，而且为了让孩子们能够坚持运动锻炼，要结合一些有趣的游戏进行，同时要注意这一时期的孩子们缺乏安全意识和自我保护能力，因此应该选择一些简单的运动，例如爬行、攀登、跑、跳都是很好的运动形式。

3～7岁的少儿期：此期的孩子们更适宜进行室外活动，接受日光浴、空气浴，做操、跑步、打球等。较大年龄的孩子适宜选择以弹跳为主的运动，特别是摸高、跳绳和引体向上等运动对身高的增长都有益，同时游泳、健身操、球类运动、双杠等都是可以选择的项目。应当注意避免选择铅球、举重等运动。

必须强调的是，家长要加强学习，同时要采取一些积极地措施，在进行体育运动的同时要有充足合理的营养支持，要注意运动保护，避免运动损伤。另外家长要积极参加孩子们的运动锻炼，除了有利于培养孩子们与家长的密切关系和情感，更重要的是孩子们能够持之以恒地参加运动，养成良好的生活习惯，对于孩子们一辈子的健康都具有非常重要的意义。

56. 孩子们多看电视有什么危害？

家长们在一起，经常会抱怨自己的孩子喜欢长时间看电视。据近期的一项流行病学调查发现，目前我国孩子看电视问题存在以下几个特点：首先是低龄化的倾向，家长喜欢与婴幼儿一起看电视，或者是为了所谓早期的智力开发或充电，在婴幼儿期就开始长时间看电视；

其次长时间看电视，由于家长疏于管理或者是无法控制，曾有新闻报道，一孩子暑期在家，每天看电视时间达到创纪录的18 小时，但是据笔者所知，有不眠不休看电视玩游戏达2 日以上的事实存在；最后电视的内容质量堪忧，孩子们尚缺乏明辨是非的能力，同时还没有建立正常的心理制约和自控能力，长此以往，所产生的心理行为，尤其对孩子的生活习惯和性格的形成将是灾难性的影响。

那么小孩长时间看电视会造成什么样的危害呢?

首先是婴幼儿长时间看电视会给婴幼儿稚嫩的身体带来一定的不良影响，甚至造成不可逆转的损伤。比如在婴儿时期，身体正处在生长发育最快的阶段，眼肌及晶状体也没有完全发育成熟。如果让婴儿看电视，尤其是长时间地看，眼肌过度疲劳，视力将变差，甚至导致各种眼病（屈光不正）。

此外，如果让婴幼儿随大人看电视，势必影响睡眠。另外由于电视的颜色或情节等对儿童青少年正在发育中的神经系统造成过度的刺激，有研究报道长时间过度看电视，孩子们夜间睡眠时，被惊醒、掀被子、说梦话等现象明显增多，还有日本专家报道，长时间看电视导致孩子抽搐，甚至癫痫发作。实际上，这也说明会严重影响孩子们睡眠质量，由此可导致生长激素的分泌减少，最终妨碍其生长发育。

看电视的小儿长期处于坐式的静止状态，身体活动减少，影响下肢的血液循环，下肢骨骼的生长将减慢，进而影响身高的增长就可能受到影响。同时由于孩子们正处于各种生活习惯的形成期，长时间看电视，势必会使孩子们参加运动的时间明显缩减，久而久之，孩子们超重和肥胖等问题也就越来越严重，长成了所谓的“沙发土豆”。另外，从小缺乏运动习惯，对孩子的健康也将产生严重的后果。而且长期看电视，势必影响孩子们与父母的感情沟通、人际交往，甚至严重影响孩子们心智的成长，最终导致社交方面的障碍。

那么多大的孩子才可以看电视？看多长时间好呢?

一般来说，小儿2 岁以后可以看电视，但时间也不能过长。2～3

岁的孩子看电视的时间以不超过半小时为宜，4～6岁则不超过1小时。另外，不要躺着或斜着看电视，坐着看一会便让孩子站起来活动一下，以免影响下肢的血液循环。

57. 睡眠会影响孩子们的身高增长吗？

孩子们的身高除与遗传、丰富的营养及体育锻炼等有关外，还与充足的睡眠关系密切。这是为什么呢？人的脑垂体分泌生长激素，管理着人体的生长发育，通过促进儿童及青少年的骨骼发育，使身高增长并可以促进人体蛋白质的合成。

但是，脑垂体并不是一天到晚都在大量分泌生长激素，也有工作和休息的时候，呈脉冲性分泌，有高峰和谷底的时候。科学家研究发现，不仅不同年龄的人群有差异，而且一天24小时内生长激素的分泌也是不同的。刚出生的婴儿，每天睡眠20小时以上，在24小时内都有较大的生长激素分泌量，其血中生长激素的浓度水平都是比较高的。从儿童期开始，只有在睡眠时体内才有分泌生长激素的高峰。进入青春期后，睡眠时生长激素的分泌量呈直线上升。20岁以后，生长激素的分泌量才逐渐减少。可见，在睡眠状态下，生长激素分泌最旺盛。保证充足、高质量睡眠，可以蓄积最大能量创造生长的奇迹。另外注意睡卧的床要舒适，便于舒展脊柱及下肢关节，保证优质的睡眠，利于身高的增长。

58. 睡眠质量差对孩子们长高有什么影响？

睡眠质量的好坏对孩子的身高有着重要影响。据体内研究发现，促进人体长高的主要激素为生长激素，在睡眠状态下的分泌量是清醒状态下的3倍左右。在临床实践中发现，容易被惊醒或经常做梦，睡眠质量较差的孩子往往生长速度较慢，比如尿崩症患儿，由于多次起夜小便，睡眠被严重剥夺，往往即便在没有生长激素缺乏的情况下，也会在发病后，很快出现严重的生长障碍。另外睡眠不安经常与身体不适或某些疾病相关，如呼吸道、消化道炎症或寄生虫疾病等。孩子们的脑发育尚不完全，尚未形成规律的作息时间以及睡眠习惯，这均对孩子的睡眠质量造成负面的影响。据国外一项调查显示看电视或玩游戏时间过长，可以导致孩子夜间出现失眠或睡眠不安，孩子们在睡觉时可出现辗转反侧，腿抽动，甚至有的孩子可以出现癫痫样发作。

深睡眠时脑垂体能分泌较多的生长激素，因此睡眠对于儿童不单纯是休息上的需要，更是促进身体发育的催化剂。儿童睡眠不但要有数量的保证，还要有质量的保证。从小养成良好的睡眠习惯，孩子将终生受益。目前临床医生总体认为优质睡眠可以使身体和大脑得到充分休息，保证充沛体力，有良好的精神状态和食欲，再加上睡眠时肌肉得到充分放松，有利于关节和骨骼的伸展，这些均有利于孩子们的身高增加。

59. 如何保证孩子们获得优质和充足的睡眠？

家长需要注意保证睡眠环境安静和光线较暗，室温不宜过高；养成严格和固定的作息时间，有利于培养孩子们的生理睡眠周期。家长要起模范带头作用，避免熬夜；睡觉前不要进食过饱，也避免喝过多的水，尤其是甜的饮料，过食甜食容易使孩子们血糖和血脂水平上升，影响生长激素的分泌，在晚上睡觉前，最好不要养成吃夜宵的习惯。睡眠前不宜进行激烈的运动；睡前避免光刺激，长时间看电视或打电子游戏会给视神经较重的光线刺激，加重儿童的疲惫感，阻碍生长激素的分泌，最终影响生长。因此家长应将将孩子们在睡觉前看电视或打电子游戏的时间控制在2小时以内；在节假日尤需注意看电视或玩游戏时间不宜过长；白天睡眠时间不宜过长。

通过营造良好的睡眠环境和培养良好的睡眠习惯，去除各种不良影响因素，让孩子获得优质和充足的睡眠。

60. 婴儿的睡眠白天黑夜颠倒了，怎么办？

人体内生长激素的分泌水平和遗传、营养、锻炼、心理等诸多因素一起，共同影响宝宝的身高。而生长激素的分泌也有其特定的节律，一般在22时至凌晨1时为分泌的高峰期。如果睡得太晚，对于正在长身体的宝宝来说，很有可能会影响到身高，但我们经常可以碰到有些孩子总是白天睡得多，一到晚上就一点睡意都没有。这让父母非常头疼，孩子们日夜颠倒不仅让父母休息不好，第二天精神不济，而且也影响宝宝的生长。

面对这样的宝宝，父母首先不要着急，要想办法尽量延长宝宝在白天兴奋的时间，培养宝宝良好的睡眠规律。妈妈们要尽量不让宝宝在下午五六点钟后睡觉，当宝宝午觉醒来时，一定逗引他多玩一会儿。白天的时候，房间里要有明亮的光线并保持一直有声音，如可以播放一些轻柔的音乐，这样可以减少宝宝在白天的睡眠时间。同时要注意每次睡觉前都给宝宝固定的睡眠暗示，也就是说在每次睡觉前都做相同的事情，做完后才让宝宝入睡。例如先给宝宝洗一个热水澡，然后给他喂奶、换尿布。每天坚持这么做，以后每次做这些事情的时候，实际上就是在暗示宝宝：该睡觉啦。

61. 孩子们怎么睡才能长得高？

小孩子的睡眠安静与否，还与他的发育及健康状况密切相关。当他身体不适时，便会出现一些不良的睡姿，家长应当常常注意观察，及时调整小儿的身体状况。比如，面朝下、屁股抬高，像个青蛙那样趴着睡。有的小儿入睡后反复折腾，这常常是因为胃内有积食，可能还会伴有大便干燥、腹部胀满等症状。如果睡前不吃油腻的或难以消

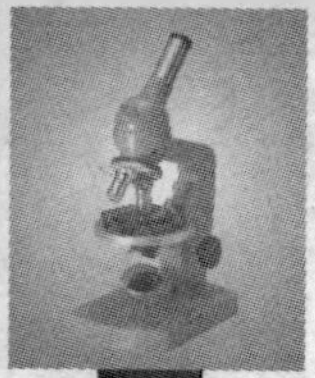

化的食物，衣被厚度适中，可以避免这些现象。

62. 孩子们需要多长的睡眠时间?

目前尚无充分的资料证实睡眠时间长的人身高一定高于睡眠时间短的人，但有研究者提出因为生长激素在深睡眠时分泌的脉冲次数明显增多，故而提出是否可以通过延长孩子们的睡眠时间来增加生长激素的分泌，最终达到增高的目的，但是每个人所需要的睡眠时间可以因年龄而不同（表4），但每个个体之间也有很大的差别，如少数人每天只睡2～3小时就可以精神抖擞，而有的人每天必须睡够7～8个小时，否则就整天没有精神。

一般新生儿需要14～20小时睡眠，1～6岁儿童则需要睡11～14小时，7～10岁则需10小时，青春发育期快速生长期间要求保证9～10个小时的睡眠。

表4　正常儿童或青少年的昼夜所需的睡眠时间

年龄阶段	所需睡眠时间（小时）
新生儿	14～20
2～3月龄	14～18
5～9月龄	13～16
1～3岁	12～14
4～6岁	11～12
7～10岁	10
10～14岁	9
青春发育期	9～10
成年人	7～8

63. 社会因素会影响孩子们的生长发育吗?

所谓的社会因素通常指社会经济状况、生活学习环境、文化教育、卫生保健、家庭结构和家庭生活质量、父母职业和受教育程度、亲子感情联结、个人和社会成员的交往等。这些因素相互交织，错综复杂，对生长发育产生多层次、多方面的综合影响，不仅影响儿童少年的体格发育，同时也影响心理、智力、情绪和行为发展。效应比较复杂，可以是正向的，也可以是负向的，或正负向作用都存在。研究这些因素及其作用的目的是：尽量发挥其正向作用，改善并帮助儿童少年抵御其负向作用，使其充分发挥自身的生长潜力，逐步形成个体的社会特点，达到最佳的身心发育水平。

64. 哪些家庭环境因素对孩子们的生长发育有影响?

家庭是社会的基本组成单位。许多社会因素通过家庭直接、间接影响孩子们的身心发育。家庭环境因素包括社会经济阶层、父母职业、经济状况、父母受教育程度、生活方式和制度、饮食和行为习惯、家庭氛围、居住条件、父母的个性爱好及对子女的期望、态度等。其中，家庭经济状况、母亲教育水平和父母文化素质、生活和育儿方式、饮食和行为习惯、家庭氛围和亲子感情联结等，对孩子们的身心发育的潜移默化作用最大。

家庭环境测量是国外近年来发展的一项衡量家庭质量的新技术。北京、上海等地的研究把对生长发育有重要影响的家庭因素归纳成如下几类：①父母的素养，包括职业、教育水平和文化素养；②家庭气氛，父母是否融洽相处，是否经常沟通，亲子情感联结等；③生活方式，如生活作息制度、饮食和行为习惯；④对子女的教育，包括学前教育，消费和生活方式引导，父母教育方式（是否打骂、溺爱、放任自流），教育态度的一致性等；⑤家庭成员的心理个性因素，尤其如情绪、性格、行为、意志等非智力因素。通过对影响孩子们健康生长发育的家庭因素进行研究并早期筛查，确诊可能发生认知、心理和行为问题的高危儿童方面发挥积极作用；并可针对这些不良环境因素，制定相应的干预计划，从而保证孩子们不仅可以正常的生长发育，其身心也得到健康的发展。

65. 家庭环境因素对孩子们的生长发育有哪些影响？

比如在同样经济条件下，家庭人口数（尤其子女数）对生长发育有明显影响。多子女家庭儿童的身高、体重、胸围、肺活量、握力等都显著低于独生子女（或少子女）家庭儿童。由于家庭子女多，父母精力有限，易忽视对子女的关心教育，放任自流，影响他们健康成长。

家庭结构是否健全也很重要，父母离异或家庭关系濒临破裂，易造成亲子感情淡漠，家庭缺乏和谐温馨气氛，儿童易出现心理问题，如离家出走、结伙打架、斗殴，甚至少年犯罪等。和睦家庭儿童的行为问题的检出率明显低于不和谐和暴力频发家庭。儿童经常受到父母的责骂，表现出精神压抑、情绪低落、食欲下降。长此以往，可对下丘脑产生影响，引发体内各种内分泌变化，导致生长激素分泌水平低下，影响体格发育。

发达国家中常见的少女怀孕、单亲家庭、父母吸烟、吸毒、虐待儿童、酗酒、性病/艾滋病等问题，目前在发展中国家也有上升趋势。儿童是首当其冲的受害者，由此导致较严重的心理创伤。

66. 什么叫社会心理性矮小症?

近年我国每年有 110 万对夫妇离婚，有关部门报道 1991 ~ 1999 年平均每年递增 4.4%，“一家两制”、父母两地分居等种种矛盾的纠葛，以及辱骂、讥讽、嘲笑、歧视等“心理暴力”，使孩子感受到冲撞的痛苦，从而使其体内的生长激素分泌量减少，他们的身高比在和谐环境中得到多方关爱的孩子矮，国外学者把孩子们因为缺乏爱抚和关心而停止发育，身高增长缓慢，最终身材矮小的现象称为“社会－心理－矮小综合征”，也有称为“社会心理型矮小症”。

据英国最近公布的一项研究称，和经常打架的父母生活在一起的孩子，或来自破裂家庭的孩子，其身高极可能较矮。研究人员分析发现，在经历过家庭冲突的儿童中，身材矮小者比例更高。

67. 什么叫情感遮断综合征?

身高大都与遗传、营养、内分泌等多种因素有关，这早已为人们所熟知。但一些专家研究发现，情绪障碍同样也能影响身高。如果一个孩子从小生长在缺乏家庭温暖的环境中，得不到充分的母爱，那么他的身高常比同年龄儿童矮小，国外的研究资料称这类矮小者为情感遮断性身材过矮症，也有研究者称之为“情感遮断综合征”。

情感遮断性身材过矮症的发生原因，主要是下丘脑－垂体系统的功能受情绪抑制，进而引起垂体的生长激素分泌减少。这样的孩子除身高较矮外，尚有智力发育较迟缓、多饮、多食、独语、多动、人际关系不协调等异常行为。情感遮断性孩子们一般睡眠不踏实，缺乏安全感，有时在梦中喊醒、哭醒等，这些情况会影响到睡眠质量。而孩子们体内的生长激素只有在深睡期和熟睡期才分泌旺盛，因此说，睡眠不安、易惊醒的孩子，这种生长激素的分泌就有可能受到抑制，这也是孩子长不高的重要原因之一。国外也有研究发现，一旦这些孩子解除负面的心理因素的影响，有相当一部分孩子能够迅速地出现追赶性生长，身高可以达到正常孩子的水平。

68. 紧张焦虑会影响女孩长高吗？

据美国纽约心理研究所儿童心理学家丹尼尔·派恩最近报道，整天生活在紧张焦虑情绪中的女孩比具有快乐稳定情绪的女孩子身材矮小。紧张的女孩比快乐的女孩矮5.08厘米，更难长到1.57米以上。心理学家猜测情绪可能抑制生长激素的正常分泌。这项研究也发现紧张情绪似乎不会造成男孩子身材矮小。这可能与男女孩子面对压力的生理反应不同有关。但具体的机制是否如此，有待进一步研究证实。

研究发现可能会影响孩子们身高增长的焦虑性因素可分为三种。一种为“分离紧张感”，指一些女孩恐慌于与父母分离，如不愿去学校，不肯与父母分睡在不同房间。另一种是“长期紧张焦虑症”，表现为性情胆怯，缺乏自信，害怕别的孩子不喜欢她，担心自己做事不如别的孩子好。至少5%的美国女孩受害于这种影响身高的紧张焦虑心理障碍。专家建议，家长在发现孩子出现紧张焦虑倾向后，应寻求专家帮助。家长应关心7岁以上女孩所担心的事：父母关系、家庭经济、自己容貌、言谈举止、身材高矮等。必要时要进行适当的沟通与交流，不过要注意方式与方法。

69. 哪些因素会影响孩子们的心理健康？

从上述的几个问题中，大家已经充分体会到儿童的心理健康对孩子们的生长发育具有非常重要的意义，那么哪些因素会影响儿童的心理健康呢？

（1）家庭结构　家庭结构主要指家庭的人口结构。其中一个十分重要的因素就是家庭结构的健全完整。有人曾对1095名中小学生的家庭结构与其心理健康的关系进行调查。结果发现生活在不完整家庭（双亲一方或双方由于死亡、离婚等原因造成的一方或双方不在的家庭）里的中小学生，有心理健康问题者所占的比例为13.8%，而完整家庭中有问题孩子只占0.2%，充分说明健全完整的家庭结构对儿童的心理健康发展有着良好的作用。

（2）家庭氛围　良好的家庭氛围，可使儿童活泼、开朗、大方、好学、诚实、谦逊、合群、求知好奇；相反，不良的家庭氛围，则会使孩子胆怯、自私、嫉妒、孤独、懒惰、行为放任、不讲礼貌。因为儿童适应家庭环境的过程中，常以父母和其他家庭成员（祖父、祖母、外公、外婆等）为最亲近、最直接的模仿和认知对象，并以模仿式的学习来感受事物，熟悉环境，发展自己的习惯行为，形成自己的心理定势和性格特征，然后在以后与社会环境的接触当中，就开始以长期在家庭气氛中熏陶出来的心理模式、性格特征、习惯行为来判断自己对家庭以外的世界的适合或不适合。

（3）教育态度与方式　从发展的观点看，对儿童的教育应该是成人以自觉的、持续不断的努力去开发儿童的一切潜在的能力，即父母有责任和义务向儿童提供一切条件包括环境、人际交往等，关心他们德、智、体、美的全面发展。

（4）家长的文化素质和心理素质　父母的文化素质和心理状态潜移默化地影响着儿童的心理成熟和生长发育。就文化素质而言，一般说来，若父母的文化素养高，常对子女有更高的要求和期望，他们用自己的知识和强烈的求知欲去影响和教育子女，培养他们顽强的进取精神，同时在儿童的学习上也能给予较好的指导。相反，文化素质较低的家长本身不思进取，往往对子女的要求不高，他们不仅自己不学习，也不关心子女的学习，甚至只顾自己的娱乐而影响孩子的学习。很多研究成果都表明父母的文化素质与子女的心理健康有较高的相关性。

70. 家长该怎样创造有利于子女健康成长的良好家庭环境和氛围？

良好的家庭环境和氛围有利于子女的健康成长，那么如何创造这样的家庭环境和氛围呢？这就要求家长要做到：

（1）以身作则，身教重于严教　儿童对一种家庭气氛的心理承受力表现在他对家庭成员（主要是父母）形象的适应和接受，父母在家庭生活中扮演的角色最直接地影响着儿童的心理健康。因而父母们时刻要意识到身旁有一双天真无邪的眼睛在瞅着自己，在生活和工作中处处以身作则，凡要求孩子做到的，自己首先做到，多示范、少说教。

（2）要有民主的行为作风　作为父母要尊重子女的独立人格，作风民主、和蔼可亲，这对子女身心的健康成长将产生极为有利的深刻影响。在家庭生活中，父母对子女既是长辈，也是教师和朋友，切忌把“社会角色”带进家门；要学会理解和尊重子女，站在子女的角度，才能发现他们的内心世界，千万不能按家长自己的主观意志随心所欲、拔苗助长；家庭内出现矛盾和分歧时，切忌急躁、粗暴，尽可能地热心肠、冷处理，把复杂的问题简单化。

（3）和谐的家庭气氛　家庭成员相互尊重、理解、信任和关心是治家、教子的基本条件。家庭和谐的关键是居于核心地位的夫妇双方，因此，有责任感的家长为了家庭的幸福和子女成才，有必要认真研究一下作配偶的特殊艺术和家政科学。

（4）乐观向上的精神风貌和高尚的审美情趣　父母乐观、镇静、愉快的情绪对孩子可以产生巨大的感染力，父母应自觉克制来自各方面的烦恼、伤感和忧郁，控制自己的不良性格，以乐观向上的精神风貌让孩子感到家庭是温暖迷人的。

与家庭中的物质环境和心理气氛也应充分考虑其教育的影响。目前有些家长对家庭陈设、衣着服饰、吃喝娱乐等十分注重，对子女的智力投资、学习休息和身心健康却漠然处之，这是万万要不得的，任何一位家长都不应低估这种“潜移默化”的巨大力量。

71. 地理环境会影响孩子们长高吗?

一般认为，种族和遗传因素是制约人类身高的主要因素，而环境与地域则是决定孩子们个子增高的直接因素。在环境因素中，包括纬度和海拔的高低等因素，由于都可以明显影响环境，导致人类所居住的环境中温度、日照、空气湿度等因素的明显差异，最终可以导致居住在不同地理环境的孩子们的身高有了很大差异。

有研究者发现人体表面积同年平均气温和降水相关，如果气温下降、降水减少，人的生长发育像其他生物一样将会延长，身体容易长高。同时在湿度增加的情况下太阳紫外线减少，人体维生素 D 的合成受到限制，影响骨骼的正常发育，非洲黑人之所以能长高，主要是在高温干燥的环境中太阳紫外线强烈，能促进维生素 D 的形成。同时，又高又瘦的身材相对增加了人的体表面积，有利于体内热量的散发。而欧洲北部低温高湿，一方面要求体内贮存相当热量，使他们长胖，促成又胖又大的身材结构。

72. 为什么我国北方人的平均身高明显高于南方人?

在影响人们个子增高的环境因素中，也包括纬度因素。从我国和世界的情况看，一般是低纬度人的身材较矮，高纬度人的身材高大魁梧。例如，我国东部沿海，从华南向东北人的身高依次增大。在欧洲，据文献报道从地中海地区向北欧，人们的身高依次增大，西班牙人平均 1.62 米，芬兰人平均 1.67 米，丹麦人平均 1.69 米。据研究，人的身高与温度关系密切，通常是随着区域内气温的降低而增加，随着湿度的减小而增加。我国东部沿海和欧洲大西洋沿岸人类身高的变化规律正说明了这一点。

73. 为什么居住于高原的人平均身高高于低海拔的人？

在同一纬度，往往海拔与人的身高成正比。研究表明，不论是高山地区的成年人还是少年儿童，他们的个头都比平原地区更高一些，这是因为随着海拔的升高，气温和降水都会发生变化（气温随高度增加而降低），太阳辐射增强，有利于骨骼的生长发育；大气密度的减小，要求人的肺活量增大，造血功能要提高。因此高山地区居民骨骼粗大，胸部宽阔，提高了对高山地区严寒环境的适应。例如，我国处于同一纬度的四川盆地和青藏高原地区相比较，居民身高前者就远低于后者。俄国学者季米里亚捷夫有句名言“人是太阳的儿子”。这充分说明光照对人体的重要性。

74. 大气污染对孩子们的生长发育有哪些影响？

随着我国工业化发展水平的提高，大气污染越来越成为社会关注的热点。居民生活产生的煤烟、工业生产废气、燃料燃烧以及汽车尾气等都是大气污染的主要来源，成为人类健康的重要威胁。

大气污染对孩子们生长发育的影响主要分布于两个重要的时期，即对胎儿宫内发育的影响和小儿出生后生长发育的影响。

胎儿在宫内的发育主要依赖于母亲的身体健康情况，大气中有害的物质可以通过脐带和胎盘进入胎儿体内，影响胎儿在子宫内的发育，是导致出生时为小于胎龄儿的直接原因之一，严重者甚至可以出现胎儿畸形或流产死胎等。受有害物质影响，孩子们未出生前健康状况已经先天不足，出生后生长发育肯定会受到影响，导致矮小。出生后，大气污染可直接对婴幼儿功能尚不健全的器官系统产生作用。幼儿对大气污染的抵抗力还非常有限。长此以往将使生长发育受到影响。此外，被污染的大气中的化学物质和粉尘可直接危及婴幼儿的呼吸系统，诱发小儿肺炎、支气管炎等疾病。

75. 什么是环境雌激素？

近年来，环境激素（扰乱内分泌的化学物质）这个词频频见诸媒体。所谓环境激素，就是在体内起到激素类似作用，但同时又影响其他激素的分泌，扰乱人体激素平衡的化学物质。有人认为环境激素降低了男性生殖功能，导致目前孩子们，尤其是女性性发育的提前。许多人担心它对人体有危害，尤其对孩子们的生长与发育有其他的负面影响。

环境雌激素具有雌激素活性，可模拟内源性雌激素的生理、生化作用，或具有拮抗雌激素的效应，干扰人类的内分泌发育和功能，导致系统损伤，也可致癌，或引发神经、免疫系统异常，因此也称“内分泌干扰剂”。美国环境保护署及下属的“内分泌干扰物工作组”对此所下的定义是：“凡是可对机体内天然激素的产生、释放、运输、代谢、清除、结合和功能发挥，以及对体内环境的平衡和稳定，或对机体发育过程产生干扰作用的外源性物质，通称‘环境激素’”。

环境雌激素种类繁多，广泛存在于自然界。常见的环境雌激素有哪些呢？

目前已报道的有：①人工合成雌激素，存在于畜产品（增加乳量、促进生长作用的畜药），如己烯雌酚（DES）、17β 雌二醇；②植物性雌激素，存在于豆类植物、茶叶等 400 多种植物中，如异黄酮类、香豆雌酚等；③真菌性雌激素如玉米赤酶烯酮等；④农药中种类

殖系统同样可能存在不利影响，主要表现为
流产率上升、受孕率下降、生殖道疾病增加
国在越南战争期间大量空投落叶剂，用量超
致当地妇女中流产、死胎、畸胎发生率大量
自己的后代中，出生缺陷发生率也成倍上
服用已烯雌酚（一种雌激素），可使男性子
裂、睾丸发育不良等发生率显著增加。

激素对孩子们的神经系统有哪些
向？

有神经毒性作用，可通过以下两条途径来影响
育和功能：①作用于神经 – 内分泌系统，影响
LH 等的合成、分泌和释放，干扰这些激素
②环境雌激素具有脂溶性高的特点，通过血脑
对神经系统发挥直接的毒性作用，导致人体发
本历史上曾发生的最著名的“水俣病”就是因
沉积，导致行为异常。

污染会危害孩子们的生长发育吗？

渐成为人类健康的重大威胁，而重金属则是最
系列研究已证实，重金属，如铅、汞、锰、铬
子们的生长发育。
较强。如果没有专门的检测设备，我们通常难
受重金属污染；同时其污染途径十分广泛，可
甚至可以经过皮肤或呼吸道进入人体内，而一
人体内后，因其难以代谢或排泄的特点，可以

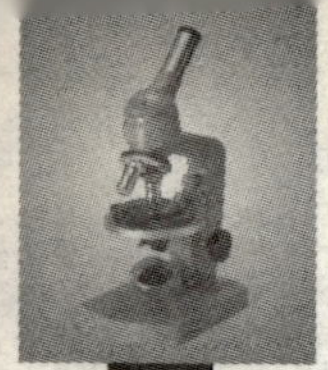

在体内逐渐蓄积。

最初，由于体内重金属污染物的含量还比较低，对人体尚不能造成明显的影响，久而久之，当人体内重金属含量超过人体所能负荷的范围后，就会开始影响孩子们正常的生理功能，严重者可明显影响身体的生长发育，甚至可能危及孩子们的生命。

79. 铅中毒会危害孩子们的生长发育吗？

孩子们最常见的重金属污染是铅中毒。在我们的日常生活中，无处没有铅的痕迹，如孩子们可能通过接触含铅的玩具及餐具，进食铅污染的食物，喝了含铅中药等途径而摄入过量的铅。另外我们常用的一些装修材料、家具涂料、汽车排放的尾气中都有含量不低的铅。当孩子们长期接触这些污染物后，随着体内铅的含量逐步增加，孩子们的生长发育就可能会受阻。

慢性铅中毒通过影响孩子们的骨髓造血功能，引起贫血、食欲不振，最终也可直接影响孩子们的生长发育。如果家长们掉以轻心，疏于照料，或可能没有及时发现孩子们出现的异常征象，会最终贻误了孩子们生长发育的关键时机，错过了快速长个的黄金时段，最终导致成年后的矮个，除此之外还可能有其他严重的全身性后果。

80. 转基因食品对孩子们生长发育有影响吗？

国际社会十分关注转基因生物及其产品对生物多样性、生态环境和人体健康可能产生的潜在影响。转基因活生物体及其产品作为食品进入市场，可能对人体产生某些毒性作用和超敏（过敏）反应。例如，转入的生长激素类基因就有可能对人体生长发育产生重大影响；转基因生物中使用的抗生素标记基因，如果进入人体，也可能使人体对很多抗生素产生抗药性。由于人体内生物化学变化的复杂性，转基

氯丹、滴滴滴（DDD）、滴滴涕（DDT）、滴滴伊、
杀虫剂，除草醚、草克净等除草剂等；⑤工业化学
甲酸双二乙酯（DEP）等塑料增塑剂，多氯联苯
的燃烧产物（二恶英）。烷基酚类、甲基汞、呋喃
、有机锡等工业副产品，聚碳酸酯制的餐具；方便
乙类；聚乙烯塑料包装薄膜——邻苯二甲酸脂；⑥
，如4-辛基苯酚等洗涤剂（合成洗涤剂中的界面活
）、五氯酚等防腐剂、苯菌灵等杀菌剂等。

境雌激素对孩子们的生殖系统有哪些
害影响？

业品生产规模不断扩大，各种塑料制品、清洁剂、洗
量应用于日常生活中，环境雌激素的排放量日趋上
认为，环境雌激素对男性生殖系统可能存在有害影
睾、尿道下裂、性发育不良、真假两性畸形的发生率
报道 1970 ~ 1986 年期间出生的男孩，尿道下裂发生
麦 0 ~ 6 岁男孩隐睾发生率比 30 年前增加 1 倍；②男
发病率显著上升。在波罗的海沿海国家和澳大利亚，
成为西方国家青年男子的常见病之一；③动物实验证
几乎可引起所有生殖系统的发育障碍，包括性腺发育
、睾丸和附睾重量减轻、生精细胞、睾丸支持细胞、
目减少，男子不育等。大鼠实验证明，孕鼠接触辛基
生精小管狭窄、睾丸或卵巢萎缩。雄性大鼠用环境雌
致睾丸内的精原细胞、附睾中储存的成熟精子量都显
形率则成倍上升。用除草剂进行动物实验，发现雄鼠
、间质细胞过度凋亡，胞浆内出现大量空泡，还出现
胞。

因食品对人体健康的影响可能需要经过较长时间才能表现和监测出来。很多家长目前对于转基因食品非常关注，经常忧心忡忡，怕这些食品对孩子们的生长发育有负面的影响。目前这方面的研究资料并未发现转基因食品对孩子们的健康有明确的影响，但是否有负面的影响仍有待今后进一步研究探索。

81. 什么叫噪声？孩子们接触的环境噪声包括哪些方面？

孟母三迁，择邻而处。良好的学习和生活环境对孩子们的生长发育有着极大的助益，在噪声污染日益严重的今天，家长想要为孩子营造良好的生长环境，首先需要认识哪些是环境噪声。主要有以下四个方面：

（1）交通噪声　主要来自火车、汽车、飞机等，流动性强，干扰范围大。其中，飞机噪声最大可达 90～140dB（分贝）。

（2）工业噪声　对学生而言主要指的是市政建设中使用的打桩机、推土机和掘土机等。尽管影响面相对小，但局部地区污染严重程度大。

（3）生活噪声　泛指街道、建筑物内、各种生活设施和人群活动所产生的声音，一般 80dB 以下，对孩子们往往无直接生理危害，但可干扰学习、生活和睡眠。随着家用电器的普及，产生的噪声日益严重。电视机、收录机噪声为 60～80dB，洗衣机也发出刺耳的 40～70dB 噪声。电子游戏机、电子琴、电子发声玩具等，噪声一般都在 60～90dB，对儿童的长远危害不容轻视。

（4）校内噪声　可分为外源性、内源性两类。前者主要来自交通噪声，包括铁路、公路、工厂噪声，另外学校周围建筑工地、商场、菜场发出的噪声也很大。内源性干扰指校园内和教学过程（如合唱、朗读）发出的噪声，毗邻教室的噪声级分别达 60～65dB 和 70～

80dB，因此教学设施布局合理对减少校内噪声污染有十分重要的意义。

82. 噪声对儿童少年生长发育和健康产生什么样的危害？

噪声作为环境污染公害，对人的正常工作生活产生极大干扰，并对人体健康产生不良影响，对于处于蓬勃生长的儿童少年而言，更是对他们的身心发育和健康产生极大危害，表现在以下方面：

（1）噪声干扰学习和生活　学龄儿童是噪声危害的最易感人群。教室、实验室、阅览室等的噪声都不应该高于50dB；其“烦恼度”（引起人群内50%对象烦恼的阈值）不应超过65dB。超过该阈值，学生也不能集中注意力听课，影响学习兴趣和效率，甚至产生头晕、耳鸣、心悸和失眠症状。许多学生长期处于喧闹环境，导致烦躁不安，易疲劳，注意力不集中，反应迟钝，差错率上升。连续噪声对睡眠的不良影响也很明显，可加快从快速动眼睡眠向慢动眼睡眠的转换，使儿童少年多梦、易惊，且因熟睡时间缩短而可能影响生长激素分泌，从而不利于生长。据研究，即使仅40dB的突发噪声可使20%的人惊醒，60dB则可吵醒70%的青少年。睡眠过程中反复被吵醒，可使睡眠质量下降，长此以往引起失眠、疲劳无力、记忆力衰退，产生神经衰弱症候。

（2）对听觉功能的不良影响　噪声对听觉的损害作用最为直接。该过程随孩子与噪声的接触时间延长而加重，一般分听觉适应、听觉疲劳、听觉损伤、噪声性耳聋等四个阶段。前两阶段主要表现为耳鸣、听力下降、听阈提高等，离开噪声数分钟或数小时后听力可恢复正常。若持续承受噪声，则从第3阶段开始，出现耳蜗螺旋器和听觉中枢神经、神经细胞和纤维等不可逆损害。专家提出：可将2000Hz（赫兹）处听力明显提高，作为噪声性听力损害的早期表现；将

4000Hz 处出现听力低谷，作为噪声性耳聋的表现特征。强噪声在对成人未造成明显损伤前，就可使儿童听觉器官发生急性外伤，引起耳膜破裂性出血，双耳变聋。极强的噪声可造成言语紊乱、神志不清、脑震荡和休克症状，甚至导致死亡。

（3）对视觉功能的不良影响　噪声可使儿童少年对光亮的敏感性下降、视觉受损。小儿不会述说自己的感觉，主要表现为烦躁不安、将手中物品丢弃或掩耳啼哭。研究证明，噪声达 115dB 时，所有人的眼球对光亮的适应性都不同程度衰减，发生眼疲劳、眼痛、眼花、视物流泪等。噪声强度大于 120dB 时，儿童会眼花缭乱，或述说两眼发黑，对眼前运动反应“失灵”。

（4）对神经系统的不良影响　噪声可直接通过对神经系统强烈刺激，使中枢神经处于高度紧张状态，引发神经衰弱、消化道疾病等。另外，噪声作用于中枢神经系统，使大脑皮质兴奋和平衡失调，产生头痛、心慌、记忆力衰退、疲劳乏力等症状。噪声 80～85dB 时，人易激动，感觉疲劳，头痛发生在颞额区；90～125dB 时，头前区出现钝性疼痛，伴易激动，睡眠失调，头晕，记忆力减退；育龄女性长期在噪声污染环境中可引发女性排卵障碍，发生不孕、子宫脱垂，加重习惯性流产；孕妇在长期噪声环境中可出现全身周围血管收缩，导致妊娠高血压发生；胎儿发育迟滞，成为低体重儿，影响胎儿身心发育。还有调查显示，在噪声环境下发育的胎儿，脑发育迟滞现象普遍，平均智商约比正常环境下的同龄胎儿低 20%。国内报道发现，噪声可影响胎儿发育，造成畸形；这类胎儿的智力水平平均比宁静环境下生长的儿童低 20%～30%。

（5）对健康的深远不良影响　主要表现为可引发多种成年期心血管疾患。大量研究表明：①在噪声强刺激下，末梢血管收缩，往往到噪声停止后 25 分钟血管才能恢复到原状；②噪声持续刺激，可引起心肌组织缺氧；③噪声引起血压增高、心动过速、心律不齐、心肌受损等，可逐步演变为动脉粥样硬化；④在长期强噪声刺激下，维生素

B、C代谢障碍，吸收利用受阻，排泄增加，从而对蛋白质、脂肪、碳水化合物、无机盐等的新陈代谢都发生不良影响，造成营养障碍，加快心血管疾患发展。

83. 什么叫电磁辐射污染？

当前电子科学技术的迅猛发展，全面改变了我们的生活，也促进了我国学校教育的跨越式发展，我们的周边密布着各种微波通讯天线、调频广播、电视发射台和高压电线网；大量使用微波炉、电话、VCD、彩电、计算机和其他家用电器；携带手机也已成为现代生活的一部分，甚至有些经济发达的地区，手机携有率达到80%以上。

人们在享受这些现代生活的便利时，很少想到这些电气、电子设备运行中所产生的电磁辐射问题。实际上，它们每一个都形成一个电流交路，不间断地向周围空间发射电磁场，形成磁场。该磁场看不见、摸不着，但达到足够强度时，身体就成为一个介质电容器，吸收辐射能量；长时间、高强度接受这种辐射，会产生有害的生物学效应——电磁辐射污染。

电磁辐射主要有两类：①电磁波：不靠任何传输线，而以波的形式在空间向四周发射。它广泛存在于宇宙和地球上，如五颜六色的光线、X线等。电磁辐射的波谱很宽，波长（λ）为10^{-12} ~ 10^{7}米，频率（f）从20 ~ 10^{22}Hz。不同波段的电磁波本质一样，但生物学效应不同，可分为电离辐射和非电离辐射两类。相对于电离辐射而言，非电离辐射是指不足以导致生物组织电离的电磁辐射，包括紫外线、可见光、红外线、激光等，都有特定波段。这些波段的频率、波长和能子量（即传播速度）各不相同，带来相应的生物学作用差异；②射频辐射：专指频率在100k ~ 300GHz的电磁辐射，也称无线电波，包括高频电磁场和微波，是电磁辐射中量子能量最小，波长（1毫米 ~ 3千米）较长的频段。工业上的高频焊接、淬火和热合，广播电视、卫星发射、雷达和信号发射台，计算机，彩色电视机，VCD，微波炉，手机等所产生的辐射，都属射频辐射范围。

电磁波的波长与频率呈反比，即频率越高，波长越短，对人的生物作用越大。射频辐射可分为近区感应场和辐射场两类。电磁波能量可以波的形式向四周空间辐射，并与距离的平方呈反比。射频辐射波随距离的增加而衰减，速度很快，所以孩子们应尽可能远离辐射源。

84. 射频辐射对孩子们的生长发育和健康有哪些危害？

手机、电视机、计算机与我们的生活越发息息相关，而使用者逐渐呈低龄化趋势，那么玩手机、长时间上网或看电视到底对孩子们的生长发育和全身健康有何影响呢？

（1）影响神经系统发育　学生长时间上网，操作计算机，易引起神经衰弱症，主要表现有头痛、乏力、嗜睡、失眠、多梦、记忆力减退、手足多汗等。

（2）影响视力　长期接触射频辐射（尤其微波），可使眼晶状体上产生点状、小片状的浑浊。长时间上网而不注意休息，可出现视物模糊和干涩感。特别是进行网络游戏时，画面变化骤然；儿童紧跟画面、缺少眨眼动作，可引起视力下降。因长时间上网而引发的暴盲症（急性内障性眼病）属于此类。患者眼外观正常，但单、双眼视力迅速下降，以致骤然丧失视力。暴盲症的起因是眼部肌肉过度疲劳，眼肌痉挛麻痹，眼动脉供血不足。直接后果轻者引起近视，重者导致视网膜脱离，造成视力严重障碍，发生暂时性、永久性失明。

（3）影响性器官发育　长期高强度的射频辐射可导致部分性腺组织出现结构缺陷，直接影响成年后的生育功能。

85. 气候会影响人体生长发育吗?

人的容貌、性格和行为，并非完全能由人类自己主宰，这个“权力”有时还握在大自然的“手里”。人的高矮胖瘦以及容貌的红黄黑白，不仅与人的遗传有关，而且与气候也有一定的关系。

在欧亚大陆，生活在赤道附近热带地区的人，由于光照强烈，气温又高，人的皮肤颜色黑黝黝的。为了抵御酷热的气候，他们的脖子很短，头明显偏小，而鼻子较阔，这样有利于散发体内热量。在寒带、温带的高纬度地区，常年太阳不能直射，光照强度较弱，气温很低，严寒期又长，这里大多为白种人。为了抵御严寒，他们往往生有一个比住在温、热带地区的人更钩的鼻子，鼻梁较高，鼻内孔道较长。就头型而言，寒带和温带居民头大、头型圆，脸部比较平，这很有利于保温，减少散热。生活在热带地区的人性情易暴躁和发怒；居住在寒冷地带的人则养成了能控制自己的情绪，具有较强的忍耐力的性格。比如生活在北极圈内的爱斯基摩人，被人们称为“永不发怒的人”。居住在温暖宜人水乡的人们，则对周围事物敏感，且多情善感，机智敏捷。山区居民因为山高地广，人烟稀少，则说话声音洪亮，性格诚实直爽。为适应高山稀薄的空气，山区居民的胸部突出，呼吸功能发达，肺活量和最大换气量比沿海地区的居民明显偏多。气候对身高的影响更为明显。以我国为例，北京的年日照时数为2778.7小时，武汉年日照时数为2085.3小时，广州年日照时数为1945.3小时，成都年日照时数最少，仅为1239.3小时，所以这些城市居民的平均身高依次由高到矮。其原因是日光中的紫外线能使人体皮肤内的脱氢胆固醇变成维生素D的主要来源，有促进骨钙化和长粗长高的作用。由此可见，日照等气候因素也是一个影响身高的重要因素。

86. 为什么孩子们在春天长得比较快？

研究发现，孩子们一年四季的生长并非匀速，不同的季节中生长速度各不相同。研究指出，孩子们的生长速度在春季达到最快，尤其是在5月可长高7.3毫米，而一般长得最慢的月份是在10月，仅可长高3.3毫米。

孩子们在春季生长速度较快的原因比较复杂，首先是因为春光中的紫外线含量是所有季节中最高的。紫外线不仅有很好的杀菌作用，而且能刺激骨髓增生，促使红细胞增多，加快组织的新陈代谢。紫外线对于骨骼的生长发育同样有益，因为无论是食物来源的维生素D，还是人体皮肤组织来源的维生素D，只有经过紫外线的照射转化成维生素D_3，才能被人体吸收，进而在肝肾内转化成具有生物活性的活性维生素D，后者能促进胃肠道对钙、磷的吸收，减少经肾小管的排泄，为骨骼的生长发育提供充足的钙、磷。

其次，春季是充满活力的季节，孩子经历了一个寒冷冬季的“猫冬”，在心理和生理上都渴望好好舒展筋骨活动活动，因此，春天到来后孩子们可以尽情投入到大自然的怀抱，尽情享受运动的快乐，同时也接受运动带来的生长激素分泌高峰，均有利于长高。少年儿童进行一定强度的跑、跳等户外运动增多能促进人体新陈代谢，加速血液循环，改善呼吸、消化功能，调节内分泌激素的分泌，能够对骨骼产生良性的机械刺激，促使其微结构的重建，加速骨骼的生长。

此外，春天给我们带来了丰富的食物，春季各种新鲜蔬菜、水果等含有人体长高所必需的蛋白质、维生素以及钙、磷、铁、铜等微量元素。很多家长不惜重金买来“奇珍异品”、“山珍海味”，其实对孩子来说牛奶、鸡蛋就是最优质的蛋白质和营养品，此外，一日三餐营养均衡不偏食即可，鲍鱼、鱼翅大可不必，人参、燕窝有害无益，更不可以盲目地跟从各种广告而服用大量所谓的促进增长的药物，一些三无药品甚至会引起性早熟、骨骺早闭等严重不良后果。

最后，俗话说“春困秋乏”，孩子们在春天需要更多的睡眠时间，这对长高非常有利。正如前述，孩子的生长激素一半以上是在夜间熟睡时分泌的，如果因为各种原因影响了孩子的夜间睡眠，就会直接影响生长激素的分泌。而许多孩子为了完成作业或参加各种学习班，根本不能按时睡眠，长期处于睡眠不足的状态，这种情况将会严重影响孩子的长高。

87. 哪些激素会影响孩子们的生长发育？

与人的身高关系密切的激素主要有生长激素、甲状腺激素、性激素、胰岛素、肾上腺皮质激素等。孩子们的生长过程基本上取决于内分泌腺的协同作用，在内分泌腺及骨骼系统的相互调节下完成的。生长激素、甲状腺素、胰岛素及皮质激素对生长具有重要影响；甲状旁腺素、维生素 D 以及降钙素能影响骨骼发育及骨化；促性腺激素、性激素则与骨骼成熟及青春期生长增速有关，而分泌足量的肾上腺皮质激素是人体具有正常应激反应能力的基础，而过量的肾上腺皮质激素无论是内源性或外源性的都将严重影响孩子们的生长发育。

88. 什么是生长激素？它是怎样促进孩子们长高？

生长激素由脑垂体分泌，是一种由 191 个氨基酸组成的肽类激素，通过作用于肝脏产生生长激素介质（图 6）。生长激素介质为一组肽类，它们能直接刺激骨骼的生长。生长激素呈间歇分泌，而生长激素介质（类胰岛素样生长因子，IGF-1）的水平则较稳定。每个人的脑垂体中含 4 ~ 8 毫克生长激素。正常成人血浆中生长激素含量很少，每毫升血浆含 3 ~ 5 毫微克，但作用很大，其最重要的生理作用

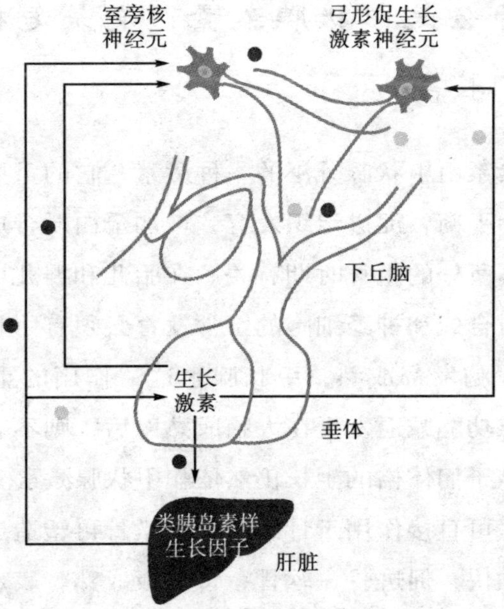

图6　生长激素调控轴

为促进骨骼增长。

身材增高要靠上肢骨、下肢骨等长骨的不断增长。这时长骨的末端有一特殊结构——骨骺板，又称为生长板，骨骺板中有许多软骨细胞。在生长激素的作用和刺激下，软骨细胞不断分裂、增殖，分泌胶原基质，然后钙化成骨。这样长骨就不断往两端增长，身材便不断增高。生长激素分泌较多的人，生长较快，过多则可引起巨人症或肢端肥大症。生长激素缺乏引起的身材矮小，身体比例正常，骨龄落后超过2年。用生长激素治疗后，生长速度加快，出现追赶生长现象。

89. 什么是甲状腺激素？它是怎样促进孩子们长高？

甲状腺激素系由甲状腺分泌的一种激素，它的重要作用在于维持体内能量代谢的平衡，促进组织发育，增加蛋白质合成和生长。它的生理功能与人体所处的生长时期有关。在胎儿和婴儿期，中枢神经系统的细胞蛋白质合成和神经细胞的正常发育必须有甲状腺素的参与作用，以后随着大脑发育成熟，甲状腺素这一作用的重要性便逐渐降低。如果甲状腺功能减退发生在大脑成熟以后，则不会造成智能发育迟缓，但此时孩子们体格的生长仍然依赖甲状腺激素。

甲状腺激素可直接作用于骨细胞，刺激骨再塑造过程，使骨吸收与骨生成同时加快，促进骨、软骨、骨骼板成熟。表现为骨骺端软骨出现骨化中心，并最后与骨干融合。儿童期甲状腺功能低下者，软骨骨化与牙齿生长皆受障碍，X线片可见各长骨的骨化中心出现的时间与正常儿童相比显著推迟，骨龄大大落后于实际年龄。且脸部外形以及身体的主要长骨发育障碍，致使上半身与下半身的比例呈幼稚状态，特征是下半身比上半身短。此种体态特征在甲状腺功能低下者（克汀病、呆小病）身上比较突出，发病越早越明显，先天性甲状腺功能低减患者的临床症状最严重。

90. 什么是性激素？它对孩子们长高和发育有什么影响？

性激素可引起青春期生长加速，也可同时使骨骼成熟加速，并使骨骺闭合，致使生长减慢至停止。性激素分为①雄性激素：睾酮是生物活性最强的雄激素，在儿童期水平很低，到青春期分泌迅速增加，促进性腺及第二性征的发育、骨骼和肌肉的增长。睾酮对肌肉、大部分骨的作用必须要在生长激素存在的条件下才能充分发挥。睾酮在超生理剂量时能引起骨骺愈合明显加速；②雌性激素：包括雌激素和孕激素。雌激素在青春期前一直分泌少，到青春期分泌大量增多，促进女性乳房、子宫、阴道、骨盆的生长，促进骨发育和骨骺钙化。孕激素在青春期与雌激素协同促进乳房、子宫的发育。

性激素，特别是雄性激素在青春期大量分泌时促进骨骼的突进骤长，使身高迅速增长。男性青春期睾丸发育成熟，分泌大量雄激素；肾上腺皮质来源的雄激素也参与作用。女性青春期的生长突进主要依靠肾上腺皮质所分泌的雄激素，卵巢也能分泌少量雄激素。雄激素在青春期开始刺激生长，但最后也是它在青春发育晚期结束孩子们的身高增长过程。它促使长骨的骺板愈合，使纵向线性生长停止。

91. 胰岛素对儿童青少年的生长发育有什么作用？

胰岛素对孩子们的生长也起作用。其原理是胰岛素对蛋白质合成具有促进作用。儿童患糖尿病时，其生长发育情况都有可能会受到影响，说明缺乏胰岛素就影响正常的生长过程。但在生理情况下，生长激素是起主导作用的激素，胰岛素是辅助的，与生长激素有协同作用。

92. 孩子发热时为什么要慎用糖皮质激素？

儿童青少年感冒发烧是常有的事，由于家长心急，常常希望孩子马上能退烧。泼尼松（强的松）、地塞米松等属于糖皮质激素类药物，这些药物不仅能提高机体对细菌内毒素的耐受力，减轻细菌对机体的危害，能够抑制炎症所产生的毒性物质的释放，缓解毒血症状，所以能够很快地将过高的体温降下来。正是激素类药物的这种作用，一些人就错误地将其当作高热患儿退热的“灵丹妙药”，其实这样做有很大的隐患，比如糖皮质激素会降低免疫功能，用激素降低体温，会抑制机体的淋巴细胞发育和分化，降低免疫防御反应，给细菌、病毒等病原体以可乘之机，致病情恶化或诱发体内组织器官的感染；甚至可能加重感染，激素作用的原理是抗炎不抗菌，如果单独使用，很容易促使细菌感染灶扩散，加重病情或诱发其他疾病；由于激素退热作用显著，患儿体温骤然下降，易出现大汗淋漓甚至心跳加快、呼吸急促、气短、胸闷、晕厥等虚脱现象；此外，经常或过量使用激素，可延缓伤口愈合，激发和加重消化性溃疡等。当然更重要的是会严重影响生长发育：经常或过量使用激素，对孩子们的生长发育极为不利，因为激素会使体内蛋白质分解代谢加速，蛋白质合成受到抑制，并会引起钙质吸收减少或排出增加，成骨细胞活性降低，造成骨骼发育障碍。所以，激素类药不能作为常规抗炎退热药应用。

93. 疾病会影响孩子们长高吗?

拥有健康的身体是保证孩子正常生长的前提。在孩子的生长发育过程中，多种疾病对小儿生长发育的干扰作用十分明显。急性感染常使体重减轻；慢性病则同时影响体重和身高的增长。但各种急慢性疾病可能通过不同原因影响孩子们生长与发育。同时由于病变发生的部位、影响的范围、严重程度和病情持续时间等也会对孩子们的生长发育产生不同程度的影响。

一般急性疾病对孩子们的生长发育影响往往是暂时的，对体重的影响可能不明显，在身体营养状况良好的情况下，一旦急性疾病得到控制，则很快就可以恢复正常的生长发育。一般对孩子成年身高不会产生负面的影响。

在婴幼儿中经常发生的消化道疾病或慢性感染性疾病，其中最常见的疾病为腹泻、下呼吸道感染，如果合并营养状况欠佳，则小儿的

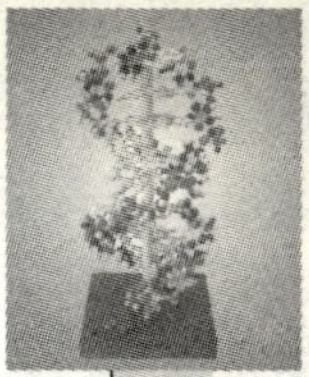

生长发育状况可以延缓，但积极治疗后可迅速恢复，因此积极防治婴幼儿腹泻和呼吸道感染，对孩子们的生长发育具有非常重要意义。

但是有些疾病，如染色体异常、骨软骨发育不良、慢性肾功能不全等如果是不可治疗的全身性疾病，对生长的影响是不可逆的。先天性心脏病患儿手术后，已好转或已治愈则其对患儿的生长发育的负面影响有可能减轻，但是如果治疗时间太晚，患儿的骨龄已经偏大，则对孩子们的最终身高有一定的负面影响。

特别是内分泌疾病常引起骨骼生长和神经系统发育迟缓；先天性疾病如先天性心脏病、21-三体综合征（唐氏综合征）、软骨发育不良等，对体格和精神神经发育的影响更为明显，如果早期发现孩子有以上疾病，及时到医院诊断处理，解决了问题，孩子完全有机会重新获得长高的机会。但基因或染色体相关的先天遗传性疾病治疗手段有限，只能通过治疗达到部分效果。因此，在孩子们的生长过程中，要密切观察和监测其生长发育情况，积极防治常见病、多发病、早期发现和及时治疗可能引起生长障碍的原发病，尤其是可治性原发病，以免对其生长发育造成长期或永久性损害。

94. 哪些寄生虫病可以导致孩子们个矮？

世界卫生组织的资料显示在发展中国家中，学龄儿童所面临的一个重大健康问题是肠道寄生虫感染。这些肠道寄生虫包括蛔虫、鞭虫、蛲虫、钩虫和血吸虫等。寄生虫寄生在肠道里，可以破坏受感染孩子们体内的组织器官，消耗宿主体内的营养素，最终可以影响他们的生长发育，严重者可导致矮小症和其他严重并发症。但如果能及时诊断并采取治疗措施，驱除寄生虫，则有望迅速改善患者的营养状态并出现追赶生长。

95. 蛔虫病为什么会导致矮小症?

蛔虫是一种寄生于人体小肠内常见的大型线性寄生虫，其繁殖能力极强，一条雌性成虫每天产卵量多达20多万。目前在发展中国家中，这是学龄儿童最常见的寄生虫病之一。如果孩子的每克粪便中含有1000粒以下蛔虫卵为轻度感染；而每克粪便中含有蛔虫卵1000～5000粒为中度感染；超过5000粒，有的孩子每克粪便中蛔虫卵的含量可达到20000粒，则属于极重度感染。

我国儿童感染蛔虫病绝大多数为轻症，中重度感染少见。尤其这些年社会经济迅速发展，社会卫生状况有了明显的改观。一般，孩子在3岁左右其活动能力明显增强，由此也导致蛔虫感染几率急剧增加，5～9岁为最高。

蛔虫在孩子们的小肠内主要吸收半消化的食物，大量消耗孩子们体内的营养素。据世界卫生组织公布的数据显示寄生在人体小肠内的蛔虫成虫，平均每26条可使人每天丢失4克蛋白质。患儿可出现食欲不振、瘦弱、睡眠不安、磨牙、夜惊等轻度消化不良的症状。同时蛔虫可损害人小肠结构，引起腹泻、腹痛，严重时可出现肠梗阻和贫血等。严重影响孩子们的生长发育，导致个矮。另外蛔虫可以在体内移行，可进入患儿小肠外的器官，如胆囊、肝脏、心脏、气管等部位则可出现严重的并发症，如肝脏、心肺等疾病，严重的甚至可危及患儿的生命。

96. 遗传对孩子们的长高有影响吗?

孩子们的生长发育的特征、潜力、趋向等都受父母双方遗传因素的影响。种族和家族的遗传信息影响深远：如皮肤、头发的颜色，面型特征，身材高矮，性成熟的早晚等；遗传性疾病无论是染色体畸变

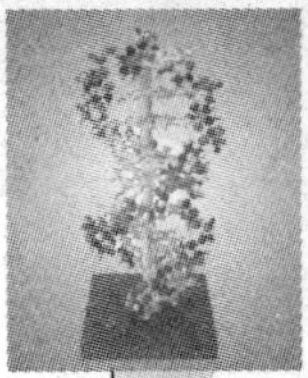

或代谢缺陷对生长发育均有显著影响。研究表明遗传因素在影响身高方面大约占75%。遗传因素决定着青少年生长发育的潜力，对其形态外貌、体形、生理功能、性成熟时间，骨龄及发育的特征、潜力、趋向等有着重要影响，由父母双方遗传因素决定，受母亲的影响要较大。但是遗传不是影响身高的唯一要素，遗传只对身高的发展提供可能性，而这种可能性的顺利实现，则有赖于后天因素。只有充分理解到这点，完全可以在遵循身高的客观规律下，对身高进行科学的干预，积极创造良好的生长发育环境，促使孩子的身高的增长潜能发挥到极致。

97. 遗传因素是如何影响孩子们的生长发育?

遗传的物质基础是染色体，染色体上有许多基因，承载着生长发育过程中的生命密码。因此，来自不同的民族及家庭的孩子之间，有着明显的体格差异。但遗传效应受到环境条件的影响，遗传基因需要在一定的环境条件下才能充分发挥作用，而在某些特殊环境条件的影响下可发生变异。骨骼系统发育受遗传因素影响较大，而体重却易受环境因素影响。

一般说，在良好环境中成长的儿童，其成年身高在很大程度上取决于遗传。一般父母高的子女也高，父母矮的子女也矮。新生儿的发育说明，胎儿期宫内很少受遗传型的影响，但随着年龄的增长，遗传因素的作用逐渐显现，并趋于稳定。故婴幼儿时期的生长发育更易受营养、疾病等环境因素的影响。国外研究发现，儿童在良好的社会环境中成长到成人，其身高和父母平均身高之间的相关系数为0.75。由此，儿童成年时的身高可以根据当时的年龄、身高、父母身高及骨龄等参数进行预测。不同民族的体型、躯干和四肢的比例，主要受种族遗传的影响，而受环境影响相对较小。例如，在日本东京和美国洛杉矶长大的日本儿童，由于生活水平相差不大，身高都一样，但腿却比同样身高的欧洲儿童短。同样，在同等生活条件下成长的非洲和欧洲儿童，其平均身高没有明显差异，但非洲儿童的腿较欧洲儿童长。这说明体型发育受种族的影响。

由此可见，遗传对生长发育有重要影响，但是遗传潜力的发挥更多取决于环境条件。因此，我们的责任就是要为儿童创造更加良好的生长发育环境，这也是这几十年我国的儿童青少年一代比一代长得好的原因之一。

98. 孩子们身高与父母身高的关系有多大？

正如前文所述，在良好生活环境条件下成长的儿童，遗传因素更为重要，其成年后所能达到的最终身高在很大程度上取决于父母的身高。一般父母高的子女也高，父母矮的子女也矮。儿童身高的生长潜力与其父母的平均身高有密切的关系，如果父母的身高相近，则孩子的身高与父母的平均身高十分接近；但是如果父母双方中一个是高个子，一个是矮个子，则孩子身高的变动幅度就会很大。

在判断一个孩子有无生长异常情况时，考虑父母身高对儿童身高的影响就显得十分重要。一个身高在第3百分位的儿童如果他的父母也是矮身材，这个儿童的生长可能就是完全正常的；但是如果他的父母是高个子，则其生长显然是有问题了。兄弟姐妹、（外）祖父母、叔姨姑舅等的身高在考虑儿童生长潜力时可以有一定的参考价值，只是遗传关系愈远，则参考价值愈小。

99. 不同性别的孩子生长发育有差别吗？

男孩女孩生长发育各有特点，一般女孩平均身高、体重较同年龄男孩为小。女孩青春期开始较男孩约早2年，此时体格生长剧增，其身高、体重超过男孩，男孩青春期虽开始较迟，但延续时间比女孩长，故而男孩的体格最后还是超过女孩。女孩骨化中心出现较早，骨骼较轻，骨盆较宽，肩距较窄，皮下脂肪较发达，而肌肉却不如男孩发达。因此，小儿生长发育需按男女不同的标准进行评价。

100. 母亲怀孕时的情况会影响孩子们长高吗？

胎儿宫内的发育情况受孕母生活环境、营养、情绪、疾病等多种因素的影响。妊娠早期患病毒性感染可能会导致胎儿先天性畸形；孕母严重营养不良可引起流产、早产和胎儿生长及脑发育迟缓；孕母受药物、X 线照射、环境毒物污染和精神创伤等影响，可使胎儿发育明显受阻。导致小儿宫内发育迟滞，出生后所谓小于胎龄儿，宫内发育阻滞可影响小儿出生后的生长发育。

101. 化妆品会影响孩子们长高吗？

近些年随着社会生活水平提高，化妆品日益普及并深刻地影响着人们的生活。在“美丽产业”方兴未艾的今天，各年龄阶段都有其“适用”的化妆品，包括现在市场上标榜所谓的儿童化妆品也层出不穷。经常见到家长把小家伙们涂抹得“姹紫嫣红”，唇膏、眼影、指甲油等“十八般武器”悉数上场，甚至很多家长直接让孩子使用成人的化妆品，而尚在生长发育期的青少年学生中，使用化妆品，或为彰显个性把自己的头发染得五颜六色者，更是比比皆是。

因此，儿童青少年卫生保健专家对儿童及青少年使用化妆品的必要性与安全性的顾虑日渐严重，尤其是化妆品对儿童青少年生长发育的影响。

化妆品是在基质中添加各种成分精制而成的日用化学产品。常见的添加剂有香料、防腐剂、色素、水溶性高分子化合物、表面活性剂、保湿剂、化妆品用药物、金属离子螯合剂和其他成分。这些特殊添加剂都可通过皮肤吸收以后进入人体，引起一系列的不良反应。其中最重要的是汞、铅、砷等重金属含量的超标，这些重金属可造成消化系统、神经系统等多种疾病，而且是致癌的危险因素；对于各位小朋友来说，这些物质还可以导致性早熟、身材矮小等多种内分泌疾病，为了暂时的美丽而酿成如此严重的后果实在得不偿失。

102. 女孩月经来潮后还能长多高？

在门诊，经常可以碰到一些家长焦急地来问“我的孩子月经刚来一次，但是她的个子才145厘米，她还会长高吗？还会长多高呢？”

月经初潮是女孩青春发育过程中一个重要标志，人们往往理解这仅仅是性成熟的开始，而实质上这已经提示女孩子们的生长发育已进入中晚期，其骨骺已快要进入完全愈合期，也就是说其长个的余地已经不大了。那么这些孩子到底还能够继续长个吗？个子能增高多少？如能，长个还能增高多久？

一般女孩子身高增长最快时期大约在月经初潮前1年，而第一次月经来潮，即月经初潮的6个月前，孩子的身高增长速度已开始逐渐减慢。一旦月经来潮后其生长速度就明显减慢。一般此时孩子们的平均身高还能增长5～6厘米。而月经初潮后再长10厘米的人则比较罕见。可以用以下公式推算月经初潮后达到的最终身高：

女孩子的最终身高＝月经初潮时的身高/（0.9585±0.0178）

例如月经初潮时这个女孩子的身高是145厘米，初潮后身高可再增长范围为3.5～9.1厘米，因此估算的最终身高范围为148.5～154.1厘米。

103. 矮小的孩子智力发育有问题吗?

很多来门诊就诊的矮小患儿的家长非常担心自己孩子的智力发育是否同身高一样都落后于正常儿童，会不会在起跑线上就远远落后，会不会过于幼稚等。几项回顾性研究发现，大部分生长激素缺乏症矮小的患儿在进行基因重组人生长激素治疗前的智力完全正常，他们的智力和学习成绩也不受生长激素治疗的影响。目前也有研究认为特发性矮小症（特发性矮小）患儿智商与正常儿童无明显差别，甚至有研究发现其数学、阅读、理解和拼写等的评分要高于正常水平。但是国外也有报道，1074 种有矮身材表现先天性遗传综合征中 2/3 伴有精神发育迟滞，这对矮小患儿而言，可能使潜在遗传异常造成精神发育障碍的危险性增高。如在特纳综合征患儿中，患儿的语言、学习障碍及面部表情障碍的发生率较高。故临床医师应尽早告知父母，对每个新诊断患儿进行语言筛查，早发现早干预。

如果家长发现或者与老师沟通后发现孩子学习比较困难，对某项知识虽经老师反复教授仍难以学会，或者即便学会了，也很快就忘了，说话吐字不清，经常跟不上学习进度等，应尽早到专科医院检查，最好是找儿童心理专家测定智商。所谓智力是指人们认知事物和解决问题的能力，由观察力、记忆力、思考力、想象力和实践力组成，体现人的神经心理发育水平。智力发育迟缓主要指的是上述五种能力的形成和发展由于各种因素的影响而出现障碍。

影响孩子们智力发育的因素很多，并且很多因素同时与身高发育相关。如大脑发育对智力发育和身高发育都有直接的影响，大脑发育一旦受阻，将严重影响孩子们的感觉系统的发育，进而导致孩子们的视觉和听觉功能障碍，于是孩子们在阅读、交流和语言等方面都有问题，最终导致智力发育迟缓。内分泌激素、营养、遗传、疾病、药物和母体宫内环境等因素也都会影响孩子的智力发育。因此，个矮的孩子要高度注意其智力发育情况，如出现某一方面的问题，应及时去医院就诊并及时治疗。

104．为什么有的孩子在放假期间身高增长不理想？

假期来临，孩子们经过一学期繁重的学习和生活，需要好好地放松一下。但是孩子们刚好正处于增高长个和发育的关键时期，如果不注意在假期劳逸结合，调节生活规律，那么一些潜在的因素可能会影响孩子们的长个。

首先是过度的电脑娱乐。如果家长不注意协调和干涉，那么一些孩子很容易沉溺于上网、打游戏或者长时间看电视，不参加运动，时间一长，孩子们的体型就会明显发胖，像土豆一样，甚至影响孩子们的生长和发育，这些又矮又胖的孩子有一个形象的名称——“沙发土豆”。

其次是饮食不够科学合理，进食时间不规律，暴饮暴食或者挑食、偏食，有些孩子在假期常大量进食方便面、膨化食品、炸薯条或者进食大量油腻食品。这些均可能明显影响孩子们的生长和发育。

最后，作息紊乱，长时间玩电脑、熬夜会严重影响睡眠时间，而孩子接触游戏画面过于鲜艳，情节过于血腥或暴力的游戏或影视，更是影响孩子的睡眠质量。日本心理学家研究发现小孩长时间（2小时以上）玩游戏或看动画片，可能会使孩子稚嫩的视觉系统受到损伤，另外还会使得孩子睡眠时出现做噩梦、抽搐，甚至可以诱发癫痫发作。

因此，在休闲放松的假期，家长也需要全力呵护关心孩子的健康成长，注意避免各种影响孩子生长和发育的因素。

105. 父母的身高都不太高，如何才能让孩子尽量长高？

人的生长高峰有两个时期：婴儿期和青春发育期。在青春期如何才能创造有利于生长的条件，发挥最大的生长潜能呢？这就需要重视促进生长的四大要素：

首先是充分的营养。原则是保证各种营养素量的充分，注意饮食的合理搭配和多样化，即粗细搭配，荤素搭配，不挑食，不偏食，蛋白质不低于每日摄入热量总量的18%～20%，动物蛋白占摄入蛋白量的1/3～1/2，多吃豆制品。13～18岁，每天蛋白摄入量需要80克，每天主食摄入量不低于500克。钙摄入量1000～1200毫克/日，奶制品，鱼类，豆制品是补充钙理想的食品还应多吃蔬菜和水果。

其次是合理的体育运动。据研究报道运动的孩子比不运动的孩子至少高2～3厘米。目前认为有助于身高增长的运动包括弹跳运动，如跳绳、跳高、跳远、跑步等有助于四肢运动，伸展运动，如单杠、仰卧起坐、前后弯腰、体操和各种悬挂运动，有助于脊柱和四肢骨的伸展；以及全身性运动，如篮球、排球、羽毛球、足球和游泳等，有助于全身骨骼的伸展和延长。

其三，充足的睡眠。生长激素分泌量睡眠时是清醒状态下的3倍。故在青春期快速生长期间要求保证8～10小时的睡眠时间。

最后，要保证孩子们的身心健康。保持乐观愉悦的心态，天天开开心心，避免有过大的学习压力和激烈竞争的心理压力，同时要有和谐的家庭环境，这些都是孩子们的生长潜能得到充分发挥的重要保证。

第三部分 矮小症的诊断与治疗

106. 为什么矮小孩子看病时，家长必须在场？

众所周知，儿童看病时一般父母都至少有一方在场。但在矮小儿童看病时，更要强调父母或监护人在场，这是基于以下几方面的考虑：

首先，矮小儿童的病史不像一般的急性病，只有几天或几周的时间，而是需要提供从怀孕开始一直到就诊的全部情况，同时要了解全部家庭人员的具体情况。有时孩子的父母工作忙，无法陪同孩子来就诊，而爷爷、奶奶等其他亲属或孩子本人均难以提供全部翔实准确的病史资料。

另外，去医院就诊容易对孩子的心理产生不好的影响，包括害怕、恐惧、自卑等，而接受抽血等检查，甚至要进行功能试验等，更会让孩子产生更多的心理压力，这些都将明显影响孩子们进行长期随访诊治的顺应性。而父母在场时可安抚呵护孩子并积极疏导他们的紧张情绪和减轻受挫感。

107. 如何正确理解孩子们的身高？

谈起身高，实际包括两层含义，一个是生理高度或自然高度，这个高度是可以客观测量的，争议不大；第二个是心理高度或社会高度，实际是本人和社会对某种高度的无形的认定。今天社会对身高美的标准是，女孩子“亭亭玉立”，至少要包括两腿修长，男青年则要“伟岸英俊”。如果仅仅是审美也就罢了，不幸的是身高渗透到社会各个领域，发挥着强大的作用，某些女青年将身高170厘米以下的男青年视为“半残”，企事业单位招聘人员也有身高要求，可又难以指责。因此许多男女青年对仅因身高被人拒之门外的事实非常苦恼。毋庸讳言，男女青少年都渴望拥有一个高挑的身材，而许多年轻父母，也希望自己的孩子将来能够身长玉立。那么，如何才能实现这个美丽的愿望？身体高度能不能增长呢？

通过前面的知识，我们已经知道，孩子最终的身高是由遗传因素决定的，父母身高的遗传学基础决定其最终身高的60%~70%，尽管通过后天的努力，充分发挥其生长潜能，能使孩子的身高超过父母。但是如果父母的身高仅为1.70米和1.60米，儿子的身高却超过2米，那就需要注意是否有垂体瘤导致的巨人症的可能性了。

另外，身高并不是人生的全部，其实更要注意的是“能力决定高度”。只有充分地理解身高对人生的真实的含义，才能使孩子与家长不至于“高迷心窍”，拥有一个自信和快乐的人生。

108. 孩子们的体重增加有什么规律？监测孩子们的体重有什么意义？

体重指人体的总重量，在一定程度上代表孩子们的体内所有骨骼、肌肉、内脏和皮下脂肪的重量，并逐步增长的综合情况。这是衡量孩子们营养状况的最重要指标。在孩子们成年前的生长发育过程中，体重的增长是一个连续的过程，但也有其一定的规律。

以出生体重正常的婴儿为例：出生后的头3个月，孩子的体重增加的速度最快，以后随着孩子的月龄逐步增加而有所减慢，但一般出生3个月孩子的体重能比刚出生体重增加一倍。1周岁时体重为出生体重的3倍，1~2岁时每年体重增加2.0~2.5千克，2~10岁则每年增加2千克，进入青春期后体重与身高一样也会迅速增加，每年增加4.0~5.0千克。

由于营养因素对生长发育具有非常重要的影响，而且孩子们的年龄越小时越容易受影响。定期监测孩子们的体重除了帮助评价孩子们的营养状况以外，同时通过比较孩子们体重的增长规律，可以帮助家长及临床医生及时发现孩子们生长发育的异常，并及时寻找原因，进行干预。大部分疾病对孩子们的体重增长都会有明显的阻挠作用，但是急性感染或其他疾病常常仅使孩子的体重减轻，而反复感染或其他慢性疾病则会同时影响孩子们的体重和身高的增长，这对其诊疗有一定的意义。

109. 哪些指标常用于监测孩子们的生长情况？

目前小孩到儿科或矮小专科门诊就诊，医护人员往往要询问小孩的有关情况，同时要对小孩的生长情况进行评价，常见的评价指标

包括:

(1) 小孩的身高和体重以及其以往的身高和体重的变化情况等。

(2) 小孩的生长速度，根据相差3个月以上的两次身高资料就可以根据以下公式来计算:

生长速度（厘米/年）=两次身高的差值即身高的增加量（厘米）×12/两次测量时间差（月）

举例：小牛今年11岁，6个月前曾来我院检查，当时身高132.5厘米，此次来门诊随访，身高为136.3厘米，由此可以计算小牛的生长速度:

(136.3－132.5)×12÷6＝7.6（厘米/年）

(3) 其他比较少用但比较专业的监测指标　如身高百分位数的改变（与同年龄、性别儿童的比较），身高的标准差记分（SDS），按下公式计算:

SDS＝(患儿身高－正常儿童身高)/正常儿童身高的标准差

生长速度的改变（与同年龄，性别儿童的比较），生长速度的标准差记分（SDS），按下公式计算:

SDS＝(患儿生长速度－正常儿童生长速度)/正常儿童生长速度的标准差

110. 计算孩子们的生长速度有什么意义？

精确测定间隔3个月以上时间的前后两次身高，计算年生长速度。一般生长速度在3岁以下低于7厘米/年、3岁至青春期小于4~5厘米/年，青春期小于5.5~6厘米/年者为生长缓慢，应进一步检查。但此概念是相对的，若生长速度持续低于第50百分位数，则不可避免地导致逐渐丢失最终身高。另外应注意季节变化对生长速度的影响。

目前在矮小病的诊治中一个大问题是生长速度减慢常不易被家长

和/或患儿察觉，而要等到患儿身高已经明显落后时才引起重视。此外在临床上还发现许多家长往往把“矮小”当作“晚长”，想象着孩子会有一个意想不到的青春期，结果却错过对矮小最佳的诊断治疗时机。故应定期监测身高和生长速度，并尽早明确病因，早期进行规范治疗，避免贻误治疗时机。

111. 影响身高测量准确度有哪些因素？

在生长发育门诊中准确测量身高非常重要，否则无法可靠地评价孩子们的生长情况，尤其是计算生长速度，监测和评价疗效。但在实际工作中，我们发现不同人测量的身高误差非常常见，有时同一个孩子前后测量误差可达到3～4厘米。一般用精确测量技术和较精密的测量工具进行精确测量时，要求将两次测量的误差控制在3毫米以内。

那么哪些因素可以影响身高测量的准确度呢？一般身高测量出现误差多由于孩子们站立姿势不符合标准，未脱鞋袜或与测量者配合欠佳，以及激烈运动或由于两次测量时间不在一个时段等原因造成的。如早晚的身高就有明显的差别，0.5～1.0厘米的差异，通常一天内身高的变化规律是晨起最高，睡前最低，这是缘于一天的活动和压迫，可能使椎间盘变薄，足弓变浅，脊柱弯曲度增加的缘故。

112. 在一天内不同的时间测量身高会有变化吗？

小牛的父母非常困惑，他们的孩子早上在我院的矮小门诊测量136.5厘米，而下午来门诊测量居然只有135.8厘米，为什么会有这种情况呢？

当然小牛的父母首先怀疑是由于身高测量仪器，或者是测量的

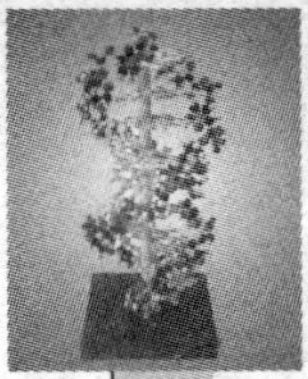

人，或者测量时不够精细，但由于是在协和医院矮小门诊，由同一器械和同一位医生测量，因此这些因素基本可以排除，那到底是什么原因导致这一差距呢？据国内和国外的文献报道正常青少年早、晚上测量身高可以相差0.5~1.0厘米，这主要是由于重力因素的影响，使得儿童的关节间隙缩小、足弓弯或脊柱弯曲，从而使得其身高变矮。也就是说早上的时候小孩的身高是一天内身高最高的时候，而睡前是最矮的时候。而一天的身高的变化量可能与小孩的年龄、身高，尤其与当日的运动量和参与的运动或负重情况等密切相关。

113. 什么是靶身高？

所谓靶身高（target height，TH）是指根据父母的平均身高即所谓遗传潜力所确定的儿童成年身高。可按下列公式来计算儿童的靶身高：

男孩靶身高（厘米）=［父亲身高+（母亲身高+13）］/2 ±7.5

女孩靶身高（厘米）=［父亲身高-13+母亲身高）］/2 ±6.0

如果一个孩子的身高不在预计的靶身高的百分位曲线范围之内，则需要寻找原因。但是我们经常碰到家长与患儿过分相信这种经验公式所推算出来的结果。如果预计靶身高过低的孩子，往往对于增高缺乏足够的信心，片面夸大遗传因素对身高的作用而不注意后天的努力。实际上，通过改变营养、运动、锻炼等生活习惯，改变后天因素，也可能有益于孩子充分发挥自己的生长潜能，并最终改善其成年的身高。

114. 为什么需要定期监测儿童的生长情况？

生长监测是指对同一儿童在特定的年龄阶段反复测量身高和体重。一次性测量的身高、体重值反映的是测量当时的年龄所达到的生长水平。

但是临床上医生还需要了解一定时间内儿童生长的速度，因为儿童的生长速度是判断所有生长障碍最直接、最简便的有效方法。通过不同时期内连续测量身高，就可以计算出身高的生长速度，由此加速或迟缓的情况可以显而易见，影响的因素就能暴露出来。生长速度正常的儿童可以说明其生长目前是正常的，但不能断定以后的生长是否正常。对生长速度减慢的儿童，不论目前身高如何，都可以解释为生长障碍。

判断生长速度是否正常，最简单的方法就是将不同年龄间隔测量的数据记录下来，并在生长曲线上描记。如果儿童自身的曲线沿着其中一条线平行上升，就表明生长速度正常。如果生长曲线变平或下降，说明生长出了问题。如果用数字进行估计，3 岁以上儿童每年身高增长不足 4 厘米，则视为生长迟缓。对青春发育期儿童，则还需要结合性发育程度、骨龄等指标综合判断。

115. 为什么要为孩子绘制生长曲线图？

小齐父母第一次到矮小门诊就诊时，医生非常遗憾地发现，他们居然不记得自己孩子的出生身高和体重，也不知道自己的孩子 1 岁、5 岁或 10 岁时身高，他们只是在与班主任谈话的时候才发现，他们的孩子在班级里的座位越来越靠前了，他长个速度明显落后于同伴们！什么时候长个速度变慢，到底是什么原因，他们也说不清楚。这在我院的矮小门诊非常常见。儿童至少每年测量身高体重一次，并仔细地记录和保存。因为这些数字记载了儿童成长的足迹，反映了不同年龄阶段的生长和健康状况，它比一般的实验室检查结果更有价值，因此关心、爱护孩子的家长应该定期给孩子做体检，把不同时期的测量数据记录下来，并描记在一个简单的生长曲线上。将几次描记的点连接起来，就是该儿童的生长曲线。如果孩子的曲线一直沿着一个等级线发展，就是健康的表现。相反，如果曲线突然从一个等级走到低一个等级，就要注意是否有不利因素干扰孩子的生长。

实际上，在临床实践中，医生往往用生长曲线图记录小孩们的生长轨迹，它的作用有：

（1）通过绘制生长曲线，可以提高对监测孩子的生长情况的重视程度和认识。通过尽可能收集孩子们生长的资料，对孩子的生长情况进行评价，可以非常形象地了解小孩的生长是否正常。

（2）通过绘制其生长曲线，参照正常人群的生长参数的参考值，可以了解小孩的生长情况是否偏离正常的生长轨迹。例如12岁男孩，他的身高是145.2厘米，相当于第25百分位，但是最近半年他的身高仅增加1.5厘米，生长速度明显落后于同龄的男孩。通过比照其生长曲线，可以发现其生长轨迹偏离了正常水平，因此需要来门诊检查，以明确生长减缓的原因。

（3）用于监测患儿进行治疗时的疗效，评估追赶生长的情况。

116. 为什么要测量孩子的上部量和下部量？

矮小患儿应测量身体比例。测量身体比例的方法有上部量/下部量比值，身高/指距比值及坐高/下身长比值等。比较头颅、脊椎等扁骨和四肢长骨长度，可了解疾病对不同骨骼生长速度的影响。上部量能代表头和脊柱的生长情况，而下部量则代表下肢长骨的生长情况。另外通过计算上部量/下部量的比例了解小孩是否匀称的生长，一般上下半身的中点在1岁移到肚脐，11～12岁上下部量大致相等。

如果上部量或下部量有问题，则可以反映孩子们一定部位的生长有问题，有利于我们发现相应部位存在的问题。另外还测量小孩的指距，这可以代表上肢的长度。比如通过观测身体的比例可以发现，四肢比躯干短提示先天性骨软骨发育不良或长期甲状腺功能低减；下部量长于上部量见于性腺功能低减；身材矮小但比例匀称，并有骨龄落后者多见于生长激素缺乏性矮小症。

117. 什么叫第二性征？

评价青春期发育，最常使用第二性征为指标，如男孩常表现为阴毛、腋毛（统称为“性毛”），女孩的乳房、阴毛和腋毛等。它有助于客观衡量个体的性发育水平，及时提供保健指导，在各类青春期发育障碍性疾病筛查、诊断和治疗方面，也具有独特的重要作用。但是，第二性征指标无法定量测定，只能定性观察，即人为将其过程分为若干分期，反映不同的发育状况，以便对照、评价并指导临床和治疗疗效评估。

118. 如何测量睾丸的大小？

睾丸直接反映男性生殖器官的发育，对利用男性第二性征评价性发育起重要的补充作用。以往多采用卡尺度量法，测量睾丸纵径（厘米），计算睾丸体积（$=\pi/6\times$长度$\times$宽度$\times$厚度）。目前，人们越来越多采用模型比拟法（图7），即仿照睾丸的形状，分别制作体积相当于1、2、3、4、5、6、8、12、15、20、25毫升的12个模型，通

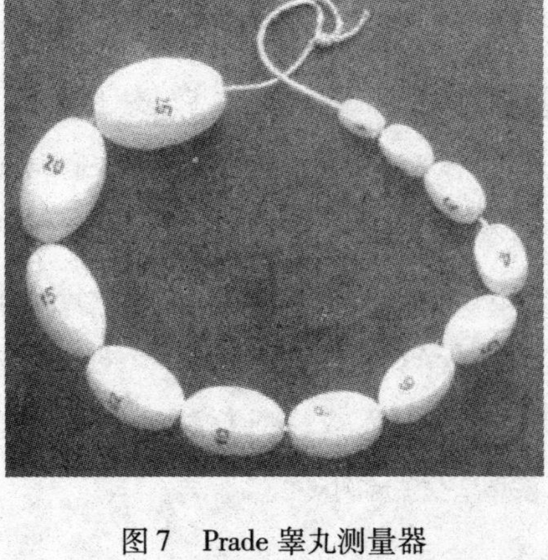

图7　Prade 睾丸测量器

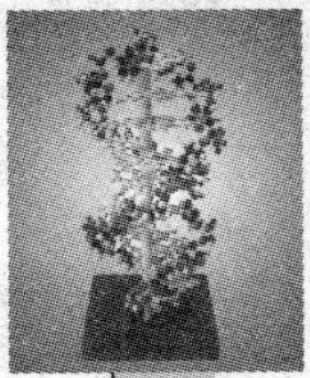

过与其比较确定睾丸体积。结果相对粗略，但简便实用，更符合伦理学要求，应用广泛。男孩第二性征与睾丸关系密切；当睾丸体积接近3毫升（约11岁）时阴毛初现；超过15毫升（约15岁）时，阴毛发育完成；达到6毫升（约12岁时），腋毛初现；超过16毫升（约17岁）时，腋毛发育完成。

119. 如何评定男孩的第二性证和性发育程度？

青春期除了身高的迅速增长，性器官的发育成熟和第二性征的出现也是其重要征象。性器官及第二性征的发育程度能反映青春期发育的进程及身体发育的成熟程度，因此是评价青春期生长的常用指标。男性，常参考睾丸、阴毛、外生殖器、腋毛、胡须和喉结等发育征象，这些性征易辨认，在形态上从开始发育到完全成熟有一定的规律性和时间性。

睾丸的大小能反映男性发育的程度，一般睾丸达到4毫升提示进入青春期，达到12毫升提示进入性成熟期。男性外生殖器的发育可以分为五期（表5，图8）。

表5　Tanner男孩生殖器发育分期

分期	发育表现
G1	青春前期，睾丸、阴囊、阴茎仍是儿童早期的大小和比例，呈幼稚型
G2	阴囊和睾丸增大，阴囊皮肤变红，纹理改变，阴茎无变化或变化很小
G3	阴茎长度增长，睾丸和阴囊进一步增大
G4	阴茎头增粗、发育，阴茎进一步增大，龟头露出，睾丸和阴囊继续增大，阴囊皮肤颜色加深
G5	生殖器大小和形状达成人水平，发育成熟

男性第二性征主要表现在阴毛、腋毛和胡须的生长、变声及喉结出现等方面。阴毛发育的年龄从11～16岁开始，其发育速度和程度也不同。腋毛比阴毛晚发育1～2年。腋毛出现后1年左右胡须长出，额部发际后移，逐渐形成男性成年面貌。喉结从12岁开始出现，13岁声音变粗，18岁时喉结、发声器官的发育基本完成。

遗精是青春后期健康男孩都有的生理现象。我国男孩首次遗精的平均年龄为14.6岁。16岁以后，随着体格发育渐趋缓慢，性器官迅速发育成熟接近成年人。

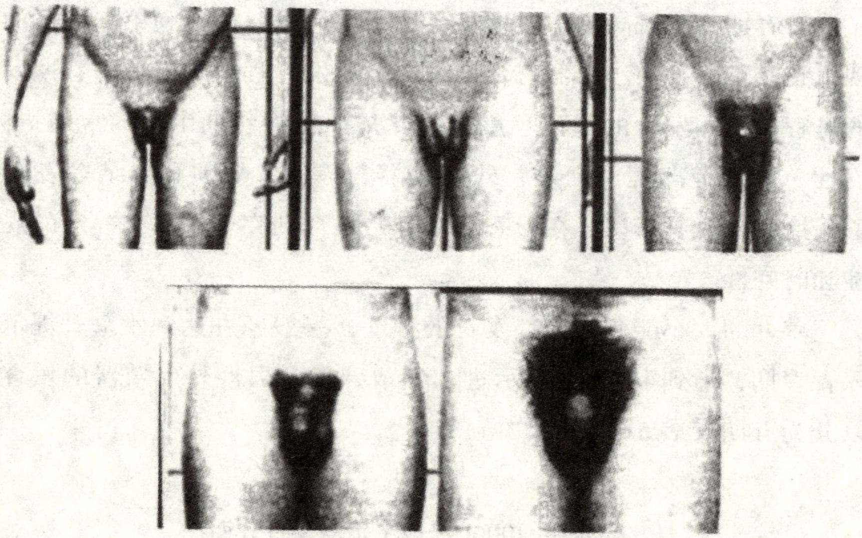

图8　男性的外生殖器发育分期

120. 如何评定女孩的第二性证和性发育程度？

女性第一性征是指女性的生殖器官。它由卵巢、输卵管、子宫、阴道、外阴等组成。其中卵巢是女性的生殖器官，8～10岁开始发育

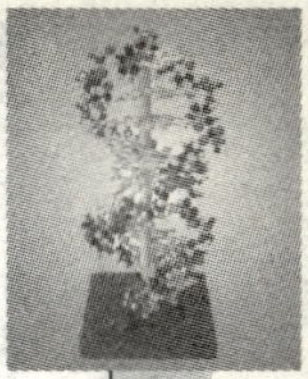

并逐渐成熟。

女性第二性征指除生殖器官外女性所有的征象，如乳房、阴毛、腋毛等。它同月经初潮有一定的关系，60%以上的女孩月经初潮时乳房发育达第三期，阴毛增多。一般在乳房开始发育后的1~2年发生月经初潮。近百年来，月经初潮年龄提前的趋势几乎在全世界各国都已观察到。我国1995年调查的结果，女孩月经初潮的平均年龄为13.3岁。

第二性征发育的开始年龄和顺序有很大的个体差异，但仍存在一定的规律性和时间性，因此科学家们通过长期观察、数据分析和经验总结，进行了许多人为的分期，用于评价女孩第二性征及性发育的程度。一般乳房发育最早，可从8~9岁开始，多在13岁左右已有明显发育。乳房发育可分为五个发育时期（表6）。

表6　Tanner女孩乳房发育分期

分期	发育表现
Ⅰ	发育前期，仅有乳头突出
Ⅱ	乳腺萌出期，乳头隆起，乳房和乳晕呈单个小丘状隆起，伴乳晕增大
Ⅲ	乳房、乳晕进一步增大，二者仍在同一丘状水平面上，乳晕色素增深
Ⅳ	乳头和乳晕突出于乳房丘面上，形成第二个小丘
Ⅴ	成熟期，乳房更大，但乳晕与乳房又在同一丘面上

阴毛约在乳房开始发育的相近年龄出现。腋毛的出现一般比阴毛晚6个月~1年，开始长得细而黄，以后逐渐变黑变粗。由于种族遗传等差异，不少女孩阴毛和腋毛一直比较稀少，这也是常见现象，所以不能以此作为衡量女性发育是否正常的标志（表7，表8）。

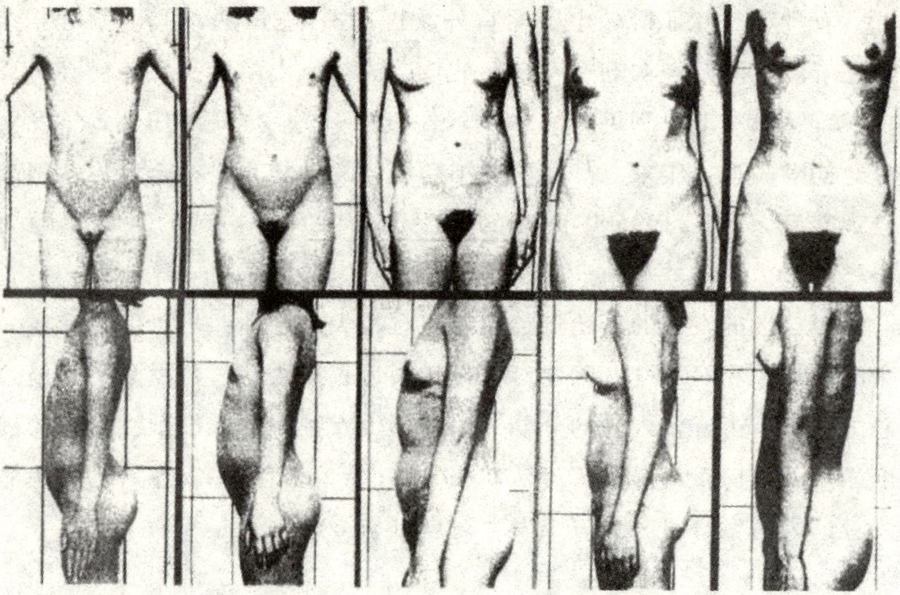

图9　女性乳房外生殖器发育分期

表7　Tanner男女性毛发育分期

分期	男女孩阴毛发育分期表现	男女孩腋毛发育分期表现
Ⅰ	无阴毛	无腋毛
Ⅱ	女大阴唇、男阴茎根部出现淡色绒毛性细毛	腋窝外侧出现软、短而稀疏的细毛
Ⅲ	阴毛增粗，色增深，开始卷曲，范围向耻骨联合扩展	腋窝外侧毛较密，色较深，开始卷曲，向中心部扩展
Ⅳ	似成人，但范围较小，毛稀疏	似成人，但范围小，毛稀疏
Ⅴ	呈倒三角形或菱形分布，毛浓密，达到成人水平	毛密而长，分布在腋窝中心及后部

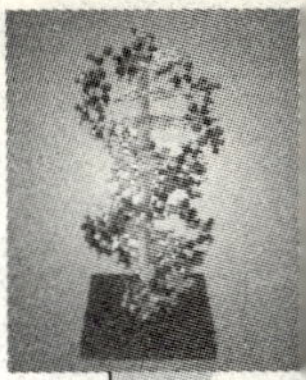

表8　男女青春期性发育综合评价标准

男性分期	发育表现	女性分期	发育表现
P1（1分）	发育幼稚，如青春期前	P1（1分）	发育幼稚，如青春期前
P2（2分）	睾丸大小轻度增加，阴毛和/或阴囊开始出现	P2（2分）	乳房芽胞突起，阴毛开始生长
P3（3分）	生殖器和睾丸大小增加，阴毛和腋毛呈中度	P3（3分）	乳房增大，摸出乳腺组织但乳房轮廓不明显，柔软的阴毛覆盖阴部
P4（4分）	阴毛、腋毛和面毛呈中度发育、变声、痤疮，出现成人体味	P4（4分）	乳房进一步增大，乳晕突起，阴毛扩展到侧边
P5（5分）	生殖器大小、性毛分布和体型呈成人型	P5（5分）	乳房大小和阴毛分布呈成人型，出现月经初潮

121. 身高增长和性发育有什么关系？

男女孩在青春期前身高每年增长约5厘米，进入青春期后，孩子们的生长速度将进入一个突跃的时期。

女孩在乳房开始发育时生长速度加快，身高增长最快是在乳房发育的一年左右，乳房发育从开始到完全成熟的平均时间为3年，通常女孩身高增长最快的年龄是11～13岁，最快的那一年身高可增长7～9厘米，3年平均增高20厘米。月经通常出现在快速生长后的18个月，平均年龄为13.3岁，最大范围为±1.5岁。10%的女孩月经初潮出现在12岁之前，10%出现在15岁之后，平均月经初潮开始大约是在青春期发动之后的2年。当月经来潮后，则快速生长期即已过去，生长速度开始下降，预示着女孩们的生长接近完成。

而男孩的睾丸体积发育到10毫升时才开始迅速生长，睾丸增大到4毫升时通常认为是男孩青春期的开始，其他的第二性征如阴毛、腋毛随后相继出现。身高猛增出现在生殖器和阴毛发育的稍后阶段，胡须和体毛在青春后期出现。一般男孩青春期猛增开始的平均年龄为12.5岁，生长最快的平均年龄是14岁左右，共增长28厘米。通常胡须增长至需要剃须时表明已经进入青春发育后期，已接近最终身高。

122. 对矮小的孩子们进行病因筛查时，需要作哪些检查？

当孩子的病史、体格检查等均不能提供足够的线索时，应作实验室检查以寻找以下相对隐匿的导致生长迟缓，甚至生长停滞的病因。

如测定血常规，可以发现贫血以及营养不良；测定血肌酐和尿素氮等水平，以明确有无肾功能衰竭和肾小管酸中毒；测定血钙磷，以证实有无假性甲状旁腺功能减退或维生素D抵抗佝偻病；测定甲状腺功能，以显示有无亚临床或真正的甲状腺功能低减；测定血类胰岛素样生长因子-1（IGF-1）水平，以筛查生长激素缺乏症（GHD）；拍摄头颅侧位片，以初步判定有无颅咽管瘤或其他中枢神经系统疾病；照骨龄片，确定骨龄是否落后于实际年龄。另外女孩应作染色体检查以明确有无特纳综合征等。

123. 哪些矮小儿童要进一步检查和评估以明确诊断？

引起矮小的原因很多，必须通过详细检查找到病因才能做出准确的诊断，然后考虑如何治疗，只有对症治疗才能获得最好的治疗效果。

目前国际上对病理性身材矮小患者的诊断准则是：与同地区、同性别、同年龄正常儿童身高比较：①身高 -3SD 以下者，应立即进行常规病因的筛选及垂体功能检查；②身高在正常儿童身高 2～3SD 者，作常规病因的筛选检查，若未发现异常，应至少观察生长速度 6 个月；③身高在正常儿童身高 0～2SD 者，观察生长速度至少 6 个月再决定是否需做病因检查；④生长速度低于正常儿童第 3 百分位时，不论其身高是否正常，均应进行病因检查。

实际上家长和有关的儿保工作者应该密切注意小孩的生长发育情况。一旦小孩的身高低于第 3 百分位时应该作常规病因的筛选及垂体功能检查，若未发现异常，应至少观察生长速度 6～12 个月；另外如果小孩的身高在第 3 到 25 百分位之间时，应该至少观察生长速度 6～12 个月。但是如果孩子的身高在同伴中属于中等偏上，此时如果他的生长突然减速了，也都应该进行病因检查。

矮小儿童的诊断首先要依靠详细的病史询问和体格检查，其次通常需要做一些实验室检查或其他检查来帮助做出诊断。但是否需要做特殊检查，可有以下两种考虑：

（1）暂时不作实验室检查　儿童一般状况好，智力正常，身高稍高于或略低于正常标准的最低值（第三百分位值），生长速度大致正常并有以下情况者：有条件定期（3～6 月）来门诊复查；孩子的父母也比较矮或青春期发育比较晚；儿童的年龄不太大（如 8～10 岁以下）而家长又不急切要求做实验室检查可以暂时不做实验室检查，观察半年至一年，看其身高增长的情况再做决定。同时，给家长一些如加强营养等保健指导。

（2）需要做实验室检查　身高低于正常标准（个子愈矮愈需要做化验检查）；身高生长速度低于正常者，即每年生长在 4 厘米以下，即使现在身高在正常身高范围以内，也应该做实验室检查；对于来自外地，就诊不易，不便于定期观察身高，居住地区医疗条件差无法做特殊的实验室检查的患儿可以放宽检查条件，即使其身高比第 3 百分位稍高，如果家长同意，也可做实验室检查。

124. 生长速度正常或减慢的矮小儿童分别考虑什么原因导致?

生长速度是指儿童每年身高增长厘米数。一般来说，正常生长速度在每年4厘米以上，3岁以前和青春期生长速度则明显加快。如果儿童每年身高增长不到4厘米就意味着生长减慢了。

对于矮小儿童，根据生长速度的快慢，大致可分为两种：生长速度正常的矮小儿童和生长速度减慢的矮小儿童，前者如外观亦正常，多数不用治疗，其原因包括：①家族性身材矮，即父母或家族中有身材矮的成员；②体质性生长发育延迟，父母青春期猛长较晚，子女也随父母晚长；③小于胎龄儿，即由于胎儿在母体子宫内发育延迟，出生时个子矮小，大部分可以赶上正常身高，但有一小部分以后仍然比较矮小。

而生长速度减慢的矮小儿童，他们的外观基本上是正常的，但应求助于医生，找出原因，对症治疗。生长速度减慢常可能提示患儿存在一定急性或慢性的疾病，需要引起重视。①全身性疾病：如先天性心脏病、肺病、慢性腹泻、肝病、肾病、慢性贫血、中枢系统疾病等，这些疾病都可以影响儿童的生长发育；②内分泌系统疾病：如生长激素缺乏症和甲状腺功能减低症。后者严重的患儿可表现四肢较短，体态不匀称。以上两种病的生长速度非常慢，引起严重矮小。此外还有肾上腺皮质增多症，除生长速度减慢外，还表现为肥胖、性早熟，在早期小儿长得快，但骨骺过早闭合，最终身材很矮；③染色体疾病：如特纳综合征，发生在女孩，常在青春期前显得明显矮小，同时，可有其他外观异常；④佝偻病；⑤社会精神因素：如儿童生长在受到歧视、虐待的环境中精神上极度压抑，使生长缓慢。

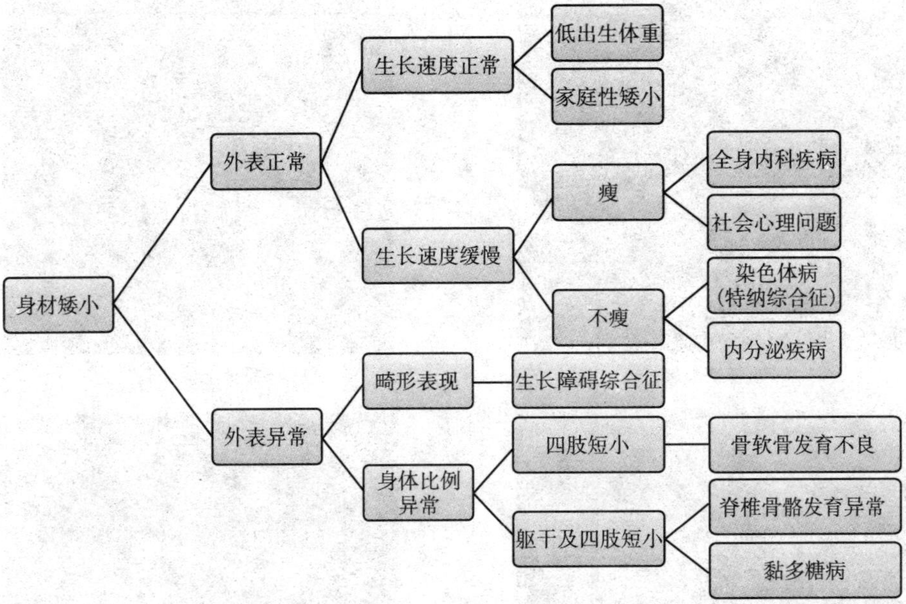

图 10　矮小症的诊断流程

125. 矮小的孩子们需要进行哪些常见的放射学检查？

矮小的孩子需要在医师的指导下进行放射学检查。首先是骨骼相，目前主要依据 G-P 法测定骨龄，用以判断骨骼的成熟程度。为进一步寻找 GHD 病因另外也需要作鞍区 MRI 检查以观察有无垂体增生不良、鞍区肿瘤、空泡蝶鞍或视神经发育不良等。一些患者中生长迟缓或生长速度下降可能是颅内肿瘤早期临床表现，因此对于这些患者尽量行头颅 MRI 检查，以免漏诊并贻误治疗（图 11）。

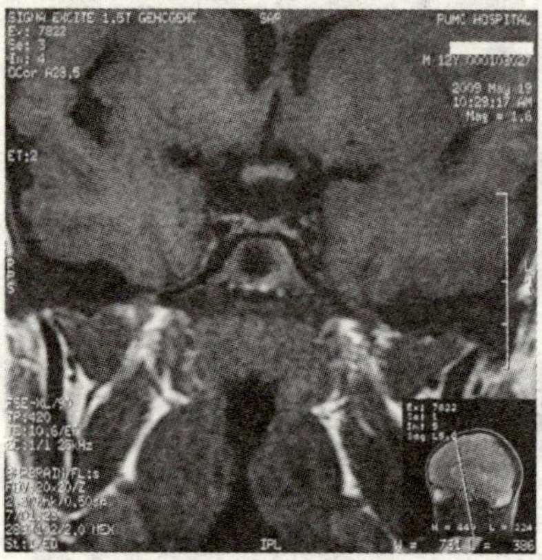

垂体柄断裂

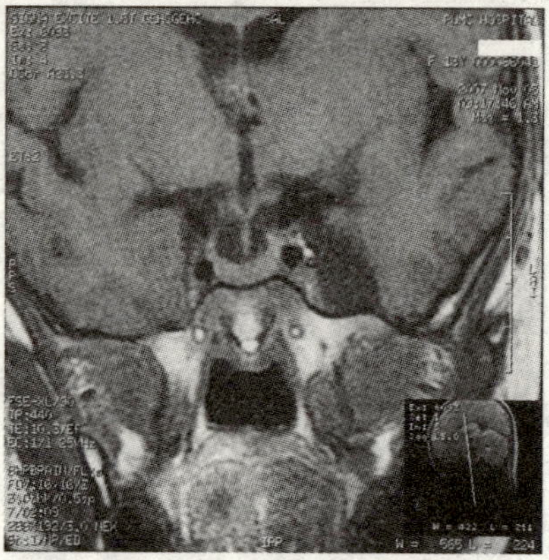

垂体上缘凹陷

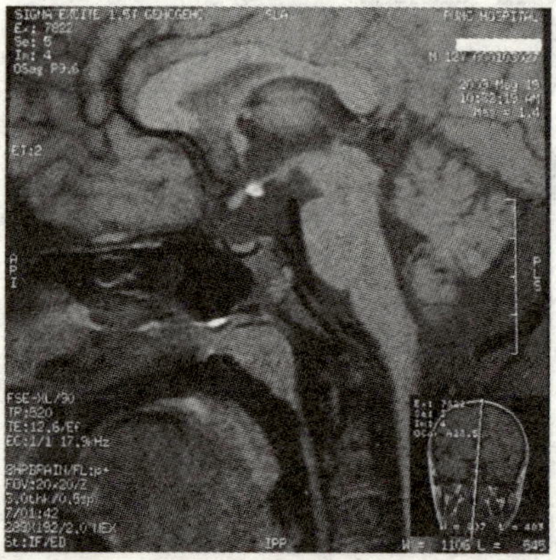

PBS 异位

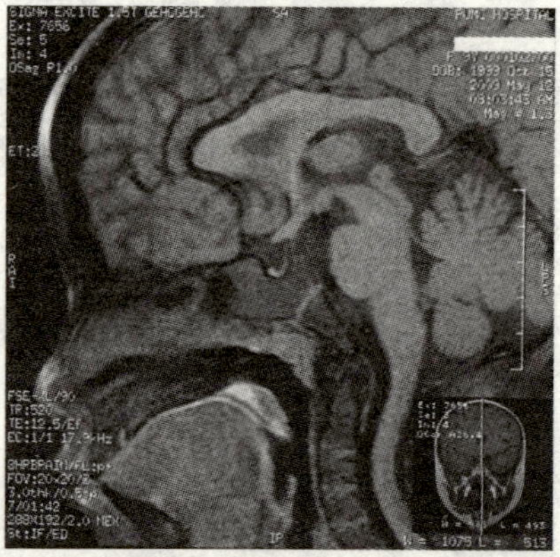

PBS 消失

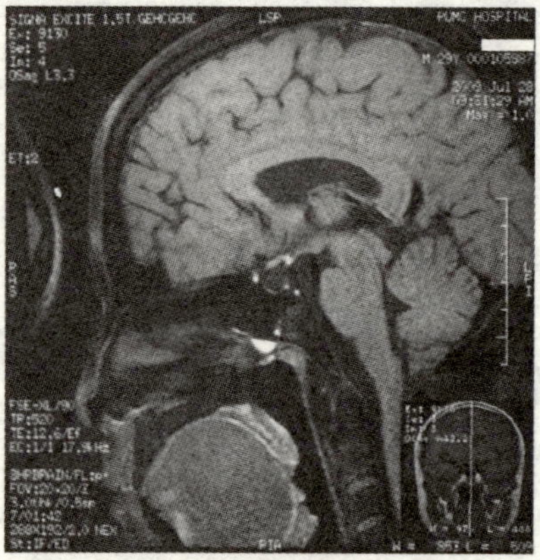

空泡蝶鞍矢状位

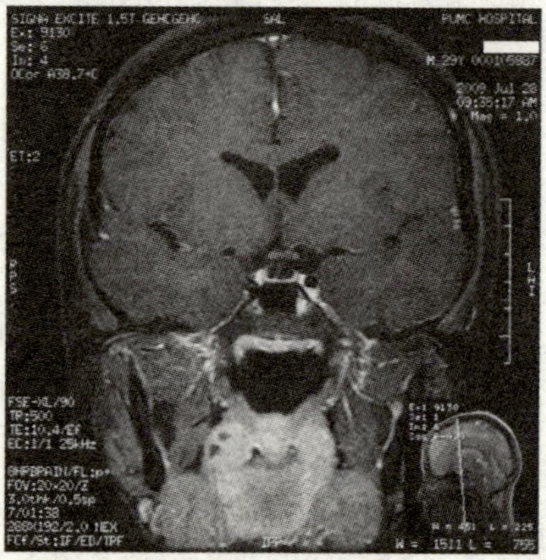

空泡蝶鞍冠状位

图 11　颅内肿瘤头颅 MRI 像

注：PBS 即垂体后叶熵信号

126. 什么是骨龄和骨龄标准？

我们通常讲的年龄，是指实际年龄，又可称为时间年龄。而骨龄是发育年龄的简称，它是以儿童青少年骨骼实际发育程度同标准发育程度进行比较得到一种发育年龄，是根据骨骼在X线片中的特定图像特点来确定的。人类骨化过程具有一定的规律性，如管状骨在一定时间出现继发性骨化中心，而后骨化区不断扩大，钙盐沉着，并且逐渐形成骨骺，最后随着骨骺与骨干的愈合而达到成熟阶段。各种骨的发育顺序基本一致，因此可以根据X线片上的不同影像特点来判断骨骼钙化程度，以确定骨龄。

用来判定骨龄的骨骼有很多，如肩、肘、膝、踝、手腕、骨盆等，但以手掌和腕骨最为常用。因为有27个骨发育标志可供观察分析，并且集中了长骨、短骨、不整齐骨和圆骨等各种形状的骨骼，能较好地反映全身骨骼的成熟状况，而且各个继发性骨化中心的出现和干骺愈合有一定的时间距离，便于比较不同年龄之间的差异。此外摄片方法简便，受放射线照射量最小，易于被儿童接受。因此拍摄手腕部（常用左手）是最常用的部位。骨龄在很大程度上代表了儿童真正发育水平，因此利用骨龄来判断人体的成熟度比实际年龄更为确切。

所谓骨龄标准是指人群中出现某种特定X线骨骼图像的平均年龄，以此作为基准来判断每个具体儿童的骨龄（图12）。目前常用的骨龄标准有三种：

（1）标准图谱法　根据手腕部骨骼系列X线图谱来判断骨龄，男女各有一套，每张X线片代表一个年龄标准骨龄。评价时只需将未知X线片与图谱逐一对照，找出与之最相近的图谱，即可确定骨龄。此法简便明确，儿科临床常用。

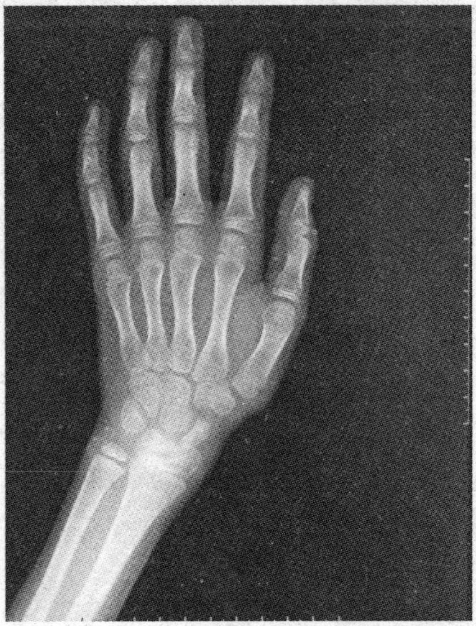

左手掌

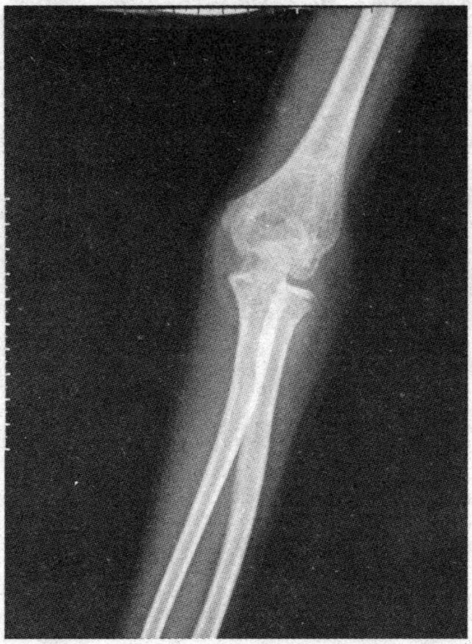

肘关节头

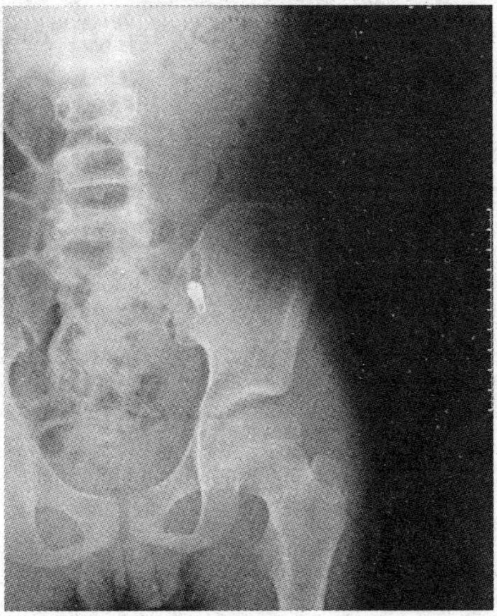

髂骨翼

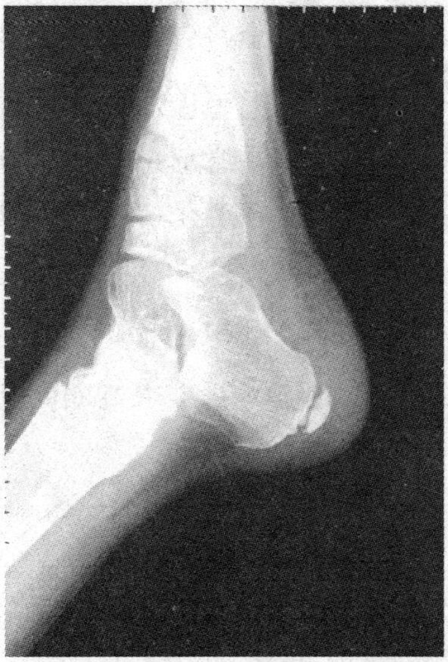

足跟

图 12　儿童骨骼 X 线图像

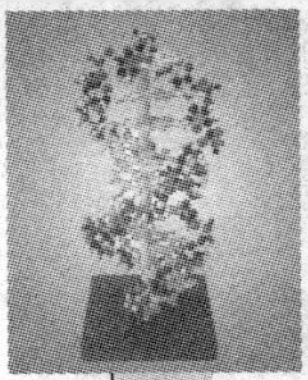

表9　北京协和医院骨龄评分表

北京协和医院 X线检查诊断书　　　病案号________

检查日期　　年　　月　　日　　报告日期　　年　　月　　日　　X线号________

姓名	性别	年龄	科别	病室

骨　龄　表　　　　　　第　　片

骨骼名称		出现		愈合		出现	愈合
		女	男	女	男		
腕骨	指骨基底部	2	3	13 – 15	14 – 16		
	掌骨头部	2	3	13 – 15			
	头钩骨	1 – 3月	2 – 4月				
	三角骨	1 – 3月	2 – 4月				
	月骨	3 – 4月	4 – 6月				
	大多角骨	5 – 7	4 –				
	小多角骨	5 – 7	4 –				
	豆骨	6 – 8	3 –				
	舟状骨	5 – 7	4 – 6				
桡骨	远端	6 – 8月	7 – 9月	15 – 17	16 – 18		
	头部	5 – 6	6 – 9	13 – 15	15 – 17		
尺骨	远端	5 – 7	6 – 8	15 – 17	13 – 18		
	鹰嘴部	8 – 10	9 – 11	14 – 15	15 – 17		
肱骨	小头	2 – 4月	3 – 5月	14 – 16	16 – 18		
	内上髁	4 – 6	6 – 8	14 – 16	16 – 18		
	滑车	7 – 9	9 – 11	14 – 16	16 – 18		
	外上髁	9 – 11	11 – 13	14 – 16	16 – 18		
股骨	头部	2 – 4月	5月	14 – 16	16 – 18		
	大粗隆	2 – 4	3 – 5	14 – 16	17 – 19		
	小粗隆	9 – 11	9 – 11	14 – 16	17 – 19		
其他	跟骨结节	8	11 – 13	14 – 16	18		
	锁骨内侧端	15 – 18	15 – 18	25			
	髂骨翼	14 – 16	14 – 16	21 – 25	22 – 25		

印象：

医生签名：________

（2）计分法　根据手腕各骨在成熟过程中的形态、大小等变化，人为的划分成若干阶段，分别给与相应的分数，然后累计总分后再换算出相应的骨龄。此方法全面客观，准确性高。但此方法繁琐，需要经过专门训练，在熟练掌握各骨块的发育分期的不同表现的基础上才能做出有效判断。故一般门诊不常用。

（3）单指标评估法　根据若干个骨化中心的出现或某些部位的干骺愈合年龄。一般以出现率的所在年龄组为正常标准，以出现率3%~97%的年龄为正常范围。该方法简单，但准确性差，各指标之间缺乏有机联系，无法全面反映骨骼的发育及成熟程度。

总之，判定骨龄的方法各有其优缺点。一般7岁以下适宜用图谱法，7岁后尤其是青春发育期用计分法判定骨龄效果好，准确性相对较高。

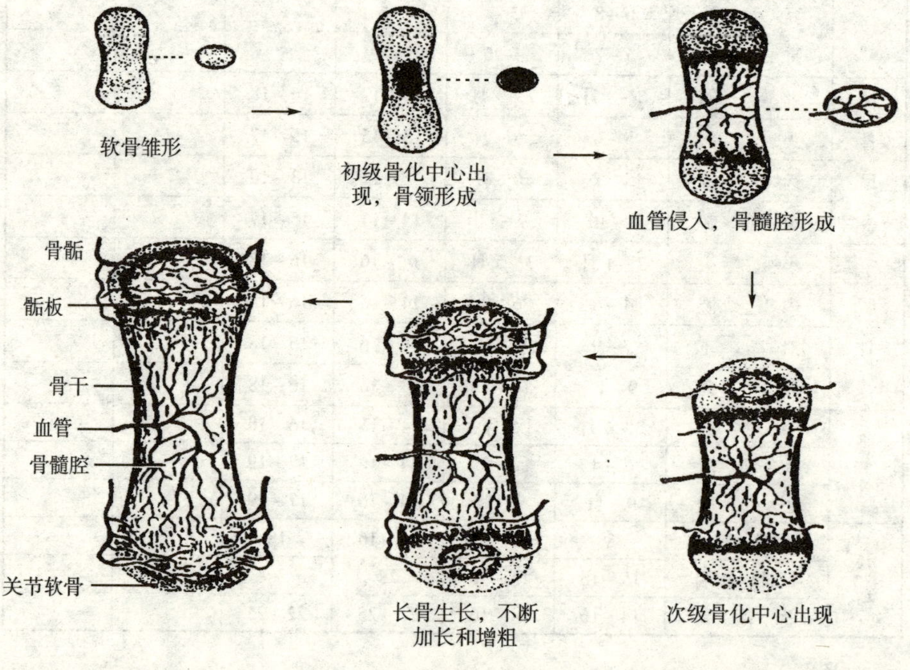

图13　骨骼生长发育过程

127. 为什么要经常测定随访或治疗的孩子们的骨龄？

骨龄可有效地反映人体的成熟程度，它相对于实际年龄的提前或落后能决定儿童的生长类型，对成年身高、女孩月经初潮等有重要影响，因此骨龄评价在临床医学中有广泛的用途，是许多影响儿童生长发育疾病的诊断、鉴别诊断及疗效观察的重要辅助手段。在儿科临床主要应用在以下几个方面：

（1）甲状腺功能异常　甲状腺激素是骨骼生长成熟所不可缺少的，甲状腺功能低减将延迟骨的发育，长骨骨骺发育不良，肢体过短而成为矮小症。所以，甲状腺功能低下儿童的骨龄低于实际年龄。在以甲状腺激素治疗的过程中骨龄发育加速，呈现追赶生长现象。甲状腺激素剂量过大，可出现和甲状腺功能亢进相似的影响，引起骨发育一定程度的提前，即骨龄大于实际年龄。

（2）生长激素缺乏症　生长激素通过类胰岛素样生长因子促进骨骼的生长，因此生长激素缺乏的儿童骨龄异常延迟，与实际年龄相比一般延迟两年以上，身材异常矮小。用生长激素治疗，身高出现加速生长，且身高加速超过骨龄的增长，因此效果良好不会影响患儿生长潜力的发挥，然而有些药物如某些性激素或含有性激素的营养品，虽然当时也能促进孩子身高增长，但同时加速骨龄增长，促使骨骺提前闭合，最后就会使孩子的最终身高减低，所以使用这些药物时必须要在医生指导下使用。

（3）性早熟和性幼稚症　病理性和体质性性早熟儿童骨龄均提前。因骨骺提前闭合，因此成年后身材较矮。性幼稚患儿青春期明显推迟，由于性腺功能低下，引起骨龄延迟。在对这些疾病的治疗中，骨龄和成年身高的预测是重要的监测方法。骨成熟度和身高增长速度尽可能保持接近正常水平，是治疗过程最好的监测指标。

（4）全身性疾病　儿童全身性疾病很可能造成骨发育的延迟，如营养吸收障碍的消化道疾病、代谢性疾病和肾脏疾病等。营养不良儿童骨发育延迟，而且手腕部骨骺异常率明显增高。因此如果手部X线片上发现骨骺异常时，应当检查儿童有无内源性或外源性生长障碍。

（5）正常变异　对身高低于正常标准第3百分位或高于第97百分位的非病理性矮小或高大的儿童，骨龄是决定是否治疗及评价治疗效果的主要指标之一。在判断青春期发育类型及成熟度方面骨龄检查也是一项重要的手段，通过骨龄测定判断青春期生长开始加速的年龄、预测成年身高及女孩初潮年龄等，帮助解释由于青春期个体生长变异带来的烦恼和疑虑。

128. 骨龄与年龄、发育成熟度有什么联系？

骨龄与实际年龄（年龄）之间的关系可以用骨龄差来表明。骨龄差为年龄与骨龄之差，是两者相差的具体岁数。骨龄差为正数，代表骨龄落后于年龄；骨龄差为负数，代表骨龄提前于年龄。通常将±2岁为骨龄差正常范围，其中骨龄差在±1岁内为正常。骨龄大于年龄1岁但不超过两岁为偏早；骨龄小于年龄1岁但不超过两岁为偏晚。如果骨龄落后于年龄2岁以上则认为骨龄异常落后；若骨龄提前于年龄2岁以上，则认为骨龄异常提前。

每年骨龄增加的岁数大约平均为1岁，上下波动在0～2岁。如果1年时间骨龄增加2岁以上，则提示骨发育速度过快。骨龄增加的速度大于身高增长的速度则是骨骺闭合提前，生长期缩短，最终造成成年身高降低。

月经初潮是反映女孩青春发育成熟程度的重要标志，而骨龄和初潮有着密切的时间关系。一般初潮时骨龄平均为13岁，变动范围在12～14.5岁，因此常用骨龄预测月经初潮的出现时间。此外骨龄与青春期身高的关系也较年龄密切。

129. 家长带矮小的孩子来门诊检查时，需提供哪些信息？

正如前文反复强调的，由于生长发育可以受到各种各样复杂因素的影响，因此矮小的病因非常复杂，在专科门诊医生需要仔细询问病史，充分了解有关的信息，才能及时准确地诊断病因，有的放矢。这就需要家长及患儿尽可能的配合。

家长在矮小门诊可以为医生提供尽可能完整的个人及家人生长发育史，取得父母及兄弟姐妹，甚至爷爷奶奶的身高信息，帮助医生了解家人青春发育有无提前或延迟的倾向，比如母亲月经来潮的时间，父亲变声、勃起或遗精的时间等，并且获得妊娠有关信息，如胎龄、娩出方式，身长，体重，有无窒息、畸形，胎次，产次，妊娠及生产史，母亲孕期健康，饮酒、吸烟史，感染史等。

此外，还可协助医生了解患儿有无不良精神心理因素，调查患儿营养状况，以往的喂养和食欲情况，动作及智力发育情况。如果可能，要带上以往测量的身高记录，或绘制生长曲线。根据生长障碍发生的时间，追溯该时期可能患过的疾病，若有胎儿期宫内发育迟缓则提示细胞生长分裂的内在缺陷；营养吸收不良可发生于胎儿期、围生期及婴儿期；询问某些疾病（先天性心脏病、哮喘、肾病、贫血及寄生虫病等）和内分泌代谢病的表现，X 染色体异常的生长缓慢表现于青春发育期；各种病因导致性早熟先有生长迅速，继而生长减缓致停止而身材矮小。

最后，在既往史和体格检查中有以下几项关键因素就要考虑存在 GHD 的可能：新生儿中有低血糖，黄疸，小脑或产伤史；颅脑放射治疗；头颅外伤或中枢神经感染；颅面中线发育异常等。

130. 如何判断孩子的身高是否正常?

如何知道自己的孩子生长是否正常?如何判断一个儿童的身高与同龄人相比属于正常范围?这需要将其身高与相同的年龄、相同性别的正常健康儿童的身高进行比较。而这个正常的身高称为标准。它是从大多数有代表性的健康儿童的体格测量中计算出来的数字,一般用标准差法和百分位法来表示儿童的生长水平。

目前临床上以标准差法和身高百分位法来判断身材矮小。即在相似的成长环境下,同种族、同地区、同性别、同年龄身材正常儿童的小朋友间,如果一个孩子的身高比正常儿童身高的平均值低2个标准差,或者身高小于该人群儿童身高的第3百分位数者(详见本书表1,表2),就叫作矮小症了。

标准差法是用平均值和标准差作为评价“标准”,凡是身高在平均值加减1个标准差范围内属于中等,在平均值加1~2个标准差范围内的为中上,超过2个标准差以上者为上等,属于身材高大;低于平均值减2个标准差以下为下等,属于身材矮小。

百分位法是将100个人的身高按从小到大的顺序排列,排在第25至75位的属于中等,在第75至97位为中上等,在97位以上者为上等,在第25至第3位为中下等,在第3位以下为下等属于身材矮小。

由于不同种族和地区的生长存在着明显的差异,因此应选择代表本国家和民族的近期体格发育数字作为评价标准,目前我国有1995年调查的身高和体重最新参照标准可供使用。

值得注意的是,用上述标准只能判断一个儿童身高在人群中所处的位置,要确定是否异常还需要考虑家族因素的影响。例如,一个身高位于第10百分位的儿童,其父母身高位于第90百分位,属于高个子,则这个儿童虽然身高位于正常范围,但他的身高发育是不正常的。如果儿童的身高位于第3百分位,其父母身高也位于第3百分位，则其生长是正常的，属于家族性矮身材。因此在评价儿童身高时要考虑到父母身高对儿童身高的影响。

临床上鉴别身材矮小患者是矮身材的正常儿童，还是有生长障碍的患儿是有一定困难的，因为两者身高分布曲线有重叠。身材比同种族、同地区、同性别和同年龄正常儿童身高均值低 2 个标准差以下的有些儿童仍可能是正常的。另有些原来身材正常的儿童突然有生长停滞，虽其身高尚未降至同性别同年龄正常儿童身高均值低 2 个标准差以下，亦应尽早到门诊进行进一步检查。

131. 矮小儿童常见吗？

影响儿童生长发育的因素如此之多，那么因此导致的矮小儿童常见吗？北京协和医院内分泌科于 1985～1987 年曾对北京市东西城区 103753 名小学生进行了矮小儿童发生率的调查，发现身高低于同龄和同性别第 3 百分位的儿童有 202 名，占调查人数的 1.9‰，即 1000 名儿童中约有 2 名矮小儿童。这个数字和 1985～1987 年北京协和医院内分泌科门诊儿中矮小儿童所占比例（2‰）比较接近。

在这些矮小儿童中，家族性矮小占 1/10，体质性生长发育延迟（晚长的孩子）占 1/5。家族性矮小和体质性发育延迟同时存在时儿童矮小更加明显。以上两种原因引起的矮小儿童共占 38.6%，即 10 个孩子中大约有 4 个是因为父母身材矮小或青春期发育晚的遗传因素造成的。这些孩子基本上是正常的。其他原因有全身性疾病（如营养不良、慢性腹泻、哮喘）、先天性和遗传性疾病及内分泌引起的矮小。其中，生长激素缺乏症即垂体性矮小症患儿有 12 人，占矮小儿童的 5.9%。患病率为 1/8646，即 8646 普查儿童中有 1 人是垂体性矮小症。12 人中，少数在普查前已诊断，大多数是在这次普查中才发现的。这种情况提醒家长注意，如果儿童矮小、长得慢时，应及时找医生诊断治疗，才能取得良好效果（图 14）。

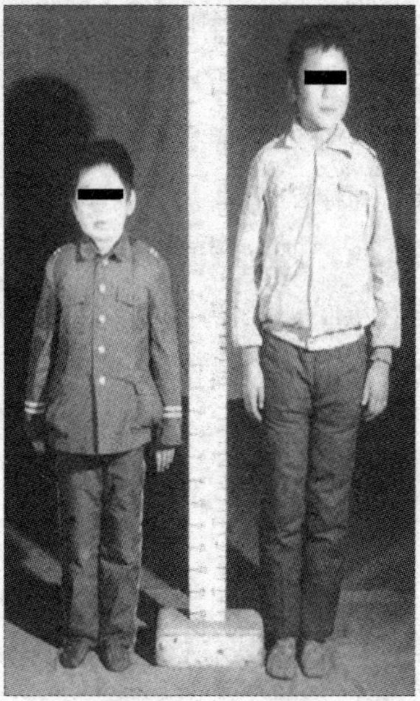

图 14　同卵双生双胞胎

左侧为兄长，生产时发生缺氧窒息，身高明显落后其弟。

132. 矮小儿童体型外观正常与否有什么意义？

门诊就诊的身材矮小的儿童并不少见，医生在详细了解病史的基础上，需要仔细观察他们的体型和外观。可以粗略地分为两种，一种是身材虽然矮小但看起来匀称，儿童的身体和四肢以及面部都较正常小且比例正常，称为匀称性矮小。我院门诊曾接诊一例由家长抱在怀中来就诊的 6 岁的矮小症患儿，初看起来像一个 1 岁的孩子。另一种称不匀称矮小，身体和外观不匀称。有的头面部和躯干部与年龄相称但四肢很短，也有躯干部短而四肢长度正常。正常 11 ~ 12 岁儿童身体的上部长度（从头顶到耻骨联合上端，耻骨联合在外阴部前面）和

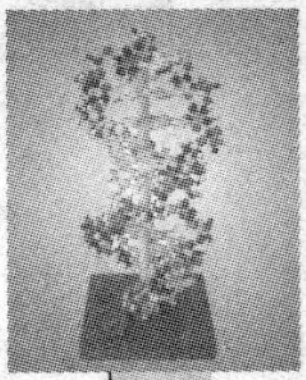

下部长度（耻骨联合上端至足底）约相等。不匀称矮小的患儿身体上下部分长度比例不正常。

体型外观是否匀称对患儿的诊断有重要意义。体型外观正常的矮小儿童如果生长速度不是太慢，虽然身体矮一些但不很明显，可能属于家族性矮小、体质性发育延迟或小于胎龄儿（出生时个子小）等原因，一般不需要治疗。如果儿童的生长速度很慢，身材非常矮小，可能因疾病引起，应当及早诊治。

133. 矮小伴畸形的孩子们可能有什么疾病?

若一名就诊的患儿除了身材矮小外，身上还伴有不同类型畸形表现的组合，常常可能是一种生长障碍综合征，不同类型的综合征各有其特点，为了识别这种或那种类型，就要各取一个名称来加以区别，一般以最早报道的医生的名字来命名。例如，布卢姆（Bloom）综合征是由索隆姆在1970年首先报道的，该综合征的主要表现为两眼距离宽，眼裂向下斜，鼻子短，手指很短，小手指是弯曲的，胸骨像漏斗一样向下凹陷，八字脚等。这是一种遗传病，女性携带遗传基因，本人畸形很轻。又如哈钦森（Hutchinson）综合征，是以最早报道者哈钦森命名的，又称早老症，表现为未老先衰，出生后1.5岁开始衰老，脱发，皮肤变薄，皮下脂肪消失，早年牙齿脱落，5岁就患老年人的冠心病，平均寿命只有14岁左右。这种病的病因大多与基因突变有关。又如拉－西（Rusell-Silver）综合征，以拉塞尔和西尔弗两个医生的名字命名，这种患儿的脸呈三角形，头大脸小，口角向下，白眼珠为蓝色，皮肤上有咖啡样斑块，身体瘦小。类似上述综合征很多，这里不一一列举了。这些导致儿童矮小伴畸形的病因大多数不清楚，但很多可能和遗传有一定关系，诊断比较复杂，最好请遗传方面的专科医生会诊。多数疾病的治疗很困难，但目前有一定的进展，如拉塞尔和西尔弗综合征用生长激素治疗，身体可长高一些。

134. 矮小患儿同时有智力低下应考虑哪些疾病？

来就诊的患儿当中，有些是身材矮小并伴有智力低下的情况。其原因比较复杂，多数是先天性疾病和染色体疾病、先天性生长障碍综合征、先天性代谢异常和内分泌疾病等。这类患儿除矮小和智力低下外可有畸形表现。因此，凡是有矮小和智力低下的患儿均应请遗传病或小儿神经科专家会诊，协助诊治。下面几种疾病在临床较为常见，需加以重视。染色体疾病中常见的如21-三体综合征，又称先天愚型、唐氏综合征。顾名思义，这种患儿的智力低下，5岁时智商只有50，而正常人应有100左右；身材矮小，笔者曾于临床见过一例患者成年时身高只有137厘米。此外，患儿还有特殊的面容，如鼻梁低、双眼外侧上斜、舌头常伸在口外等。手的掌纹只有一条，称通贯手，小指末端常向内弯。50%患儿可有先天性心脏病。母亲妊娠年龄越大，所生孩子发生这种病的可能性也越大。

生长障碍综合征中有一种称阔拇指宽脚趾（Rubinstein-Taybi Syndrome）综合征。表现为身材矮小、突眼、斜视、宽鼻梁、小下颌、粗短的大拇指及大足趾并指、多指、智力低下，眼睛可有白内障、眼睑下垂、睫毛长等。智商17～86。可同时有先天性心脏病、隐睾、泌尿系统畸形等。

先天性代谢异常疾病中有一种称黏多糖病，一岁以后生长迟缓，个子矮小，智能落后。这类患儿头面部畸形明显，如头大、前额突出、头颅骨像舟状、颈部短、鼻梁扁平宽、嘴唇大而外翻、舌大张口，还有脊柱后凸、四肢骨异常、腹部凸起、肝脾肿大等。

内分泌疾病中有一种先天性甲状腺功能减低症，又称呆小症。如延误治疗，患儿表现呆傻、矮小和特殊面容。

此外还有许多导致患儿矮小伴智力低下的疾病，病因不明。由于医学发展的局限，目前除甲状腺功能减低症的患儿外，对这些矮小伴智力低下的孩子只有对症治疗的手段，尚无特效治疗方法。

135. 常见的导致矮小症的疾病有哪些？

引起身材矮小的原因有很多（表10），但临床上比较常见的有以下4种：

（1）遗传和家族因素　如果家族中有成员身材矮小，那么下一代患矮小症的可能性就比较大。但是遗传因素也可以受到后天生长环境因素的影响。

（2）出生时的低体重和身长　如果孩子在出生时的体重低于正常出生体重（一般是2.5千克），无论是早产儿或者足月儿，这些孩子在各年龄期及最后成人期的身高大多数均矮于出生时体重、身高正常者。

（3）营养与疾病　母亲在孕期的营养对胎儿生长是至关重要的，如果母亲在怀孕时有严重的营养不良，或者是患有慢性心、肺、肝和肾脏疾病，都可能造成胎儿生长障碍，使得孩子在胎儿期以及出生后的身高都低于正常水平。

（4）某些内分泌疾病　例如与出生后身高增长密切相关的生长激素，如果缺乏生长激素就可能引起孩子身材矮小；又如甲状腺素，它能够调节机体代谢，如果缺乏甲状腺素，不仅可导致孩子身材矮小，还可能严重影响孩子们的智力发育。

表10　身材矮小的主要原因

原发性生长障碍（由于体内的软骨生长板缺陷）

　　软骨发育不良

　　染色体性矮小症（特纳综合征、唐氏综合征、18q缺失等）

　　遗传性矮小症（家族性矮小症）

　　宫内发育迟缓（胎儿或孕妇异常以及胎盘相关性疾病）

继发性生长障碍（生长速度低）

　　内分泌疾病（生长激素缺乏症及相关疾病，库欣综合征，甲状腺功能减低症）

　　严重的营养不良

　　肾脏疾病

　　慢性肝脏疾病

　　血液疾病

　　糖尿病

　　慢性肺部疾病

　　心脏病

　　胃肠道疾病

　　恶性肿瘤和/或放疗和/或化疗

　　糖皮质激素治疗

　　免疫缺陷性疾病

　　维生素D缺乏或抵抗

生长延迟

　　体质性生长和发育迟缓

　　中度营养不良

　　轻度疾病

过早发育导致的最终成年身高矮小

　　性早熟

　　先天性肾上腺皮质增生症

136. 什么叫垂体性矮小症？

人的大脑中央下部有一个指头大小的器官叫垂体，垂体长在颅底骨的一个凹骨槽里，该骨槽叫蝶鞍。垂体分为前半部和后半部，在前半部中有5种细胞，分别合成和分泌5种激素：生长激素、泌乳素、促肾上腺激素（ACTH）、促甲状腺激素（TSH）和促性腺激素（LH、FSH）。单纯缺乏生长激素者为单纯生长激素缺乏症，还有生长激素缺乏伴有其他激素缺乏者，如生长激素缺乏同时有促甲状腺激素、促性腺激素缺乏等。生长激素是人体生长不可缺乏的成分，如果生长激素缺乏或不足，人的生长就会非常缓慢，身材非常矮小，故该病又称为生长激素缺乏症（GHD）。

人生长激素缺乏性矮小症是目前儿童中最常见的一种下丘脑、垂体内分泌疾病。由于人们生活水平的提高和对生活质量的追求，该病引起了来自各方面的广泛关注，包括儿童自己、家长、教师及全社会。我们知道，人体内的生长激素是由垂体分泌的，垂体的分泌又受到下丘脑的指挥，它分泌出来的生长激素通过作用于肝细胞，产生类胰岛素样生长因子，而这些生长因子可以通过血液循环到达全身各处的各种细胞起作用，其主要的作用地点在长骨的末端的软骨细胞，最终促进长骨变长，而孩子们最终身高增加。所以，不管是指挥部（下丘脑）出问题、还是发号施令的军官（垂体）出问题，抑或是执行指令的士兵们（体内的各种细胞，尤其是长骨末端软骨细胞）出问题，都会导致机体出现人生长激素缺乏的表现。

137. 我国垂体性矮小症患儿常见吗？

虽然垂体性矮小症在我国的发病率和患病率尚无权威的流行病学调查研究结果，但从一些局部地区的普查和统计来看，垂体性矮小症并不少见。2009年，在北京协和医院矮小门诊就诊的637名矮小儿童中，有164名患垂体矮小症，约占矮小病人的1/4。1987年，北京协和医院普查北京市市区10万多名中小学生中，发现矮小儿童202人，其中诊断为垂体矮小症者12人，占矮小儿童的5.9%。按普查人数计算，垂体矮小症的患病率1/8646。如果按万分之一发生率计算，我国有3亿多儿童，全国就有3万垂体性矮小症儿童。

138. 什么样的矮小儿童是垂体性矮小症?

矮小儿童是指身高在第3百分位以下的儿童，也就是说每100名儿童中可能有1~2名为矮小儿童，但这些儿童中大多数并不是因为生长激素缺乏而导致矮小的，其中约1/3可能是和遗传因素相关的家族性矮小或发育延迟的体质性生长发育迟缓。根据我们长期的经验，特发性人生长激素缺乏性矮小症多因为遗传原因、下丘脑-垂体分泌功能不足或下丘脑-垂体发育不良所致。男性患儿是女性患儿数量的3倍。患儿出生时身高、体重和外形都是正常的，但出生后骨骼发育缓慢，骨龄落后于年龄2~4岁以上。小儿外貌比实际年龄小，但是身体各部位比例仍与年龄相符，体态匀称，头略大而面圆，头发柔软纤细，皮肤细腻，皮下脂肪较多，表现为“娃娃脸”。另外胸廓狭窄，手足较小，男孩子阴茎和睾丸较小，往往出现青春期延迟。但这类儿童智能发育正常，但其性格、行为保持在幼稚状态。

垂体性矮小症除表现为体型矮小外，还可能有低血糖晕厥或抽搐。因为生长激素有分解肝糖原使血糖增高的作用，缺乏生长激素的患儿往往血糖偏低。在清晨空腹时可出现低血糖症状如头晕、出汗和晕厥，甚至抽搐。此外，如果是多种垂体功能低减，还可有以下多种表现：怕冷、皮肤干燥、反应迟钝等甲状腺功能低减的表现，这时检查可发现血清甲状腺激素水平低；青春期出现延迟或始终无性征发育。又有两种情况：一种为生长激素缺乏，患儿性成熟常常延迟，但最终还会出现；另一种为促性腺激素（LH、FSH）缺乏，患儿成年后仍然无第二性征，性腺不发育，如不治疗，以后则可能没有生育能力；肾上腺皮质功能低减（ACTH分泌不足），如虚弱无力，厌食、头晕、体位性低血压等。

139. 哪些孩子才能被诊断为人生长激素缺乏性矮小症？

人生长激素缺乏性矮小症的诊断除了身高因素和往往有难产史并除外颅内器质性病变外，必须依靠两项GH刺激试验。诊断的标准为两项刺激试验后GH峰值低于5纳克/毫升者为完全性GHD，而在5～10纳克/毫升者则为部分性GHD。另外的诊断标准还包括生长速度小于每年4厘米，骨龄落后于实际年龄2年以上，血清ICF-1和IGF结合蛋白3（$IGFBP_3$）水平低。

140. 垂体性矮小症患儿得不到及时治疗将会怎么样？

垂体性矮小症患儿在幼年时除身材矮小外，其他方面表现往往都比较正常，不太容易引起家长的重视。但随着患儿年龄增长，患儿的身高和同年龄儿童差距越来越明显，孩子在和同伴相处中感到自卑、胆怯，遇事退缩不前，情绪低落容易形成孤僻性格，这对儿童的身体和神经系统发育均有不利影响。如果不及时治疗，患儿的生长速度缓慢，每年只能长2～3厘米，骨龄明显落后，骨骺闭合延迟，生长期大大延长。我院门诊曾接诊一例男性患儿，年满22岁，骨龄只有不到10岁。一般骨龄16～17岁接近闭合，不再生长，而他还可能继续生长，试用生长激素3个月，就长了3.5厘米，因经济原因没有再进行进一步治疗。患儿一直没有睾丸增大第二性征发育等，估计他可以缓慢长高到20多岁甚至到30岁左右。但是，无论生长期多长，患者至成年时的身高只有144厘米，同时性征发育延迟合并促性腺激素不足。还有一例28岁患者，没有胡须，声音仍为童声，阴茎如幼童。用生长激素治疗3年后，身高至164厘米，而无第二性征出现。

合并促甲状腺激素不足即垂体性甲状腺功能低减的患儿，身高更矮，骨龄落后更明显。除矮小外可有皮肤粗糙、四肢凉、畏寒、便秘等甲状腺功能低减的表现，但这些症状不如原发性甲状腺功能低减明显。如果用甲状腺激素治疗，在短期可促进身高增长。但要注意的是，如果单用甲状腺激素治疗，不用生长激素治疗，仅可改善甲状腺功能低减的症状，不能持续地明显地改善患儿的身高增长。

141. 垂体性矮小症的发生与分娩方式有关吗?

大多数垂体性矮小症患儿往往没有影像学可见的垂体或下丘脑病变。下丘脑是重要的神经内分泌器官，能产生一些激素来调节和控制垂体产生的生长激素等几种垂体激素，也就是说下丘脑是垂体的上级调控机关，控制垂体的各种激素的分泌。研究证明，生长激素缺乏主要缺陷在下丘脑而不是垂体本身。生长激素缺乏可单独发生，也可和其他激素缺乏同时发生。这些患儿往往是散发的，和遗传没有关系。很多患儿曾在分娩期间出现异常，多见于臀位产、足先露、产钳助产、生后窒息等。说明产伤和胎儿低氧是引起发病的因素。北京协和医院内分泌科分析了400余例垂体性矮小患儿，其中有臀位产和足先露分娩史者占51.2%，而同期非垂体性矮小儿童380余例中，有臀产位和足先露分娩方式者只占2.8%。其中有这样两对双胞胎儿：第一对，一个头位顺产，身长等均正常，另一个足先露分娩，则生长激素缺乏，比顺产的孩子矮一头。第二对则是一对双胞胎女孩，孕41周出生。双胞胎之姐姐，顺产，生后即哭，出生体重2.6千克，人工喂养，11 岁 9 个月时，身高 135.5 厘米，为正常小儿的身高；双胞胎之妹妹，臀位产分娩，出生体重 2.5 千克，生后 3～6 分钟才哭，母乳喂养，1 岁以后就显示比同胞矮小，看病前 3 年，每年只长 2.0 厘米，9 岁开始换牙，11 岁 4 个月大时身高 109.0 厘米，比同胞矮了较多。但这两对双胞胎的智力均正常，学习优良。经我院生长激素的兴奋试验以及化验检查证实，矮小的孩子血中生长激素峰值低于正常，被诊断为垂体性矮小症，而高的孩子生长激素正常。

142. 垂体性矮小症和非垂体性矮小症患儿有什么区别吗？

将矮小症分为垂体性矮小症和非垂体矮小症，不仅仅是为了研究方便，更是治疗的需要。垂体性矮小症患儿发现愈早，用生长激素治疗愈早，效果愈好。而非垂体性矮小症的病因则较复杂，有些是由于父母矮小相关的家族性矮小，有的是青春期发育晚的体质性发育延迟导致的暂时性矮小，另一些是由于全身性疾病引起的矮小，以上原因的矮小孩子生长激素不缺乏，一般不需要用生长激素治疗。

那么，除了激素水平检测或其他实验室手段外，对于绝大多数非医学专业的父母、亲属而言，如何从小儿的日常情况和表现中大致发现并区分垂体性矮小症和非垂体矮小症呢？1988 年，鲍秀兰教授等总结了垂体性矮小症患儿 73 例和非垂体性矮小症患儿 87 例，都进行了详细的生长发育史调查、体格检查和实验室检查，特别是对每名儿童测定血清生长激素水平。把矮小儿童根据生长激素水平低于正常和正常分成垂体性矮小症和非垂体性矮小症两类，他们的临床特点见表 11。

表 11　垂体性矮小症和非垂体性矮小症矮小儿童的临床特点比较

项　目	垂体性矮小症	非垂体性矮小症
臀位产或足先露	67%	6%
生后窒息	36%	5%
身高明显矮小	69%	2%
平均生长速度（厘米/年）	3.1	5.2

以上结果说明垂体性矮小症患儿中有 2/3 有臀产位（坐着出生）或足先露（立着出生）的分娩史，有 1/3 有生后窒息史，身高明显落后（比同年龄平均身高低 16 厘米左右）的占大多数，每年生长平均只有 3 厘米左右。而非垂体矮小症患儿分娩史大多为顺产，身高落后比较小，生长速度大致正常。如果比较骨龄，垂体性矮小症患儿骨龄比实际年龄均低 4 年，而非垂体性矮小症患儿骨龄落后约≤2 年。综上可知，凡是特别矮小，生长速度又特别慢，有臀位产或足先露分娩史的矮小儿童应尽早找专科医生诊治。

143. 人生长激素缺乏性矮小症分为哪几类？

按照不同的病因，可以分为原发性、继发性和暂时性三大类。也可以分为特发性 GHD，如单独 GH 缺乏或多种激素缺乏等；继发性 GHD，如颅内肿瘤、头颅外伤、中枢感染、头颅放射治疗等；遗传性 GHD，如 GH 基因缺陷，GH 受体缺陷（Laron 矮小症），IGF-1 抵抗，GHRH 受体基因缺陷等。

144. 继发性人生长激素缺乏性矮小症有哪些临床表现？

继发性人生长激素缺乏性矮小症是指由于其他病变累及下丘脑和

垂体所致，比如说肿瘤、炎症和创伤等等，导致生长激素缺乏。临床上往往可以出现相应疾病的表现，比如肿瘤患儿可能出现头痛、视野缺损。如果同时伴有垂体前叶其他激素的缺乏，也可能出现相应的表现。比如生长激素缺乏时，儿童生长速度明显减慢；ACTH 缺乏时容易出现低血糖、易乏力；促性腺激素缺乏时可能出现性腺发育不良、至青春期仍无第二性征等。

145. 单次空腹取血测定生长激素有诊断意义吗？

在门诊经常可以看到患者进行单次测定血清的 GH 水平，以期能明确诊断并指导治疗，可是生长激素检查只靠清晨一次取血测定是没有意义的。因为垂体性矮小症和正常儿童生长激素基础值没有差别，正常儿童清晨取血查出的生长激素也可能是低的，所以不能凭一次生长激素的测定值低就诊断为生长激素缺乏症。

因紧张、活动等因素致血清 GH 空腹值升高则可以协助排除 GHD 的诊断。

这是为什么呢？因为血中生长激素浓度是在变化的，它是一阵阵脉冲式分泌的，每天有 5 ~9 个分泌高峰，这些分泌高峰大多是在睡眠时出现。生长激素分泌也和运动、摄取食物等刺激有关。运动后可出现分泌高峰，疼痛刺激、饥饿和低血糖以及某些药物均可刺激垂体分泌生长激素。所以，评价生长激素水平要用一些兴奋试验。

146. 什么是生长激素筛查试验？

生长激素筛查试验是指通过简单的方法检查生长激素水平，从而在人群中筛选出可疑生长激素缺乏的患者。筛查试验的结果，若生长激素正常可以除外；若低于正常，则不能确定此病。运动试验是常用的筛查试验，要求被试验儿童空腹，在运动前取血一次，然后快速上下楼梯跑持续5分钟，使心率达每分150次以上。如果跑完后心率不到150次，还要再跑直到心率达到上述指标、然后正常步行10分钟后，再取血检查生长激素。如果两次生长激素测定值中，有一次等于或大于10微克/升，可以排除。如果低于10微克/升，则不能诊断，尚需要进一步做诊断性试验。曾有研究报道，166名矮小儿童行运动试验后，有63%的生长激素正常，可以排除垂体性矮小症。34%的生长激素低于正常，后经诊断试验确诊为垂体性矮小症的只有4%，诊断有效率为66%。

147. 生长激素缺乏症诊断试验有哪些?

人生长激素分泌呈阵发性，分泌高峰常发生在睡后一小时，而白天生长激素分泌很少，因此，随机时刻抽取血液检查生长激素难以确诊。传统诊断方法是应用一些能刺激生长激素分泌的药物，然后取血测定生长激素。而由于个体对药物反应存在差异，通常认为根据一种药物进行一次试验所得诊断不可靠，通常要用两种药物、两次实验结果才能诊断。药物刺激试验就是生长激素缺乏的诊断试验。常用的刺激试验药物有左多巴、胰岛素低血糖、可乐宁、精氨酸等。

148. 如何进行左多巴生长激素兴奋试验?

要求患儿处于清晨空腹状态，先平卧半小时，取静脉血一次，接着按每千克体重15毫克的剂量口服左多巴，然后于服药后30、60、90和120分钟各取血一次，共5次血样，血样送实验室测生长激素。有少数小儿在服药后有呕吐反应，2～3小时后消失，对儿童无不良影响。总共取血量仅为10毫升，对身体无害。

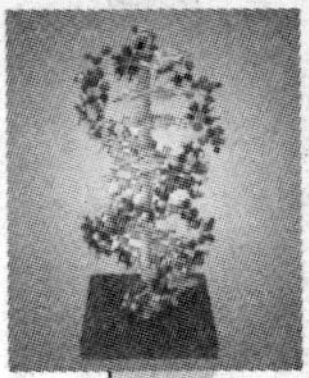

149. 如何进行可乐宁生长激素兴奋试验？

要求患儿清晨空腹，先平卧半小时，取静脉血一次，然后按每千克体重 4 毫克的剂量口服可乐宁，于服药后 30、60、90 和 120 分钟各取血一次，血样送实验室测生长激素。部分患儿服药后可有发困、嗜睡表现，2 ~ 4 小时后可消失。文献报道使用可乐宁后患儿可能有体位性低血压，需避免猛然坐起站立。

150. 如何进行胰岛素低血糖生长激素兴奋试验？

要求患儿清晨空腹，先平卧半小时，取静脉血一次，然后按每千克体重 0.10 ~ 0.15 单位的剂量静脉注射胰岛素一次，于注射后 30、60、90 和 120 分钟各取血一次，血样送检生长激素和血糖。这种试验是通过低血糖刺激生长激素分泌，所以在实验过程中血糖至少要降低至基础值的 50% 或有真正的生化低血糖以上才有效。

部分患儿在注射胰岛素后可以引发症状性低血糖，表现如出汗、颤抖、烦躁、紧张不安、恶心和呕吐，接着意识模糊、嗜睡，甚至出现昏迷性惊厥。如出现上述情况，在尚未发生惊厥时，可按每千克体重 1 毫升的剂量静脉推注 10% 葡萄糖；如发生惊厥，按每公斤体重 4 毫升 10% 葡萄糖的剂量一次推注，症状即可缓解，然后口服葡萄糖水或缓慢静脉点滴 10% 葡萄糖液，持续 1 ~ 2 小时。以上情况虽然少见，但进行胰岛素低血糖生长激素兴奋试验时必须有医务人员在场监护，以免发生意外。胰岛素低血糖生长激素兴奋试验对于有高热惊厥和癫痫史的患儿是禁用的。

151. 如何进行精氨酸生长激素兴奋试验?

要求患儿清晨空腹，先平卧半小时，取静脉血一次，然后按每千克体重0.5克的剂量将精氨酸用10%葡萄糖溶液稀释后进行静脉点滴，在半小时内滴完。于滴注后30、60、90和120分钟各取血一次送化验室测生长激素。这是一种较为安全的试验方法，有惊厥史的患儿，不宜用胰岛素低血糖试验，可采用这一方法，一般无副作用。

152. 如何判断生长激素兴奋试验的测定结果?

生长激素兴奋试验是最重要且不可缺少的诊断方法。每个刺激试验有5个生长激素测定值，一般最高值在60~90分钟出现，最高值又叫峰值。通常需要用两种药物进行两次试验，若有任意一次试验结果≥10纳克/毫升（ng/ml），就可以排除垂体矮小症；若两个刺激试验峰值均在5~9.9纳克/毫升，则诊断为部分性生长激素缺乏；两个刺激试验生长激素峰值均<5纳克/毫升时，诊断为完全性生长激素缺乏。无论是部分性生长激素缺乏还是完全性生长激素缺乏都是不正常的。

153. 生长激素兴奋试验需要重复做吗?

在门诊经常会遇到这样的提问：诊断为GHD的孩子过了几年还需要复查生长激素兴奋试验吗？其实这应该根据患儿具体情况来决定。因为GHD的诊断至少要做两种药物刺激试验，如果确诊为GHD，已经说明垂体分泌生长激素很少，这种情况通常不会自行改变，过几年后再做，往往还是低的。这种实验要采血10次，检查价格比较贵，复查会给患儿和家长带来不必要的痛苦和经济负担。因此，临床上如遇到通过生长激素兴奋试验确诊的垂体性矮小症患儿，即使诊断时为3～6岁，但由于经济问题4～5年后才准备开始治疗的孩子，也通常不需要复查，可直接开始使用生长激素，且治疗效果往往很好，生长速度可达到10厘米/年以上，这也同时证明了过去诊断之正确。而对于生长激素兴奋试验结果正常，已排除垂体矮小症的患儿，以后虽然仍旧生长缓慢，也没有必要再做这种试验了，进一步努力的方向应该是寻找引起生长缓慢的其他原因。因此，家长应保留生长激素诊断试验的结果，避免以后就诊时重复检查。

但也有一些情况例外，临床上我们可以发现有些明确诊断为GHD患儿，在青春期或者成年后，再进行生长激素兴奋试验有可能出现与以前不同，生长激素的峰值可以达到10纳克/毫升以上。另外对于有些体质性生长发育延迟的孩子，在青春期前生长激素刺激试验结果偏低，其试验结果类似生长激素部分缺乏，但到了青春期再重复此试验，生长激素结果正常。这可能与这些儿童在青春期生长激素升高有关。因此是否要重复进行生长激素兴奋试验需要结合临床的实际情况来决定，不能一概而论。

154. 测定血IGF-1等生长因子水平有什么临床意义？

6岁以上的儿童可以测定血IGF-1水平作为GHD筛选试验。血IGF-1水平随年龄增加而升高，于青春发育中期（女孩11～12岁，男孩13～14岁）达高峰，以后逐渐降至成人水平。垂体GH分泌功能低下时，血IGF-1水平也随之下降，血清IGF-1水平正常可排除严重的GHD，但血IGF-1水平对鉴别6岁以下正常及GHD儿童不够敏感，另外其他疾病如肝脏疾病等也可影响血IGF-1水平。IGF-1也作为生长激素治疗过程中监测的指标之一。

155. 诊断垂体性矮小症除检查生长激素外还应检查哪些指标？

造成儿童身材矮小的病因很多，因此临床医生通过详细询问病史和体格检查后，除了作出倾向性的思考外，还应进行全面系统的实验室检查，以明确病因，排除其他诊断。除检查生长激素分泌功能外，还应检查血、尿常规，肝肾功能，血钾、钠、氯，血钙、磷和碱性磷酸酶等。从内分泌角度，矮小儿童应常规检查甲状腺功能（FT3、FT4、TSH）。因为垂体功能受损的患者除生长激素低下以外，可能有甲状腺功能低下，遇到这种情况，通常应先治疗甲状腺功能减低，等甲状腺功能恢复到正常后再同时用生长激素治疗。单用生长激素治疗，则其增高的疗效将大打折扣。那么，还应检查性腺功能和肾上腺功能吗？一般来说，垂体性矮小症患儿的青春期来得比较晚，性腺均未发育，性激素水平本来就很低，因此刚开始治疗时并不是必要检查项目。但垂体性矮小患儿往往可能合并继发性肾上腺皮质功能低减，需要引起重视。肾上腺功能减低在可以表现为衰弱、无力、消瘦和呕吐等，但在GHD患儿中合并发生时，往往临床症状较隐匿，所以对GHD患儿而言，肾上腺功能一般作为常规检查，如有阳性发现，需积极对症处理。

156. 如何诊断生长激素缺乏性矮小症？

诊断生长激素缺乏性矮小症一般要满足以下四个条件：①身高低于同龄同性别儿童身高第3百分位或低于平均值减2个标准差；②生长速度慢，每年增长≤4厘米。在生长高峰期，生长速度低于正常的70%。青春期正常人身高每年增长8～12厘米，如低于5～6厘米，即异常；③生长激素刺激试验两种或两种以上，生长激素的峰值均低于5纳克/毫升为完全性生长激素缺乏。这种试验对诊断是不可缺少的；④骨龄比实际年龄落后2年或2年以上。

此外，在测定生长激素的同时测定甲状腺功能，如甲状腺激素（T4）低于正常，促甲状腺激素（TSH）正常或低下，诊断为多种垂体功能减低。

157．什么是生长激素分泌功能障碍？

在门诊就诊的身材矮小的患儿中，有这样一类孩子：身高在同龄同性别儿童第3百分位以下，生长速度每年低于或等于4厘米，骨龄落后2年或3年以上，生长介素即血清IGF-1水平低于同龄儿童，但生长激素刺激试验结果正常，不能诊断垂体性矮小症。但这些患儿的24小时生长激素自然分泌型峰值低，分泌峰减少，所以分泌总量减少，称为生长激素分泌功能障碍（GHND）。这类患者生长激素治疗后疗效往往较理想。由此看来，如果儿童身材矮小，各方面均符合垂体性矮小症的标准，但生长激素刺激试验测定的生长激素是正常的，这种矮小儿童可以试用生长激素，如果效果好，可以考虑是生长激素分泌功能障碍的诊断。

158．儿童期突然不长个，是否头颅里有肿瘤？

儿童期突然出现生长发育停滞，通常是垂体或下丘脑病变所致，病因包括肿瘤、外伤、感染、血管性疾病等因素，尤其要警惕垂体部位肿瘤，破坏了产生和分泌生长激素的细胞，使生长激素分泌不足，生长停滞。我院曾经分析了73例垂体性矮小症患儿，其中有3例是由于鞍区肿瘤所致。最常见的是颅咽管瘤，这种病变在出生时可能已存在，但肿瘤细胞长得比较慢，6～8岁以前很少出现症状（图15）。

肿瘤可以破坏垂体组织，侵蚀蝶鞍，在X线片上可以发现蝶鞍区有钙化，蝶鞍扩大，形状被破坏。在累及下丘脑的病变中，肿瘤、结核、弓形虫感染和血管瘤等，都可以导致生长激素分泌障碍。

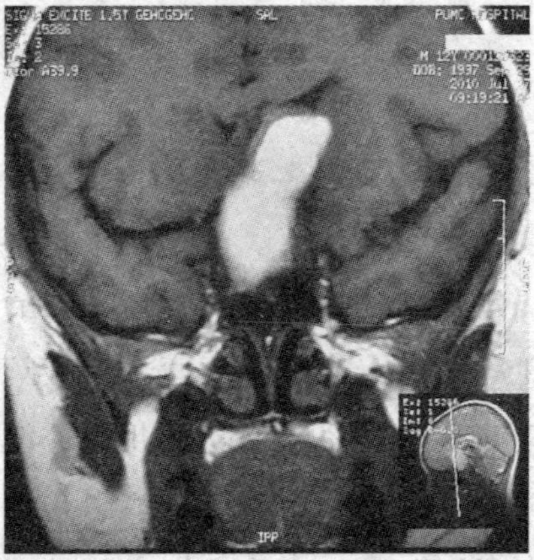

颅咽管瘤

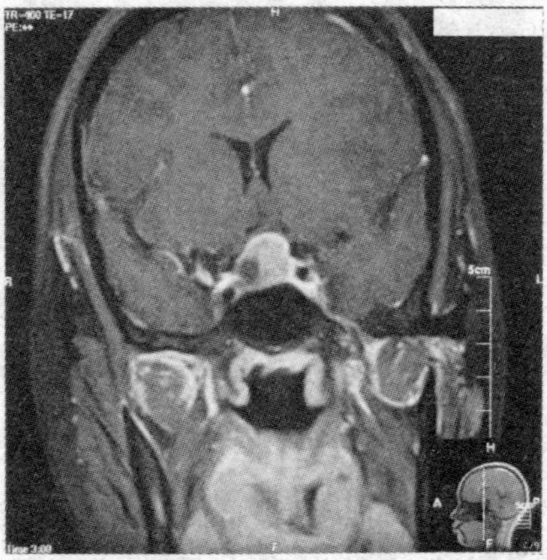

垂体瘤

图15　影响生长的颅脑肿瘤MRI像

由于垂体明显损伤引起的生长激素缺乏症，早期患儿往往表现正常，在儿童期生长速度减慢或生长停滞。如果垂体完全被破坏，将出现多种激素缺乏的表现，如无力、畏寒、精神呆滞、少汗、性腺不发育、阴毛脱落、闭经，有低血糖和昏迷的倾向，还可出现多饮多尿的尿崩症症状。如果颅内病变是一个正在长大的肿瘤，可出现头痛、呕吐、视觉障碍、睡眠异常增多、学习成绩下降等。颅咽管肿瘤在儿童常见，常有视野缺损，视神经萎缩。有些人先出现生长速度减慢，有些人先有神经症状，手术后才出现不长高等垂体功能低减的表现。

外伤引起颅底部骨折，也可损伤下丘脑和垂体，造成生长激素产生不足，在鲍秀兰等报道的73例垂体性矮小症中就有一名女孩，因为严重外伤、颅底骨折，从此以后身高不增长。

此外，脑缺氧和出血栓塞可损伤垂体和下丘脑，因白血病或头颅部位如眼睛和耳部肿瘤做放射治疗也可能引起下丘脑和垂体的损伤，以上原因均可使生长激素分泌减少而引起生长障碍。因此要求要加深对这些疾病的认识，把握最佳治疗时机。

159. 垂体性矮小症可以遗传吗？

近年来研究发现，在没有明显的垂体或下丘脑病变的垂体性矮小症患儿中，5%~10%有家族性遗传，可分为以下几个类型：

（1）单纯性生长激素缺乏

①常染色体隐性遗传——Ⅰ型

ⅠA型：缺乏生长激素基因，这种病人接受生长激素治疗时有效，但很快产生抗体而失效，因为他们体内没有生长激素，当外来生长激素治疗时，身体认为这是异体的蛋白而加以排斥。

ⅠB型：患儿自身能产生小量生长激素，用生长激素治疗有效。

②常染色体显性遗传（Ⅱ型）

③性染色体连锁遗传（Ⅲ型）

（2）多垂体激素缺乏

①常染色体隐性遗传

②性染色体连锁遗传（Ⅲ型）

另外两种和遗传病相关的矮小分别称为拉隆矮小症和匹戈密矮小症。

160. 什么叫拉隆矮小症？

拉隆矮小症（Laron Dwarfism）是一种常染色体隐性遗传，常见于东方犹太人家族。生长障碍原因不是因为生长激素缺乏，而是患者肝脏内缺乏生长激素受体，生长介素合成障碍，而血中生长激素水平正常或升高。这种患儿用生长激素治疗无效，而用生长介素治疗有效。

161. 什么叫匹戈密矮小症？

匹戈密矮小症（Pygmi Dwarfism）是一种位于非洲赤道的矮小家族，患儿外观很像垂体性矮小症，但血生长激素水平正常，用生长激素治疗无效。患儿在儿童期生长正常，血中生长介素水平也和同龄儿童相近，但青春期时血中 IGF-1 水平减低，因此至成人时个子很矮小。

162. 什么是小于胎龄儿？

小于胎龄儿（small for gestational age，SGA）又称小样儿、宫内生长迟缓、宫内营养不良等。小于胎龄儿的标准为出生时体重在同龄新生儿正常值第 10 百分位以下（表 12）或低于正常出生体重 2 个标准差。凡是出生体重低于下表中同胎龄数字者为小于胎龄儿。妊娠 37 周前出生者为早产小样儿，妊娠 37 ~ 42 周出生为足月小样儿，妊娠 42 周以上出生为过期小样儿，其中足月小样儿多见。出生体重低于妊娠月数相同的正常胎儿体重均值的 2SD 者，或足月儿（胎龄近 40 周）体重低于 2. 5kg 者诊断为宫内发育迟滞（intrauterine growth retardation，IUGR），亦称 SGA。目前本症可分为两类，一类是普通型 IUGR，表现为匀称性矮小，另一类是 Russell-Silver 综合征，表现为不对称身材矮小。

表 12　我国 15 城市不同胎龄新生儿出生体重

（第 10 百分位数，单位：克）

胎龄（孕周）	28	29	30	31	32	33	34	35	36
体重	972	1057	1175	1321	1488	1670	1860	2051	2233
胎龄（孕周）	37	38	39	40	41	42	43	44	
体重	2413	2569	2701	2802	2865	2884	2852	2762	

163. 小于胎龄儿有哪些临床特征?

小于胎龄儿出生时身长和/或体重低于孕期应达到的身长及/或体重，出生后一部分患儿可能仍生长缓慢，即身高往往仍在第 3 百分位以下，很少超过第 50 百分位数，一般在出生后头 12 个月中追赶生长越差者，成年后身材矮小就越严重。

进行两项生长激素刺激试验的结果往往发现患儿有生长激素分泌不足或分泌异常。Chatelain 等报道普通型 IUGR（105 例）和 Russell-Silver 综合征（45 例）患者中，药物激发后血清 GH 峰值低于 10 微克/毫升的各占 49% 和 37%。另外有研究者测定患儿的 24 小时 GH 分泌谱，发现 GH 自发性分泌量比正常儿童减少约一半，故其血清 IGF-1 水平相对较低，最终其生长受限，而染色体核型分析均正常。

小于胎龄儿出生后如果喂养得当，不生或少生病，生活规律，精神愉快，则大多数小于胎龄儿能赶上正常儿童的身高水平。小于胎龄儿在生后 2～3 年特别是头 6 个月，生长速度是否加快，对最终身高具有非常重要的意义，那么这些孩子中间有多少能赶上正常身高呢？据研究，头 6 个月赶上正常婴儿身高的占 40%，3 岁以前赶上正常儿童身高的占 25%，3 岁以后又有 20% 能赶上正常儿童身高，但约有 15% 的小于胎龄儿长大后的身材依然矮小。也有研究认为，大多数小于胎龄儿在生后6～12个月内赶上正常婴儿，有10%～30%生后没有加快生长的现象，这些儿童成年后男孩平均身高162厘米，女孩为147厘米。瑞典的一项研究则认为，出生时身长低于正常的小于胎龄儿，80%在18岁身高低于正常，所以出生时身材矮小比体重低更为重要。我国北京协和医院儿科观察1986～1989年出生的小于胎龄儿121例，他们从出生到6个月身长平均长了20～22厘米，生长速度比正常儿（16～18厘米）快，有64%到6个月时身长达到正常范围（第10百分位以上），到两岁时有85%的身长达到正常范围，但他们的平均身长在中等偏低水平（第25百分位）。

小于胎龄儿常常比同体重的早产儿在神经发育方面更成熟些。但由于宫内营养不足，他们在新生儿期显得很瘦，皮肤干燥、苍白、弹性差甚至皮肤干裂和脱皮等，腹部由于消瘦而凹陷。这些新生儿在宫内慢性缺氧，除导致个子矮小以外，严重时还可能因胎粪排出污染羊水，使胎脂和皮肤发黄，或因羊水吸入引起呼吸困难、青紫（发绀）。小于胎龄儿先天畸形的发生率比正常新生儿高10～20倍，常与先天性疾病和染色体畸变等病因有关。约1/3的小于胎龄儿在出生后头三天发生低血糖症，表现为肌肉小的抖动，体温过低、昏睡、抽搐和反复呼吸暂停等。这是因为他们肝脏内的肝糖原贮存不足，而身体内组织对糖的吸收和利用快，引起血糖的供不应求导致低血糖症。小于胎龄儿的智能发育大部分是正常的，其智力发育的好坏和造成宫内发育迟缓的病因有关。如其原因为宫内感染、严重营养不良或染色体异常，有可能引起智能发育障碍。有的小于胎龄儿，在出生时，除体重低外没有任何其他异常表现，这可能单纯因母亲身材矮小的原因所致。普通型小于胎龄儿无性别差异，常见的临床表现有匀称性矮小不伴有畸形，消瘦，纤弱，腹部脂肪堆积，食欲一般，三角脸，小下颌，性发育异常，骨龄往往中度延迟（约2岁）。

164. Russell-Silver 综合征患儿有哪些临床表现？

Russell-Silver 综合征表现为不对称身材矮小。男女均可患病，出生体重低，身材矮小，常伴有多种畸形或发育异常，如半身肥大，两侧不对称，亦可仅仅累及颅骨、脊柱或部分肢体；高额，宽眼距，口角下垂，皮肤血管瘤，颅面骨发育异常，小脸，三角脸，第五指短小弯曲，并指，个别也有精神发育迟滞，智力低下，肾功能异常，尿道下裂，皮肤色素沉着，低血糖，Wilm's 瘤等。

165. 小于胎龄儿的发生率是多少？

小于胎龄儿并不少见，国外报道小于胎龄儿发生率在 4.5% ~ 10%。我国南方 6 省统计，1986 ~ 1987 年发生率为 7.5%，同期广州的发生率为 13.4%，上海 1987 年报道的发生率为 9.2%。小于胎龄儿中约 15.0% 者长大后身材矮小。此外，初产妇所生婴儿为小于胎龄儿的发生率明显高于经产妇；经济贫困人群的发生率比富裕人群高 70.0% 等等。我国每年出生约 2000 万新生儿，如按 7.0% 的发生率计算，每年将有 21 万小于胎龄儿可能发展为矮小患儿。由此可见，每年有那么多的儿童，由于矮小影响了他们的生命质量，也给成千上万的家庭带来了精神负担。

166. 小于胎龄儿和母亲孕期营养有关系吗？

孕母的营养状况与新生儿出生时的体重关系非常密切。如母亲营养不良，不仅影响胎儿体格的生长发育，还对其智力发展有不利影响。1929 年，菲律宾一项研究发现，营养良好的孕母所生低体重儿的发生率为3.2%，营养中等的孕母所生低体重儿发生率为11.0%，营养差的孕母所生低体重儿发生率为31.0%。上海儿科研究所发现25%的小于胎龄儿是由于孕母偏食、严重孕吐而少食，或因居住偏僻山区缺少营养造成。近年来，有关微量元素的研究发现，如果小鼠怀孕期间的食物缺乏锌时，对胎鼠发育有严重影响，出生体重只有正常的一半。此研究提醒我们孕母的食物中如果缺乏锌，也可能是生产小于胎龄儿的原因。因此，为了预防生一个小于胎龄儿，母亲在孕期中，一定要重视合理均衡的营养。

167. 小于胎龄儿的常见原因还有哪些？

通过对临床资料的积累和总结，以及实验研究，人们发现除了营养因素外，还有许多导致小于胎龄儿的原因。孕母身材矮小可能会导致小于胎龄儿。有研究发现，小于胎龄儿组母亲的身高平均为156厘米，而正常新生儿组的母亲身高平均为161厘米。

多胎妊娠常常产生小于胎龄儿，双胞胎和三胞胎的个子较小。有时双胞胎中，一个体重正常，而另一个为小于胎龄儿。这可能是因胎盘供血不平衡所致，供血多的个子大，供血少的个子小。

慢性宫内缺氧也是引起小于胎龄儿的重要原因。如孕母28周前阴道流血，有严重的妊娠期高血压疾病，严重糖尿病有血管病变者，慢性心血管或肾脏疾病等，以及地处高原或吸烟（每日5支以上），均可使胎盘血流量减少、胎儿慢性缺氧和营养不足，造成胎儿生长不良，出生时个子小。

胎盘或脐带异常也影响胎儿生长。胎儿营养和氧气由胎盘和脐带血液供应，如果胎盘有血管瘤、小胎盘或胎盘发育不良，胎盘血管阻塞，脐带血管异常，子宫血流量不足等均可影响营养和供氧而导致胎儿宫内生长迟缓。

宫内感染是引起胎儿生长迟缓的另一重要原因。病原体从孕母经子宫颈或血流等渠道侵犯胎盘，引起炎症，进一步侵犯胚胎或胎儿，造成胎儿发育减慢和畸形。各种病毒（如风疹病毒、巨细胞病毒、疱疹病毒、柯萨奇病毒、孤儿病毒和乙型肝炎病毒等）以及弓形虫（与犬和猫接触传染）等都可以引起小于胎龄儿。此外，某些染色体畸变、遗传和先天性疾病等也可使孩子出生时个子矮小。

168. 如何预防小于胎龄儿身材矮小和智力低下？

小于胎龄儿出院以后，父母应如何促进他们加速生长，赶上正常同龄孩子，防止他们以后矮小和智力低下呢？

（1）加强营养和护理　小儿出生后，年龄愈小身高增长愈快。正常婴儿在生后头 6 个月能增长 18～19 厘米，第一个月长 6～7 厘米。小于胎龄儿是由于宫内营养不良所致的瘦小，出生后如果营养充足，会比正常婴儿长得更快，此种现象称为“追赶生长”现象。这种追赶生长在头 2 年里是否充分，与孩子以后的个子是否矮小有密切的关系。如果此时间内未能赶上正常水平，则至成年时身材较矮。生后营养对大脑的生长也非常重要。动物实验显示，在宫内营养不良而出生后营养丰富，大鼠的脑细胞只减少 15%；在宫内营养不良且出生后继续营养不良的大鼠脑细胞减少 60%。宫内营养充足而生后营养差的大鼠，脑细胞也减少 15%。这充分说明生后营养和宫内营养同等重要。婴儿出生后，加强喂养和护理，对预防矮小和智力低下更为重要。小于胎龄儿吃奶量相对要多一些，只要孩子的胃肠能接受，应尽量多吃奶，每千克体重要获得的热能比正常儿多 1/5～1/3。只有吃得多才能长得快，弥补胎儿期的营养不足。母乳是最理想的食品，容易消化吸收，且有天然的免疫力作用，使婴儿少生病。

（2）锌的供应　小于胎龄儿血锌的含量明显低于正常，补锌有利于提高小儿的食欲，促进小儿的生长。从出生到 6 个月，每天补锌 3

毫克。如果用0.2%的硫酸锌，每天需6毫升（分2～3次口服）。

（3）婴儿按摩和体操　有利于促进营养的吸收和利用，使体重增长加快。父母给婴儿按摩，通过增加皮肤接触加强亲子交流，有利于婴儿的智力发育。

（4）早期教育　从新生儿开始给予丰富的刺激如视、听和皮肤触觉等刺激，进行智能训练，以促进大脑发育，预防智力低下。

169. 小于胎龄儿矮小儿童可以用生长激素治疗吗？

小于胎龄儿的生长激素水平无论正常与否，用生长激素治疗都会有效。相关研究早在20世纪60年代就已经开始了。目前认为，它的治疗效果肯定可以加快小于胎龄儿的生长。1966年，北欧和西欧报道有230名小于胎龄儿接受生长激素治疗2年后，其生长速度增加约1倍。持续治疗4年后没有出现任何副作用。骨龄不加快增长，说明不会影响小儿的生长潜力。

当前治疗方案中生长激素起始用量为每千克体重0.1～0.15单位，皮下注射，每天一次。开始治疗的年龄愈小，治疗的剂量愈大，则效果愈好。治疗可持续到身高达正常水平。

170. 什么是特发性矮小症？

孩子身材矮小，可以由一些“经典”的疾病原因导致，如生长激素缺乏、甲状腺功能低下、骨骼发育障碍、特纳综合征、性早熟、中枢神经系统疾病、慢性器质性疾病等。如果排除了这些疾病，孩子的身高仍处于同种族、同年龄、同性别人群平均身高的第3百分位以下，则称其为特发性矮小症（idiopathic short stature）。这种不伴有潜在疾病状态的矮小，是矮小孩子们中最常见的类型。

这种孩子出生体重和身长均正常，体态匀称，身高在第3百分位以下，生长速度可以近似正常儿童或偏缓，且人生长激素（hGH）激发后峰值>10毫克/毫升（0.47纳摩/升），一般实验室检查均无异常发现，染色体核型分析均正常。

171. 特发性矮小症患儿该如何治疗?

特发性矮小的孩子虽然体型匀称，发育都很正常，但“矮人一等”终究令孩子和父母感觉不“爽”。那这种“不是病的病”需要治疗吗?该怎么治呢?

和病理性矮小不同，特发性矮小没有明确病因，因此不能像治疗病理性矮小那样通过纠治原发病来改善身高，也不能单纯通过补充营养物质或理疗来治疗。因此，首先告诫家长朋友们，不要“病急乱投医”，轻信各种广告和偏方，须到正规医院就诊。

目前，使用生长激素是特发性矮小的首选治疗方法。国内外最新临床研究表明，在骨骺闭合之前（小于13~15岁），通过长期注射生长激素，可以使特发性矮小的孩子加快长个儿的速度。越早治疗，身高追赶效果越好，坚持治疗4~5年，可以使成年后身高增加4~6厘米。生长激素替代疗法在使孩子身高增长的同时，不会使骨龄加快或使骨骺提前闭合，因此是比较安全的。当然，由于存在个体差异，孩子最终达到的成年身高有多少是因人而异的。生长激素替代疗法的缺点是较为昂贵，长期使用费用较大，因此是否采用，要根据家庭意愿和经济条件而定。

除了药物治疗外，一般治疗也很重要，比如充足均衡的营养摄取，加强锻炼，提高自身抗病能力，睡眠充足，保证精神愉快等等。矮小的孩子容易产生自卑心理，因此家长和老师们须给予这些孩子充分的心理支持，提高他们的自信心。同时他们能在周围人的关怀中感受到：“尽管我矮，但我很快乐”!

172. 目前对于特发性矮小症的治疗存在哪些争议?

美国 FDA 已经批准特发性矮小症为 hGH 治疗的适应证，但是不同的医疗中心报道的疗效不一致。

目前认为特发性矮小患儿开始治疗的年龄较小，剂量较大，每周注射次数多而且疗程较长者效果较好，但也需要注意骨龄的成熟以及青春发育进程的快慢等因素对最终获得的终身高的影响。由于特发性矮小病因复杂，常规技术难以确切诊断，更未能预测个体在治疗中对 hGH 治疗的敏感性，因而大剂量、长疗程的治疗原则仍存在某种盲目性，同时临床上为了追求疗效，剂量往往超出常规，可伴血清 IGF-1 水平显著升高，而长疗程的治疗发生恶性疾病、诱发胰岛素抵抗、糖尿病和高血压的风险增加。

美国 FDA 强调 rhGH 治疗特发性矮小适应证的范围为严重的矮小，身高低于 −2.25SD 并严格排除其他已知病因者，对身高 −2SD，终身高预测也在 −1.5SD 以上的偏矮儿童，为追求形体美而主观要求改善身高采用 rhGH 治疗者，则认为属于 rhGH 滥用。

另外有研究者报道特发性矮小患者在青春期前开始 rhGH 治疗，身高明显增高，但是青春期开始后继续治疗则无益于改善其身高。因此临床医生应慎重选择 rhGH 治疗非 GHD 矮小症的适应证，应该注意要遵循自愿、无害、有效和公正的原则来决定是否用 rhGH 治疗，并密切随访用药的安全性以及副作用及由此可能会给患者带来的社会和经济负担，更有必要评价 hGH 治疗的疗效/价格比，方能避免临床决策出现失误。

173. 神经性厌食患儿常有哪些临床表现?

神经性厌食症多见于青春发育期少女，引起的原因尚不完全清楚，可能与下丘脑功能异常有关。患者开始并非厌食，而是由一种病态心理所支配，为了追求苗条，担心肥胖，于是采用主动节食、诱发呕吐、服用泻药或过度运动的方法导致体重下降过快，往往使体重降至标准的25%以上，以致出现病态。临床表现为极度消瘦、血压、体温偏低、皮肤干燥、毛囊角化、毳毛增多、闭经等。由于严重的营养不良，不仅使患儿的月经受到影响，甚至生长发育也呈现明显的障碍，如果厌食症得不到及时的治疗和心理疏导，那么患儿最终的成年身高将明显低于预期值。

174. 如何治疗神经性厌食症?

对神经性厌食症应采取综合治疗，包括心理治疗、营养护理等。

(1) 争取患者的合作　医务工作者包括营养师的态度要热情、和蔼、乐观，以便帮助患者解除顾虑，纠正不良的进食行为。

(2) 与患者协商制定食谱　由于患者长期不正常进食造成胃肠蠕动减弱、消化酶受到抑制，开始进食时饮食内容应以清淡、少油腻、易消化为主，并避免选用胀气食物，如牛奶、干豆、硬果、生萝卜等。但要多选择一些富含蛋白质和无机盐、维生素的食物，如鱼、鸡、蛋、肉、豆制品以及新鲜蔬菜、水果等，使患者吃上“一口”即能获取丰富的营养。

(3) 采取少量多餐的进餐方式　逐渐增加饮食进量，以保证营养摄入量能满足机体消耗，增进营养。万勿操之过急，否则易使患者出现上腹饱胀感而停止进食。对于极度营养不良患者，进行经肠或经口营养治疗时应注意循序渐进，一次摄入过多可能发生过度喂养综合征，而带来极其不利的影响。

（4）记录营养摄入日记　内容包括每日进食的时间、地点、食物名称、自我感觉。根据记录可帮助患者选择更适合、更有丰富营养的食物，有利于改善病情；根据患者体重的变化情况，制定增加体重的方案。如果体重增长缓慢，可以适量减少患者的活动量，以减少热能的消耗。体重增加是对患者极好的鼓励；对于严重营养不良危及生命者，可以采取胃肠外营养、胃肠内营养单独使用或与膳食营养进行配合，逐步过渡至以经口进食为主。胃肠外营养只适用于短期使用，不能长期作为营养供应的惟一入径。

第四部分　导致矮小症的常见疾病

175. 甲状腺功能减低症是怎么一回事?

甲状腺功能减低症是由于甲状腺产生甲状腺激素不足引起的。甲状腺位于人颈部前面中央，呈蝴蝶形状，大多数正常人的甲状腺不突出于颈部皮肤，所以从外表看不见。甲状腺在垂体促甲状腺激素（TSH）的作用下制造甲状腺激素，并释放到血液。甲状腺激素包括甲状腺素（T4）和三碘甲状腺原氨酸（T3）。甲状腺激素调节人体的正常活动，对小儿体格生长、智力发育起着极其重要的作用。一旦血液中的甲状腺激素含量低于正常，身体的正常发育和生理功能就会发生异常，引起一系列的临床症状，这就叫做甲状腺功能减低症（甲减）。

临床上经常会碰到有的家长发现自己的孩子近 1 ~2 年没有长个，或只长了 1 ~2 厘米，就诊后检查发现是甲状腺功能减低。为什么这些孩子生后头几年不发病，到儿童期才发病呢？这是因为这些患儿甲状腺组织发育不良并不严重，他们的甲状腺尚能产生一定量的甲状腺激素，在幼年时还能满足身体的需要。但随着年龄增大，对甲状腺激素的需要量也增大，甲状腺激素供不应求，从而出现甲减症状。这些症状中，最容易引起人注意的是生长缓慢，其他甲减的表现如面容和外观均不明显。初期智力影响比较小，如果孩子学习很努力，学习成绩仍然可以保持优秀。如抽血检查发现FT4（游离T4）下降而TSH升高即可确诊原发性甲减。应用甲状腺素治疗后，生长速度立即增快，效果很好。

176. 甲状腺功能减低症患儿有哪些类型？

甲状腺激素在产生过程就像一条流水线，有很多生产环节和程序。甲状腺合成需要的原料主要是酪氨酸和碘，前者是由身体自身制造，后者必须由体外供应。此外，每个生产程序还需要某种特殊的酶。因此，以上任何一个环节出故障，或原料不足，或缺少某种必需的酶等，都会使甲状腺激素合成障碍。根据甲状腺功能减低症（甲减）产生的原因不同，分为不同类型：

甲状腺本身的原因所致的甲减包括：

（1）先天性原因引起者，如甲状腺不发育、发育不良或异位，致使甲状腺激素产生不足。

另外，先天性缺乏甲状腺激素合成过程中的某种酶，致使甲状腺激素合成过程受到障碍。以及慢性淋巴细胞性甲状腺炎和肿瘤等使甲状腺组织受到破坏而引起甲减。甲状腺功能亢进的患儿，在药物治疗和手术后也能引起甲减。

（2）下丘脑－垂体性甲状腺功能减低症　垂体分泌促甲状腺激素（TSH）促进甲状腺分泌甲状腺激素；垂体的分泌功能又受下丘脑分泌的促甲状腺释放激素（TRH）的控制。当这些器官发生TSH和

TRH 不足时，也可引起甲减。

（3）地方性克汀病　这种病发生在某些缺碘的地区，是因为甲状腺合成不足引起的甲减。

177. 甲状腺功能减低症常见吗？

甲减临床上并不少见。因疾病的类型不同，它们的发生率也有不同。

（1）原发性甲减　据上海报道，其发生率为1/17000。北京市儿童医院在过去30年中发现365例患儿，占内分泌患儿的3%。日本报道为1/5500，欧美各国为1/3800～1/4000。

（2）地方性克汀病　发生率随地区不同，如沿海地区和大城市几乎没有，离海远的省和边远山区发生率比较高，如青海和贵州1974年发生率为33.9%，经3年食盐加碘后，发生率降到9.7%。在严重缺碘地区新生儿可有50%甲状腺肿大，甲减发生率为3%～15%。

（3）下丘脑－垂体甲状腺功能减低症　发生率为1/5万～1/10万。

178. 何谓“呆小病”？

矮小程度比较严重的孩子，同时表情呆滞，眼睛无神，“大舌头”，流“口水”，面容蜡黄，皮肤干燥，怕冷，腹胀，粪便干结，就要考虑呆小病的可能，但是常常有些父母并不当回事，认为孩子主要是由于喂养不当或者营养不良，结果错过了最佳治疗时机。实际上呆小病是由于患儿体内甲状腺激素分泌不足或者激素的分泌量虽然足够，却不能发挥正常生理效应造成的内分泌疾病，这又称为“甲状腺功能减退性矮小症”。呆小病可分为地方性和散发性，前者与地方水土中缺碘有关，后者与孕妇自身甲状腺功能减退有关。

179. 新生儿先天性甲状腺功能减低症筛查是怎么一回事？

先天性甲减患儿中绝大多数在出生时没有任何异常表现，即使有表现，多数也不是甲减所特有的，不容易与其他常见新生儿疾病区分，因此难免延误诊断。先天性甲减如果发现和治疗晚了，可引起不可逆的智力低下。如果甲减能在新生儿期得到诊断并开始治疗，患儿在体格和智力上完全可以达到正常人水平。因此，发达国家20世纪70年代初就开始了新生儿筛查。我国上海在80年代也开始了新生儿筛查，继而在天津和北京也开始了此项工作，今后将在全国推广实施。

新生儿筛查方法很简单，新生儿出生后数天内，由医护人员在小儿足跟上用针刺一下，挤出一滴血，吸在专用的吸水纸上，送到筛查中心实验室做甲状腺功能检查。如果发现有问题，通知家长带孩子来做第二次检查。第二次取静脉血查T4和TSH。如果T4低于正常或TSH高于正常，就可以确诊为先天性甲减。一旦确诊应立刻开始治疗。

家长应如何配合呢？首先，家长应为孩子争取筛查机会，如果通知复查，应主动到筛查中心复查。如确诊为甲减，要配合医生给孩子按时服药。服药期间要定期复查T4和TSH，根据实验室检查结果调整药物剂量，力争在服药2~3周内，使T4和TSH达到正常。因为出生后头两年的治疗，对预防智力低下非常重要。所以，家长必须重视这项筛查，如果发现甲减，应积极配合治疗，以确保您的孩子聪明健康地成长。

180. 新生儿甲状腺功能减低症有哪些临床表现？

以下10种情况需要引起家长的重视：

（1）过期产　孕42周以后出生，并在孕期胎动少。

（2）前后囟门大　正常新生儿95%出生时后囟门已关闭。甲减的新生儿前囟门可达4厘米×4厘米，后囟门大于0.5厘米×0.5厘米。出生时体重比较重，而身长和头围正常。

（3）胎便排出缓慢和便秘　正常新生儿在出生后10～12小时开始排出胎便，而甲减新生儿开始排胎便晚，经常便秘，排便2～4天一次。

（4）多睡少动　新生儿大多每天睡14～17小时，醒来时还睁眼注视大人的脸或玩具，听到声音会转头倾听，四肢有一定活动。甲减新生儿睡眠增多，面部表情呆滞，活动很少。

（5）黄疸延长　正常新生儿在生后2～3天出现黄疸，一般持续一周后消失，称为生理性黄疸。甲减新生儿黄疸可延长，时间可达3周以上。

（6）喂养困难　吸吮无力，喂奶困难，经常腹胀，吃得少。

（7）体温低、四肢凉　体温常常在35℃以下，皮肤有紫花纹，手足发凉。

（8）脐疝　脐部突出一个肿块，压之复原，如桃核大小或更大。

（9）呼吸困难　由于舌头大且厚，呼吸道有黏液水肿，可致鼻塞和气道不通畅而呼吸困难。

（10）甲减面容　甲减患儿常常表现为特殊面容，有经验的大夫常可据此就作出大致的判断。患儿的面容看起来稍显呆傻，表情较少，面部水肿，眼睑水肿，眼裂较小，眼睛无神；两眼距离比正常儿宽；鼻梁低平，嘴唇厚，舌头因肿大显得又宽又厚，常常伸出口外；

面色较苍黄，皮肤粗糙较干；头发稀疏干燥、脆弱和无光泽，前发际低。以上典型的甲减面容不是每名患儿都有，而且如果病情较轻或得到及时治疗后也会恢复正常。

不是每个新生的甲减患儿都有上述全部表现，只要有其中几种表现，就应该怀疑，并到医院检查。尤其要指出的是，有些甲减患儿在新生儿期没有异常，到婴儿期逐渐出现上述的一些症状，也应引起家长的重视。只要有可疑，应去医院检查 T4 和 TSH，以便及早确诊或排除这种疾病。

181. 为什么甲状腺功能减低症患儿怕冷？

甲减患儿经常穿较多衣服，即使夏天也不怕热，手足凉，冬天更是特别怕冷。这是因为甲状腺激素有促使身体产生热量的作用。甲减患儿血中甲状腺激素水平低，基础代谢率降低，耗氧减少，体内产热减少，人就怕冷，很少出汗，同时心率减慢，血压偏低，肌肉无力，肌张力低下。

182. 孩子们便秘会是甲状腺功能减低症吗？

甲减患儿一般都有便秘症状，但有便秘症状的儿童不一定有甲减。孩子们出现便秘时要及时检查便秘的原因，除外甲减的可能。

为什么甲减患儿会便秘呢？甲状腺功能减低时，食欲不好，肠蠕动减慢，引起腹胀和便秘，排便 2～4 天一次，比较干燥。

甲减患儿有便秘时应和小儿巨结肠区别，笔者曾经碰到过因小儿甲减合并严重便秘被误诊为巨结肠而做了手术的病例，因此要引起重视。小儿巨结肠发病较早，生后有腹胀、便秘史，智力正常，血 T4 和 TSH 检测结果正常。

183. 为什么甲状腺功能减低症患儿智力低下？治疗后会恢复吗？

甲减患儿智力发育迟缓，运动发育滞后，认识和语言能力也差，表现为坐、爬和走较迟，智力低下，学习困难。如果甲减发病早，治疗晚，将对患儿的生长和智力发育造成严重影响，如在2岁后治疗，智力损伤则不可能完全恢复，不过患儿的体格生长发育还能赶上正常水平。

为什么甲减患儿治疗不及时，智力障碍不可逆呢？因为在妊娠后期至生后2～3年内，甲状腺激素对中枢神经系统的发育有决定性意义。中枢神经系统发育对甲状腺激素的这种依赖将持续到出生后2年左右，而生后半年更为重要。甲减发生愈早，脑损伤愈重，若在生后2年中延误治疗，可产生不可逆的智力障碍；如发生较晚，经治疗后智力缺损尚有可能改善。

发生后疾病所致甲状腺激素缺乏，虽然神经系发育正常，智力正常，但会发生记忆力减退，思维能力和反应能力迟钝等现象。治疗后，这些症状均可消失，完全恢复正常。

184. 甲状腺功能减低症患儿为什么会矮小和生长缓慢？

甲减小儿出生时身长和体重可都正常，但出生后长得很慢。由于生长缓慢，患儿进食较少，可出现腹部胀大、大便秘结等情况，常被误诊为喂养不当、营养不良等，如果不治疗，体格生长发育和正常孩子比较将更显矮小，差距愈来愈大。身高差别可达4～6年，即12岁儿童相当于5～6岁正常儿童的身高。甲减患儿的身材还有一个特点：由于缺乏甲状腺激素，四肢长骨生长欠佳，四肢相对较短，躯干相对较长，手指和足趾粗短像铲形。

为什么甲减患儿生长缓慢和矮小呢？因为甲状腺激素对人身体生长是不可缺少的。生理剂量的甲状腺激素对组织的分化、发育和成熟的作用十分重要。甲状腺激素和生长激素在促进生长发育方面，具有协同作用。如果缺乏甲状腺激素，生长激素的促进生长作用就会减弱。所以垂体矮小症在使用生长激素治疗时，要定时检查甲状腺功能，如降低应及时服用甲状腺激素。另外，甲减患儿还可出现青春发育延迟，而这进一步拉大甲减患儿与正常儿童的身高的差距。

185. 为什么甲状腺功能减低症患儿面色发黄、皮肤肿胀？

甲减患儿面色蜡黄，常常被误诊为营养不良性贫血。为什么甲减患儿面色蜡黄呢？这是因为甲状腺激素能促进胡萝卜素转化为维生素A，并促使维生素A生成视黄醛。甲减患儿由于甲状腺激素缺乏，胡萝卜素不能转变为维生素A，使血中胡萝卜素增加，形成胡萝卜素血症，皮肤表现为黄色，手掌和足底发黄。同时维生素A不足还使得皮肤粗糙，毛囊角化。此外，甲减时患儿促红细胞生成素不足，使红细胞生成减少导致贫血。贫血也是甲减患儿面色苍黄的另一原因。

甲减时身体的细胞间液增多，并聚集了大量的白蛋白和黏蛋白，患儿表现为颜面及四肢肿胀，手指压迫后不出现凹陷，为黏液性水肿。

186. 甲状腺功能减低症患儿甲状腺会肿大吗？

先天性甲减中约90%是因为先天性甲状腺发育不良或不发育引起的，这类患儿没有甲状腺或只残存一部分，因此，他们不可能有甲状腺肿大。

甲状腺异位，是先天性甲减的又一原因，甲状腺在胚胎发育过程中，逐渐下降到正常位置。如果在发育过程中移行发生停滞，不能移行到正常位置时，则出现甲状腺异位，常见的异位位置在舌下面和舌根部等。异位影响甲状腺的正常发育，不能分泌足量的甲状腺激素而导致甲减。所以，在口腔至胸骨之间中线部位肿瘤切除应慎重，要排除异位甲状腺的可能。

先天性甲状腺激素合成障碍的患儿，可有甲状腺肿大，称为甲状腺肿大性甲减。发生甲减的原因是甲状腺激素合成过程中缺乏一种酶，导致其合成过程受阻，甲状腺激素水平降低。垂体分泌更多的促甲状腺激素（TSH），促使甲状腺细胞增生并分泌更多的甲状腺激素，从而出现甲状腺肿大。常见的有以下 5 种缺陷：①甲状腺摄取后转运碘障碍；②过氧化酶缺乏导致酪氨酸碘化缺陷；③碘化酪氨酸偶联酶缺陷；④脱碘酶缺陷；⑤产生异常的含碘蛋白质。此外，缺碘地区由于碘不足引起甲减的患儿和继发性淋巴细胞性甲状腺炎的甲减患儿中，部分可有甲状腺肿大的表现。

187. 先天性甲状腺功能减低症患儿还有什么特殊临床表现？

除了前文所述之外，先天性甲减还可以有以下特殊表现：

（1）耳聋　先天性耳聋，同时伴有甲状腺肿大。

（2）肌肉肥大　可有腓肠肌、前臂肌、背下方肌群假性肥大，多见于病程长、未经治疗的患儿。甲状腺激素治疗 10 天左右开始变软缩小。

（3）性早熟　有的女童患儿，8 岁前即出现乳房增大、分泌乳汁和月经来潮等真性性早熟的表现。

（4）高血钙及骨质硬化　可在胚胎期出现骨硬化，严重者有大理石样骨的X线表现。

（5）下丘脑－垂体甲减者，还可伴有其他激素缺乏的症状　合并生长激素缺乏症可表现身材矮小；合并促性腺激素缺乏者，可表现为性征不发育；由于颅内肿瘤引起者，可有头痛、呕吐、视力障碍等症状。

188. 地方性克汀病有什么临床特点？

地方性克汀病和地方性缺碘有关，多出现在地方性甲状腺肿流行区。该病的病因是胚胎期和出生后早期的缺碘与甲状腺激素功能低下所造成的大脑发育分化障碍。

地方性克汀病和先天性甲减表现不完全相同，有以下几种临床类型：

（1）神经型　身高低于正常，甲状腺肿占15.3%，多数为轻度肿大，中度和重度智力低下占80.6%，表情淡漠、聋哑、有精神缺陷、痉挛性瘫痪，眼睛多有斜视，可伴有神经肌肉运动障碍，走路不稳，步态蹒跚，膝关节屈曲。神经检查可不正常。这些患者没有明显的甲减症状，用甲状腺素治疗无效。

（2）黏液性水肿　有严重甲减的表现，可有典型甲减面容如鼻梁低、舌大伸出口外、颜面水肿、表情呆傻。便秘和全身黏液性水肿较突出。智力减低较轻，有的能说话。矮小明显，生长迟缓。甲状腺肿大占28%。性发育明显较晚和缓慢。有些患者呈家族性发病，即一家族有多人发病。甲状腺素治疗有一定效果。

（3）混合型　多数患者是神经型和黏液性水肿表现同时存在。

早期诊断地方性克汀病要注意以下几个方面：

（1）患者必来自缺碘甲状腺肿流行区。

（2）临床有精神神经障碍，表情呆板，语言发育迟缓，听力障碍，甚至有颅神经异常。

（3）甲状腺功能检查，血T4低，TSH增高。

（4）骨龄落后，头颅骨、骨盆、股骨头骨骺可见点彩样改变。

189. 儿童淋巴细胞性甲状腺炎有什么临床特点？

慢性淋巴细胞性甲状腺炎是儿童和青少年甲减的最常见原因。该病是一种自身免疫性疾病，表现为甲状腺肿大，质地较韧，表面不平呈分叶状或囊性感。这些患儿除甲状腺肿外，一般没有其他症状。实验室检查甲状腺自身抗体为阳性。甲状腺自身抗体有两种：抗甲状腺球蛋白抗体和抗甲状腺过氧化物酶抗体。两种抗体同时测定，阳性率可高达95%。

慢性淋巴细胞性甲状腺炎早期有淋巴细胞增生，淋巴滤泡形成，然后出现淋巴细胞和浆细胞在滤泡间浸润，最后淋巴滤泡出现萎缩和纤维化。甲状腺组织逐渐萎缩和纤维化，逐渐影响甲状腺激素的产生，有60%的人会发展为甲减。

因此本病患儿要同时检查甲状腺功能，并定期复查。少数可出现一过性甲亢，即检查甲状腺激素水平高于正常，出现怕热、出汗、心率增快等甲亢症状，但最后引起甲减。有时检查甲状腺功能暂时正常，随着病变进展逐渐出现甲减症状。此外，因为慢性淋巴细胞性甲状腺炎患儿的甲状腺可以不肿大，故儿童和青少年发现甲减时，应同时查抗甲状腺抗体。

慢性淋巴细胞性甲状腺炎本身不需要治疗，除非甲状腺肿大严重者，可服用甲状腺素治疗。但出现甲减时，应及时诊断和治疗，以免影响患儿身高增长和智力发展。

190. 甲状腺功能亢进症孕母用抗甲状腺药治疗会引起新生儿甲状腺功能减低吗？

孕母服抗甲状腺药物，对胎儿有什么影响呢？抗甲状腺药物有卡比马唑（甲亢平）、甲硫咪唑（他巴唑）、甲基硫氧嘧啶和丙基硫氧嘧啶。这些药物均能通过胎盘，其中，丙基硫氧嘧啶通过胎盘的比率相对较小，对胎儿的影响也相对较小。药物通过胎盘进入胎儿体内，抑制胎儿的甲状腺激素的合成，因胎儿的代偿作用，甲状腺会增大，试图分泌更多甲状腺素补充不足；如果仍然不能满足需要时，将导致先天性甲减。同时，这些孩子因为甲状腺肿大，胎位不正可引起难产。这类新生儿出生后要立即检查甲状腺功能，发现甲减，立即治疗。甲亢孕母所生的婴儿也可能发生甲亢或一过性甲减以后变为甲亢。虽然以上这些情况都不多见，但都需要通过甲状腺功能的检查得到确诊，及时对症治疗。

191. 如何确诊甲状腺功能减低症？

有生长缓慢和智力低下等典型表现，结合其他病史特点，临床即可高度怀疑患有甲减，但甲减的确诊需要一些相关的化验结果。

（1）原发性甲减（病变在甲状腺）　①血清 T4 低于正常；②血清 T3 水平在轻症不低，重症可降低；③血清 TSH 升高 >10 微单位/毫升（μIU/ml）（正常值 <5 微单位/毫升）。如果 TSH 在 4～10 微单位/毫升，表示甲状腺储备功能降低。

以上三种检查中 TSH 最敏感。如果 T4 正常而 TSH 增高，表明甲减病情较轻，能通过垂体代偿性增加 TSH 分泌，促进甲状腺分泌 T4，使血中暂时维持正常水平。

为了确定先天性甲减的原因，可先做 ^{99m}Tc 扫描或 ^{131}I 扫描，检查甲状腺组织是否存在，并可显示甲状腺组织有无、大小、形状、是否存在异位及异位甲状腺的位置。^{99m}Tc 放射性较小，对患儿无害；过去用^{131}I，但其有较强放射性，患儿禁用。

（2）下丘脑－垂体引起的甲减　①血清 T4 水平低于正常；②血清 T3 在轻症不低，重症可降低；③血清 TSH 正常或降低。

为了确定病变是在下丘脑还是在垂体，可做 TRH 兴奋试验，注射 TRH 后，如果 TSH 增高，说明病变在下丘脑，如果注射后不增高，则病变在垂体。

（3）其他　当 T4 低，TSH 正常时，要除外先天性甲状腺结合球蛋白（TBG）缺乏症，甲状腺结合球蛋白缺乏症是一种性连锁遗传病，发生在男性。因为 T4 大部分和 TBG 结合，如 TBG 不足时，T4 可降低，但游离 T4 是正常的。这时测定血 TBG 或血清游离 T4 即可确定。

192. 甲状腺功能减低症患儿拍骨龄片有什么意义吗？

小儿骨骼的生长部位，主要是骨骺端的软骨。软骨骨化过程，自胎儿期开始，直到成年才完成。正常小儿的成骨中心，按年龄而出现，并随年龄而变化，也随年龄而闭合，有一定的规律可遵循，因此通过 X 线检查成骨中心的多少以及骨骺部位的接合情形，可测定骨骼的发育年龄。

一般来说，一岁以内照膝关节片，看股骨远端和胫骨近端骨化核。一岁以上则拍手部和胸部 X 线片，6 岁以上拍手、腕和肘部等处，观察骨化核情况。甲减患儿个子矮小，骨骼发育特别缓慢，骨化核出现延迟，骨化中心呈斑点状，半月形骨塑性不良，干骺端呈波浪状。骨龄落后是甲减患儿的特征之一。

193. 甲状腺功能减低症患儿拍蝶鞍片有什么意义吗？

小米今年7岁，怕冷、便秘以及头痛约2年，在外院行CT检查，发现垂体明显增大，被误诊为垂体腺瘤，要求行手术治疗，家长为进一步明确诊断，来到我院就诊。经相关的激素检查和鞍区核磁（MRI）增强检查发现仅仅是甲减所致垂体代偿性增生。经甲状腺替代治疗6个月后，复查鞍区MRI发现垂体大小已经恢复正常了。甲减患儿的垂体可代偿性增大。有的患儿可观察到颅骨有颅间骨的存在和颅缝裂开等现象。另外，对于儿童期开始生长缓慢的患儿，影像学检查还可以同时了解垂体部位有无肿瘤，因为垂体肿瘤可使蝶鞍扩大和变形，骨质破坏或出现钙化灶。

194. 甲状腺功能减低症患儿还可能有哪些代谢指标不正常？

甲减患儿除了在激素水平异常外，还可以存在一系列代谢指标异常：

（1）血脂指标如胆固醇和三酰甘油增高　因为甲状腺激素能促进脂肪水解和胆固醇降解，所以当患儿体内甲状腺激素不足时，会出现胆固醇和三酰甘油的增高，特别是胆固醇水平的升高。

（2）血糖降低　甲状腺激素对血糖的吸收、合成及利用都有影响。甲状腺激素有增强肾上腺激素的作用，促进肝糖原的分解，使血糖升高。所以甲减时血糖降低。

（3）基础代谢率降低　甲状腺素有刺激物质氧化，增加耗氧和产热的作用。甲减时这些作用减少，基础代谢率降低。

195. 甲状腺功能减低症能完全治好吗？

甲减是由于甲状腺激素不足引起的，一旦确诊，用甲状腺激素治疗有显著效果。治疗后身高增长加快，开始头1～2年有追赶生长现象，比正常生长速度更快。如果治疗前每年长2～3厘米，用药后第一年可长10厘米左右。如果患儿用药后生长速度改善不够明显，则需要进一步检查除外有无其他激素如生长激素等的缺乏。

因甲减出现的症状如怕冷、便秘和水肿等，2～3周内即可消失，面容逐渐恢复正常，鼻梁慢慢增高，对周围环境由迟钝变为灵敏，给人面目一新的感觉。如果甲减在2～3岁以后发病，诊断治疗及时，患儿的智力和生长发育完全可以赶上正常水平。

但是，如甲减发病早，出生后即存在，治疗早晚和智力发育的关系很大。研究证明，新生儿筛查发现的患儿，生后一个月就开始治疗，6岁时智商正常；3个月内开始治疗者，智商约为89；6个月内治疗者，智商约为70；7个月以后治疗者，智商则仅为54。就是说治疗开始愈晚，智商愈低，但身高增长仍可达到正常水平，但是治疗太晚了，成年身高仍然比正常人矮。

196. 甲状腺功能减低症患儿应怎么治疗？

不论是哪种原因引起的甲减，都需要用甲状腺素制剂治疗。严重患儿，由于全身黏液性水肿，开始用全量可引起急性心功能不全，有一定危险。因此开始剂量减低至上述量的1/4，每天加1/4，直到用足需要的剂量。

左甲状腺素钠每片100微克，相当于甲状腺片60毫克。左甲状腺素钠的用量用法：新生儿剂量：每天每千克体重10～15微克，每天用37.5或50微克；婴幼儿剂量：每日每千克体重6～8微克，较大儿童每日每千克体重4微克。都是每天口服一次。

除服药外，治疗初期应加用维生素B和维生素C等，目的是为了适应因代谢增快对维生素需求增加。

治疗后患儿生长加快，食量增加，需要摄入足够的热量和含丰富蛋白质的食品以及各种蔬菜和水果等。还要补充含铁钙食物，为了骨生长加快的需要，可补充鱼肝油，每两日一粒（每粒含维生素A 10000单位，维生素D 1000单位）以及元素钙每日600~800毫克。

197. 甲状腺功能减低症患儿治疗期间，家长应观察患儿哪些变化？

甲减患儿用甲状腺素治疗后，一般两周后症状开始好转，如食欲增加，便秘消除，过去排便数日一次变为一日一次。腹胀消失，皮肤由粗糙变为细嫩，由无汗变为滋润，水肿逐渐消失。小儿较治疗前活泼，反应变得灵敏，面容显得有精神，智力水平提高。脉率由慢变为正常。随后生长加快，甲减面貌逐渐改变成正常面貌。

甲减开始用药时，不宜加药过急，同时，家长要注意因用药过量发生甲亢的表现，如腹泻、心悸、多汗、烦躁不安和低热等。家长可在小儿清晨睡醒后，安静状态下数脉搏，如果脉率加快，则是用药过量的重要指标（正常小儿平均脉率：1岁：120次/分；3岁：108次/分；4岁：100次/分；6岁：92次/分；8岁：89次/分；11岁：82次/分）发现这种情况，应尽快找医生咨询。

198. 甲状腺功能减低症患儿治疗后一旦病情好转能停药吗？

甲减患儿需要长期服药。这是因为不论什么原因引起的甲减都是甲状腺激素产生不足，而这种缺陷可能持续存在，如先天性甲状腺不发育或发育不良，小儿在生长过程中不会再长出甲状腺。用甲状腺素治疗甲减，是一种替代疗法，即体内缺乏甲状腺激素，用体外甲状腺素补足。治疗收效后要继续用药，不但不能中途任意停药，而且随着小儿生长发育，随体重增加而增加剂量，所以应在医生指导下，逐渐增加用药量。

服药期间小儿有其他疾病时，是否要停药呢？不能。原则上，在任何情况下都不能停药，患其他疾病时，该用什么药就用什么药，与甲减的替代治疗不会有矛盾。

如果中途停药会有什么后果呢？一旦中途停药，不但原来的甲减症状又会重现，而且，因延误治疗的时机，造成后果是不可逆的，尤其是 2 岁以下患儿，停止治疗后造成的呆傻再无法改变。过去，有些家长因为无知，自己停药，有许多惨痛教训，应引以为戒。医生应该向家长交代清楚，牢记甲减患儿要终生服药。

199. 甲状腺功能减低症患儿治疗期间相隔多久复查一次甲状腺功能？

甲减患儿治疗期间要定期复查甲状腺功能。复查间隔随年龄而不同。新生儿治疗后，最好每周复查血 T4 和 TSH，直到这两项指标正常后，每 3 个月复查。2 岁以后，每 6 个月复查一次。儿童期每年复查一次。这两项指标中，血 TSH 更加敏感，如 TSH 升高，即使 T4 未下降，说明用药量不足。复查时应仔细测量身高，生长速度是衡量治疗效果的重要指标。一般在治疗 1 年内左右，身高和骨龄赶上同龄儿的正常水平。

定期复查对于确保获得良好疗效至关重要，2 岁以内的小儿尤其不能忽视，因为此年龄段关系到患儿智力能否正常发育。定期复查还能及时发现甲状腺片的问题，如果药量没有改变，而 T4 和 TSH 不正常，说明疗效欠佳，应考虑到甲状腺片有效成分不稳定，及时改用左甲状腺素钠，避免小儿智力发育障碍。治疗后第一次复查非常重要。有些来自外地的家长，常常等不及查血就回家，如果没有复查血中上述两项指标，很难确定用药量是否适当。过量还是不足，为了保证患儿得到有效治疗，必须按要求时间（一般治疗后3～4周）复查甲状腺功能，观察是否恢复正常。

200. 甲状腺功能减低症患儿取血复查甲状腺功能前要停药吗？

有的家长认为复查血T4和TSH时，停止服用甲状腺素制剂才能准确，这是一种误解。甲减用甲状腺素治疗，是一种替代疗法，替代体内甲状腺激素的不足，用药量是否适当正是依靠复查血中T4和TSH做为依据。所以，取血检查前，千万不能停药。如果停用了甲状腺素片，很可能甲状腺功能又恢复到治疗前水平。如果停药时间不长，使血T4和TSH稍不正常，使医生很难据此做出用药量是否合适的判断，完全失去了复查的意义，常常需要再服药一段时间，重新复查，既浪费人力物力，又延误治疗。

201. 甲状腺功能减低症患儿的饮食需要注意哪些问题？

甲减患儿的饮食治疗，目的是给予患儿一定量的碘补充和避免摄入促甲状腺肿物质，保证蛋白质供给，改善和纠正甲状腺功能。

（1）补充适量的食物碘，忌食促甲状腺肿物质　补充碘盐，国内一般采用1/10000～1/50000的碘盐浓度，即每2～10千克碘盐添加1克碘化钾，用来防治甲状腺肿大，适用于地方性甲状腺肿流行地区。此外，对于生育期妇女更要注意碘的补充，防止因母体缺碘而致后代的克汀病。忌用促甲状腺肿物质，如卷心菜、白菜、油菜、木薯、桃核等。

（2）供给足量蛋白质　每天摄入蛋白质不低于60克，以维持人体蛋白质平衡。甲减时因小肠黏膜更新速度减慢，消化液分泌腺体也受到影响而使酶活性降低，导致蛋白质吸收率下降。

（3）限制脂肪和富含胆固醇饮食。甲减患者往往伴有高脂血症，因此应限制脂肪摄入，每天脂肪供热量在20%左右，并限制富含胆固醇的食物。

（4）纠正贫血，供给丰富维生素　有贫血者应补充富含铁的饮食，可补充富含维生素C的饮食，这可促进铁的摄存吸收。同时补充维生素B_{12}，例如摄入动物肝脏等。

202. 甲状腺功能减低症患儿治疗晚了，影响智力发育有什么办法能补救？

先天性甲减患儿出现症状的早晚和甲状腺先天发育不良的严重程度有关，甲状腺组织完全缺乏，出生时已经有甲状腺功能减低的患儿，如果治疗不是从新生儿开始，就会不同程度影响智力的发展，治疗愈晚，智力低下愈严重。如果2岁以后才开始治疗，智力低下则不可逆。

那么有什么办法补救吗？首先，应及时诊断，合理用药，用药量合适，使甲状腺功能尽快达到正常水平。同时，应加强早期教育，6岁以前的教育均称为早期教育。早期教育是指有计划、有目的地让小儿接触丰富的周边环境，促进小儿智力发育，2岁以前更为重要，

早期教育的主要内容为育儿刺激和玩耍。小儿需要感受丰富的外界环境，即各种颜色、多种形状、气味和声音等。早期育儿刺激包括玩具、画报、图书和家务活动等。母亲哺乳时与孩子眼神、声音和微笑的交流，使小儿变得敏捷，提高他对人们面容和声音的辨别能力。父母在日常生活中不断和小儿对话和交流，在干家务活时对孩子讲

话、唱歌或微笑来促进其对社会的适应和交流能力的发展。育儿刺激应随小儿成熟而变化。随着小儿成长，可以给小儿一些常用的物品，发展小儿嘴、眼和手的探索活动；通过和小儿玩耍，发展其直觉辨别能力、交流能力、精细动作和大动作控制能力以及好奇心和自信心。学说话时需要不断的和小儿对话，创造良好的语言环境以促进他们的语言和交流能力。

早期教育要有一套科学计划（参考《挖掘儿童潜能始于零岁》，中国协和医科大学出版社，1998年），在智能发育的不同领域如大运动和手的精细运动、认识能力、语言及社会交往等方面，根据正常小儿智能发育规律，分别安排许多训练项目。循序渐进进行早期教育，挖掘甲减患儿的最大潜能，减低或预防智力低下。

203. 甲状腺功能减低症患儿成年后能生育吗？此病会遗传吗？

甲状腺激素对男女的性发育和生育功能均有影响。婴儿期的甲减，如果没有治疗，可引起性征不发育，青春期延迟，成年后无生育能力。

甲减患儿如能早期开始治疗，持续合理用药，使甲状腺功能维持正常水平，青春期按时来临，第二性征发育良好，则可以有正常生育能力。

那么甲减患者生育后代，会将此病遗传给下一代吗？绝大多数患者生育后代是正常的，没有遗传性。但某些因基因缺陷导致的甲状腺激素合成障碍引起的甲减，是一种常染色体隐性遗传病，有家族性，在一个家庭中可有几个成员患病。

204. 早发育的孩子长得高，这话对吗？

青春期是孩子成长的重要阶段，生理和心理都经历了飞速发展而走向成熟。孩子在成长过程中，都要经历发育这一时期，这一时期对小孩的身高起着非常重要的作用，因此，无论是家长还是小孩，对这一时期更要关注。

也许有不少人认为，小孩早晚要发育的，早发育的孩子还长得高些，其实这只是暂时现象。儿童性早熟会造成骨骼过早发育，提前生长，骨骺闭合加速，致使儿童身高发育停滞，成年后身高低于同龄人，因此如果不想你的小孩长大后“低人一等”，及早识别，尽快治疗性早熟至关重要。

205. 什么是性早熟？哪些原因可以引起性早熟？

男孩在9岁以前、女孩在8岁以前出现青春性征发育现象称为性早熟。性早熟对孩子最明显的一个负面影响就是最终成年身材矮小。目前性早熟的发生率呈逐渐升高的趋势。引起性早熟的原因很多，按病因分为真性性早熟和假性性早熟。

所谓真性性早熟又称中枢性性早熟，指的是各种原因引起促性腺激素分泌增多而导致的性早熟，如特发性、中枢神经系统病变、脑炎、颅脑肿瘤、脑外伤等都可以引起。由于下丘脑的过早活动使得孩子的性功能过早成熟，称为特发性性早熟，该型约占所有性早熟病例的2/3，其他性腺病变，如卵巢和睾丸的肿瘤以及肾上腺皮质疾病也可以引起性激素分泌异常而导致性早熟。真性性早熟的主要特征是患儿的第二性征提前出现并伴有体格发育加速，这是由于人体下丘脑－垂体－性腺轴提前发动所致，整个程序和正常发育相似。女孩的最初症状是乳房8岁前开始发育，出现硬块有触痛；男孩的最初症状是9岁以前睾丸增大，阴茎变粗、变长，随后出现阴毛发育、腋毛出现。最终女孩出现月经初潮和男孩发生初次遗精，但均较正常孩子明显提前。随着第二性征的出现，患儿身高、体重出现加速增长，长骨骨骺提前闭合，到成人期身高反而矮小，这也是家长们很担心的问题。但是，并不是所有的中枢性性早熟的患儿成年后都是矮小身材，这取决于开始发育的身高、发育进展速度、身高增长与骨龄增长的平衡。此外，遗传的生长潜能也很重要。另外，早发育儿童的智力水平与他们的年龄是相当的，不会因为体格发育提前而提前，因此这些孩子外表看起来像一个成年人，但行为还是孩子样，精神发育与体格发育不相称。

假性性早熟则是指各种原因导致的内源性或外源性的性激素水平增高而导致的性早熟。假性性早熟又称为外周性性早熟，即患儿第二性征的提前出现并不是受下丘脑－垂体－性腺轴控制的真正青春发动，而是与各种内源性或外源性异常升高的性激素水平有关，往往由性腺肿瘤、肾上腺疾病、摄入外源性性激素等导致。假性性早熟的孩子一般只是表现为过早的性腺发育，如先天性肾上腺皮质增生症只有阴茎粗长，睾丸并不增大；误服药物而导致早熟的临床表现为男孩、女孩的乳房均可增大，乳晕、乳头变为深黑褐色；男孩的阴囊、女孩的外阴有明显的色素沉着，严重时女孩的大阴唇外翻，还可伴有阴道出血现象。

近年来很多家长爱子心切，让孩子滥服滋补药品而导致儿童性早熟的案例逐年增多，约占假性性早熟的1/4。目前常用的滋补品中，如人参蜂王浆以及一些口服液中都可能含有雌激素和睾酮，其他如花粉及人参中也含有少许雌激素。因此家长们一定要尽量不给孩子们服用滋补品。如果孩子们有营养不良或发育迟缓的情况，则需要在医生的指导下明确原因并对症处理。另外这些年由于避孕药应用得越来越广，儿童误服避孕药的事件也屡见不鲜，它可导致女孩或男孩的乳房增大，乳晕变黑。笔者就曾碰到孩子好奇将父母的避孕药当“糖豆”吃掉而导致性早熟的病例。

206．什么是部分性性早熟？

部分性早熟不受下丘脑－垂体－性腺轴的控制，仅有乳房或阴毛发育，而不伴有其他第二性征的发育。一般分为单纯性乳房发育和单纯性阴毛发育两种类型：单纯性乳房发育常发生在2岁以前，很少超过4岁，而且到一定阶段乳房不再增大，可自行缩小；单纯性阴毛早现大多数在6岁左右出现，没有其他发育的表现，病程不进展，真正青春期发育开始的年龄和其他正常儿童一样。但是有研究表明有些部分性性早熟可转变为真性性早熟，所以这些患儿应该去内分泌科检查随访。

207．如何能早期发现性早熟？

近年来儿童性早熟发生率正在逐年升高，已成为困扰社会的一项新的课题。其实，绝大多数“性早熟”是可以治疗的，从临床观察发现，对于性早熟的患儿必须尽早治疗才能达到满意的效果。因此，在日常生活中，父母要多留心观察孩子是否有青春期发育过早出现的现象，比如父亲常和儿子一起洗澡，母亲常和女儿一起洗澡，在很自然的情况下，了解孩子的成长变化和发育状况，也可促进父母与子女的感情。一旦发现孩子有性早熟的信号，应尽早带到正规医院咨询就诊。

208．如何治疗性早熟患儿？

首先要尽快明确导致性早熟的原因，并针对病因治疗。如果是肿瘤导致性早熟的患儿应及早手术切除或进行相关治疗。

由于家长对本病的认识往往不够，常常为此忧心忡忡，因此要尽量解除患儿和家长的思想负担，详细解释性早熟发生的原因和早期治疗的必要性，注意保护儿童，避免受到身心伤害。

如果是真性性早熟，那么促性腺激素释放激素（GnRHa）类似物为治疗首选，这是20世纪80年代以来广泛应用于性早熟治疗，且目前认为比较有效的药物，但由于其价格非常昂贵，必须到正式的专科门诊明确病因和诊断，并在有经验的医生指导下应用。目前临床上主要的制剂有达必佳和抑那通。首剂剂量可偏大，2周后加强一次，以后每4周1次。维持量因人而异。开始治疗后2周，部分女性患儿可出现阴道流血。治疗中应观察垂体-性腺轴受抑制指标。同时至少每3个月测量1次身高，半年复查1次骨龄。治疗效果表现为延迟骨龄的成熟，以利于增加最终成年身高。

209. 什么是皮质醇增多症？

皮质醇增多症又称为库欣综合征，是由于各种原因引起的糖皮质激素分泌过多，表现为肥胖伴有高血压、身高生长缓慢等一系列症状。由于糖皮质激素分泌过多引起代谢的改变，患儿可表现为肥胖，脸圆（满月脸），下颌、颈部、背部和腹部脂肪堆积而隆起，四肢相对也比较细小，表现为水牛背和向心性肥胖，胸腹部较四肢为胖，生长缓慢或停滞，身材较矮，皮肤变薄，大腿和臀部出现皮肤紫纹。有些患儿乳房发育，有些伴有高血压、骨质疏松和智力减退等。

疑似皮质醇增多症的患儿要做哪些实验室检查？临床上要取血检查血浆皮质醇浓度、24小时尿游离皮质醇水平。若患儿的血皮质醇和尿游离皮质醇浓度增高，可进一步行小剂量地塞米松抑制试验和大剂量地塞米松抑制试验，以明确诊断。

210. 皮质醇增多症的原因是什么？

此症在小儿少见，可由肾上腺皮质肿瘤、增生或垂体及其他部位的疾病引起，婴儿发病多为肾上腺皮质的功能性肿瘤，其中大部分是恶性皮质癌。8 岁以后患病的半数是由垂体促肾上腺皮质激素（ACTH）腺瘤或微腺瘤引起的双侧结节性肾上腺皮质增生。偶见异位肿瘤分泌 ACTH 所致异位 ACTH 分泌综合征。

211. 如何治疗皮质醇增多症？

首先要查明皮质醇增多的病因。如为肾上腺肿瘤和癌，必须实施手术切除。如双侧肾上腺皮质增生，原发病变常在垂体或下丘脑，需要具备较高技术的神经外科医生做蝶鞍微小手术切除垂体小腺瘤。少数患儿可能复发。近年来，有报道用药物治疗双侧肾上腺增生成功的病例，主要应用药物有赛庚啶。

212. 什么是先天性肾上腺皮质增生症？有什么临床表现？

肾上腺皮质激素在生物合成过程中，由于某一种必需的酶先天缺陷，致肾上腺糖皮质激素和/或盐皮质激素合成不足，而雄性激素分泌过多。临床表现不同程度的肾上腺皮质功能减退，同时有女孩男性化，男孩则出现性早熟，甚至性不发育、低血钾和高血压等多种临床表现。此病以女孩多见，男女之比约为 1:4。

此类患者由于先天缺陷的酶不同，临床表现也不相同。如 21-羟化酶、17-羟化酶、3β-羟类固醇脱氢酶及 20，22 碳链酶缺陷患者，其中最常见的是 21-羟化酶缺陷症。女性患儿表现为阴蒂肥大，大者如男性阴茎，可勃起，大阴唇类似男性阴囊，但无睾丸。尽管女性外生殖器有不同程度的两性畸形，内生殖器发育仍为女性，有卵巢、输卵管、子宫和阴道。患儿生长速度比正常儿童快，骨龄发育成熟早，骨骺提前愈合。皮肤粗糙，四肢肌肉发达，说话声音低沉，身材矮小而强壮。到青春期无乳房发育和月经来潮。男性患儿1～2岁后外生殖器明显增大变粗，容易勃起，但睾丸大小与年龄相符，过早出现阴毛、腋毛、胡须及面部痤疮，颈前喉结明显，说话声音低沉，生长速度快，身长超过同性别同年龄儿，骨龄超过实际年龄，骨骺闭合早。四肢肌肉发达，但最终身高低于正常人。

213. 如何治疗肾上腺皮质增生症？

家长要与医生密切合作，了解此病的病因及预防，坚持长期治疗。

21-羟化酶缺陷症可用糖皮质激素治疗，一方面是弥补肾上腺皮质激素分泌的不足，另一方面是为了抑制过多的ACTH释放，从而减少过多雄性激素的产生，使孩子能正常发育。但用量必须适当，需经常进行调整。如剂量过小，对ACTH抑制不力，雄性激素产生仍然过多，骨骺早期闭合，影响最终身高。如剂量过大，皮质激素有分解蛋白质的作用，也将影响最终身高。

氢化可的松比较接近生理的皮质醇，也可应用泼尼松（强的松），但其抑制生长的作用更强一些。当患儿因感染发热时，不但不能停用激素，而且应将皮质醇剂量加倍。有的医生为抑制ACTH水平，主张患儿入睡前服用全天剂量的2/3，余1/3在早晨服用，旨在以最小的有效剂量达到最好的抑制作用。

患儿应定期随访，3～6个月复查1次。进行以下检查，观察用药的效果：①身高和发育；②骨龄；③雄性激素；④血清钾、钠。女孩阴蒂肥大显著时往往需手术治疗。

214. 什么是糖尿病矮小症？

儿童期患糖尿病，多为1型糖尿病，治疗上需依赖胰岛素。糖尿病患儿如果治疗不当，将极大地影响其智力和体格发育。家长必须了解糖尿病治疗的长期性和艰巨性。如果儿童期糖尿病病程长，治疗不规律，方法不当，导致病程不能控制，可发生生长速度减慢、身材矮小、智能发育迟缓、肝大等，称为糖尿病矮小症（Mauhiac 综合征）。

糖尿病的病因是多因素的，由先天遗传性及后天环境因素所致。儿童患糖尿病，初期常见多饮、多食、体重减轻，还可见乏力。如果发生不明原因的昏迷、脱水、酸中毒，更要考虑糖尿病酮症酸中毒。

糖尿病的治疗强调综合治疗，包括胰岛素治疗、饮食治疗、运动锻炼、精神支持及对患儿的长期管理和教育。儿童和家长均应学习糖尿病知识，积极参与糖尿病的治疗和管理，从而使糖尿病得到良好的控制。治疗目标应达到控制代谢紊乱，使全天血糖保持正常或接近正常，防止发生严重的急性并发症（酮症酸中毒、低血糖）和慢性并发症（糖尿病肾病、眼病、神经系统病等），提高患儿的生活质量。

215. 儿童尿崩症合并矮小有何临床表现？

儿童尿崩症主要表现为多饮、多尿。饮水成为患儿的唯一嗜好，饭可以不吃，但必须饮水，夜间也起床饮水，排尿次数及尿量增加，尿色清白。由于饮水多，进食少，食欲差，消瘦、可出现儿童生长速度减慢，身长和骨龄发育迟缓，身高低于同年龄同性别儿童，除了原发病还是营养因素等原因以外，还有因为睡眠明显不足，即“睡眠剥夺”，导致生长激素分泌明显减少。

原发性尿崩症约占尿崩症的30%，其原因可能是视上核及视旁核神经细胞退行性变，继发性尿崩症主要是继发于颅内肿瘤、畸形、外伤、感染和手术等，其中颅咽管瘤和生殖细胞瘤占多数。

实验室检查：尿比重低，常在1.006以下。限水试验阳性。应用抗利尿激素治疗（ADH）有效。疑似尿崩症患儿，要作头颅CT或磁共振（MRI）检查，以除外肿瘤。

中枢性尿崩症的治疗，主要应用激素替代治疗，即用鞣酸加压素注射液（长效尿崩停）注射治疗。口服药物醋酸去氨加压素片（弥凝），效果良好，副作用少。继发性尿崩症源于肿瘤者，可施手术切除。

216. 哪些慢性内科疾病影响儿童的生长发育？

一般我们提到那些慢性的内科疾病时，常会想到中老年，很少会有人想到小孩子，事实上，儿童也可以罹患很多心肝肾等方面的慢性疾病，如先天性心脏病、慢性肝炎、慢性肾病以及慢性胃炎、消化性溃疡、慢性腹泻、哮喘、结缔组织病等，这些疾病也将严重影响他们生长发育。

217. 慢性贫血病可导致个矮吗？

所谓贫血，即单位体积血液中的红细胞数量、血红蛋白量低于正常值。贫血是儿童患儿中的一种常见病，尤其是儿童营养性贫血，是我国政府重点防治的疾病之一。

贫血的原因很多，常见的营养性贫血是缺铁性贫血。铁是人体生长发育必需的微量元素之一，构成了血红蛋白的主要成分，100克血红蛋白中约含铁72克。另一种营养性贫血是巨幼红细胞性贫血，主要是维生素B_{12}和叶酸缺乏而导致红细胞成熟障碍。另外还有地中海贫血，是因为红细胞酶的缺陷而导致的溶血性贫血，这种病在我国的广东、广西和四川等地较常见。

贫血可造成组织缺氧，这对全身各器官产生影响，甚至会伴发感染性疾病。如果在儿童期贫血得不到及时纠治，会导致骨骼发育障碍，同时也会导致生长发育延迟，身材矮小。地中海贫血患儿常在10岁前生长正常，10岁以后生长发育迟缓，身高增长得很慢。

218. 慢性肝病可导致个矮吗?

肝脏是消化系统非常重要的器官。同时肝脏对生长发育也具有非常重要的作用，如果肝脏有问题就会造成生长介素（即类胰岛素样生长因子，IGF-1）的合成分泌功能障碍，IGF-1是受生长激素调节的生物活性物质，生长激素主要通过IGF-1来促进骨细胞增加，软骨骨化，最终实现人体增高，肝功能障碍导致IGF-1水平锐减，从而可导致孩子的生长速度锐减，甚至个子不长。

儿童常见的慢性肝病包括慢性肝炎（病毒性肝炎）、胆道闭锁、囊性纤维性病变等。这些疾病可影响胆汁排泄功能，使胆汁分泌量减少，造成进食的脂肪从粪便中丢失，并且导致脂溶性维生素吸收不良；也可以造成生长发育所需要的重要的营养物质如蛋白质吸收障碍；并导致血浆蛋白合成障碍；慢性肝病还可以导致类固醇合成功能障碍，影响体内维生素D的合成，孩子会得维生素D缺乏性佝偻病。这些最终都可以影响孩子的生长发育。

219. 慢性肾病患儿为什么个矮?

肾脏是人体中最大的排泄器官。人体内各种代谢产物，如尿素、尿酸、硝酸盐和磷酸盐等，以及每日摄入的过剩的钠、钾、氯等成分都是通过肾脏排泄，从而维持体内的水、渗透压以及电解质平衡，最终保持人体内环境的平衡。

肾脏功能障碍可以导致肾脏释放红细胞生成素障碍，导致骨髓造血功能障碍，也可以导致严重的骨代谢障碍和代谢性酸中毒。慢性肾病的结局是尿毒症。而尿毒症可以导致生长激素的活性敏感性下降。

另外肾病综合征患儿，可能导致大量的蛋白从尿中丢失，严重的低蛋白血症可以使得患儿出现消化道吸收不良、厌食、乏力、脱水、多饮、多尿和佝偻病样骨骼畸形，最终导致其营养缺乏、生长缓慢或暂停、身材逐渐矮小。

220. 肾病综合征有什么临床特点?

肾病综合征是一组临床综合征，其主要的临床特点为“三高一低”，即①全身高度水肿；②大量蛋白尿；③低蛋白血症；④高脂血症。儿童肾病综合征分为先天性、原发性和继发性肾病综合征三大类，病因各不相同。其中先天性肾病综合征只见于小婴儿，是先天性遗传性疾病，患儿多在生后一年内死亡；继发性肾病综合征系继发于系统性红斑狼疮、过敏性紫癜、乙型肝炎等全身性疾病，治疗依据病因而各不相同；原发性肾病综合征病因不明，在小儿肾病综合征中占大多数。肾病综合征主要以糖皮质激素治疗，有时尚需辅以免疫抑制剂。大部分患儿对激素很敏感，治疗数周后开始利尿，尿蛋白转阴，病情得以缓解，但常常会因为感染、激素减量、劳累等诱因而病情反复，不得不反复或长期应用糖皮质激素等免疫抑制剂治疗。

221. 为什么肾病综合征的孩子往往偏矮?

肾病综合征患儿的身高是否一定受疾病影响，要依据肾病本身的分类、对激素的治疗反应、治疗的选择和疗程长短等多因素而定。的确有一部分肾病综合征患儿个子偏矮，这主要有以下三个原因：①肾病综合征本身病理分型属于较为难治的类型，或因各种原因未得到正确有效的治疗，致使病情长期未得到缓解，大量蛋白从尿中丢失，同时受水肿所致消化道吸收不良和厌食等因素影响，导致营养不良，身高增长慢；②由于糖皮质激素是治疗肾病综合征的主要药物，而且小儿肾病会经常复发，不得不长期或反复使用糖皮质激素。糖皮质激素的副作用之一就是促进蛋白质分解和钙磷代谢，导致骨质疏松，影响骨骼生长；③肾病本身的基本病理损伤所致的血清胰岛素样生长因子及其结合蛋白（IGF-IGFBPs）异常分布。

222. 不用激素治疗肾病综合征，可以吗？

由于糖皮质激素是治疗肾病综合征的主要药物，而且儿童肾病的病理分型多为微小病变型，这型的特点为经常复发，因此，很多肾病患儿不得不反复或长期使用糖皮质激素，造成激素副作用比较明显；如向心性肥胖即肥胖主要表现在胸腹部（图 16）；满月脸是指脸部胖成圆形；水牛背指背颈部肥胖，像水牛背；皮肤毳毛很多，由于激素对生长激素分泌和作用的严重的影响，导致孩子们生长缓慢，最终个子明显矮小。不少家长对这些副作用非常不满意和担心，经常会问：不用激素治疗肾病可以吗？我们的回答是：不行。因为目前已公认肾

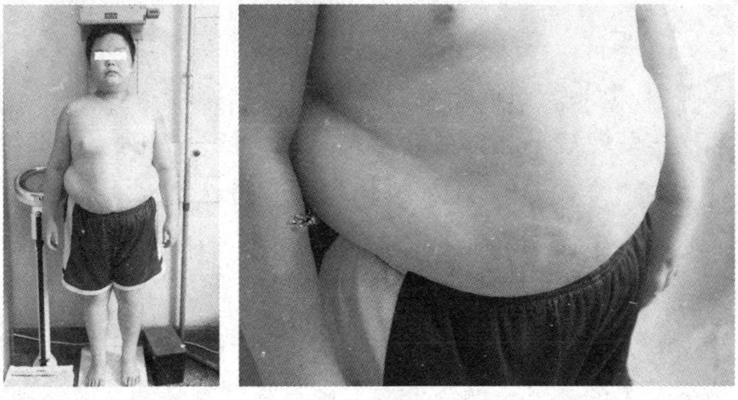

图 16　腹型肥胖

病综合征是由于细胞免疫或体液免疫系统受损所致的疾病，这就必须用免疫抑制剂治疗。糖皮质激素作为免疫抑制剂，从20世纪50年代开始用于治疗肾病，已经充分证实了其可靠疗效。而其他一些免疫抑制剂（如环磷酰胺等）和中药，亦都应配合激素治疗才能获得良好的效果，如果家长自作主张停用激素，而相信“可以除根”的疗效不确定的草药，最后只能是耽误了治疗时机。

223. 为什么肾病综合证患儿在泼尼松治疗期间应补充钙剂及维生素D?

泼尼松（强的松）对骨骼的影响为增加破骨细胞活性，若长期不补充钙片及维生素D以予纠正，必然会导致骨质疏松，出现骨痛、易骨折、出牙晚、身高增长缓慢等症状。因此，肾病患儿在泼尼松治疗期间一定要补充钙剂及维生素D。

224. 什么是慢性肾衰竭?

慢性肾衰竭（CRF）患儿因肾单位受到破坏，可导致肾脏排泄调节功能和内分泌功能严重受损，水、电解质、酸碱平衡紊乱，并出现头痛、乏力、厌食、呕吐、烦渴、夜尿多、生长缓慢等症状，查体时多会发现CRF患儿苍白或苍黄、倦怠、高血压等，如是较小儿童患CRF，常常会发现矮小和佝偻病体征，如方颅、鸡胸、肋下缘外翻、手镯征、双下肢呈现O形或X形腿等。实验室检查多会显示如下异常变化：贫血，蛋白尿和/或血尿，尿素氮、肌酐、血磷升高，代谢性酸中毒等。

儿童CRF的病因与发病年龄密切相关：①5岁以前发生的CRF常常是解剖异常的结果，如肾发育不良、肾发育异常、尿路梗阻以及其他先天性畸形；②免疫因素所致的各种原发、继发性肾小球疾病如肾小球肾炎、肾病综合征、溶血尿素综合征等，或遗传性病如 Alport 综合征、多囊肾等亦是 CRF 的常见原因。其临床症状多发生于5 岁以后；③其他，各类肾损伤、肾肿瘤等亦可导致小儿 CRF。

225. 慢性肾衰竭患儿为什么常常个矮？

约有一半 CRF 患儿的身高低于同龄儿身高的第三百分位，特别是婴幼儿时期即已肾功能不全或病程较长的年长儿。CRF 患儿生长迟缓是多种因素联合作用的结果，其中营养不良、严重的代谢性酸中毒和骨代谢障碍被认为是生长障碍的主要原因。然而近年来发现，纠正酸中毒、改善摄入并防治肾性骨病并不能完全纠正这种生长障碍，因此对生长激素（GH）/胰岛素样生长因子（IGF-1）轴的研究引起了人们的注意。GH 促进身体生长是由 IGF-1 介导的，而肝脏是对 GH 刺激有所反应而产生 IGF-1 的主要器官。有研究表明尿毒症时垂体前叶分泌 GH 并不减少，而是机体对 GH 的促生长活性不敏感。这主要是由于肝脏 GH 受体的基因表达过少，IGF-1 生成减少，IGF 与特异性蛋白结合过多，因而生物活性受到抑制等原因造成的。无论动物试验或人体研究均已证实补充重组人生长激素 GH 可以部分纠正机体对 GH 的不敏感，而使患儿长高。

226. 该如何治疗慢性肾衰竭患儿的身材矮小？

尽可能纠正其水和电解质的异常是纠正小儿 CRF 的重要手段。纠正存在的酸中毒，注意钙、磷和钠的平衡，控制好血压才能控制 CRF 的并发症。保证热量的摄入对小婴儿也非常重要。如果原发病仍需激素治疗，则应将激素用量维持在最小有效剂量。

为了纠正尿毒症引起的生长缓慢，一开始就应该应用基因重组人生长激素（rhGH）治疗生长迟缓的 CRF 患儿。美国在 17 个小儿肾脏病中心对 125 名生长缓慢的 CRF 儿童用 rhGH 治疗，治疗 2 年后，治疗组身高落后程度明显改善；而未用药组身高落后严重程度变化不大。另有研究者对 20 例 CRF 儿童给予 rhGH 治疗 5 年，也证实 rhGH 在促进各个阶段的 CRF 儿童生长方面是安全的。

227. 什么是范可尼综合征？

范可尼（Fanconi）综合征是一组临床综合征，主要特点为多发性近端肾小管再吸收障碍。其与近端肾小管酸中毒（RTA-Ⅱ型）的区别在于不仅尿中大量丢失碳酸氢盐而表现为高氯性代谢性酸中毒、低血钾，同时还丢失氨基酸、葡萄糖、磷及蛋白质等其他物质，而出现明显的低血磷、佝偻病、骨质疏松及生长缓慢等。病因分原发和继发两种。继发性的为先天或后天性代谢障碍或中毒所致。先天代谢障碍，如果糖不耐受症、半乳糖血症、高酪氨酸血症、肝豆状核变性、胱氨酸病、Lowe 综合征、糖原贮积症Ⅳ型等；后天原因，如肾病综合征、甲状旁腺功能亢进、多发骨髓瘤、维生素 D 中毒、过期变质的四环素中毒、汞铅中毒等都可导致范可尼综合征。总之，凡是广泛累及肾小管再吸收功能的疾病均有可能继发范可尼综合征。范可尼综合征的治疗基本上与肾小管酸中毒相同。

228. 什么是肾小管酸中毒？有哪些临床表现？

肾小管酸中毒（RTA）是一组临床综合征。其特征是由于近端肾小管再吸收碳酸氢盐障碍及/或远端肾小管排泌氢离子障碍，因而发生持续性代谢性酸中毒。其主要生化特征是血清碳酸氢盐浓度低，血氯高，而尿 pH 值呈碱性、中性或弱酸性。综合 RTA 临床表现和病理生理基础，将其分为四型：即Ⅰ型（远端肾小管酸中毒）、Ⅱ型（近端肾小管酸中毒）、Ⅲ型（混合型肾小管酸中毒）和Ⅳ型。RTA 可以是原发的也可以继发于其他疾病，如过敏性紫癜性肾炎、肝豆状核变性等；可以单独存在，亦可合并其他多发性肾小管功能障碍存在。

根据肾小管酸中毒的分型不同，临床表现不尽相同，但一般来说，RTA 患儿有如下表现：①生长发育落后、身材矮小、不好喂养；②易疲劳、软弱、肌无力、厌食、呕吐、便秘、活动时气急等；③烦渴、多饮、多尿、脱水；④肾钙化、肾结石、肾绞痛；⑤顽固性佝偻病，如 X 形或 O 形腿等，骨痛，行走慢，鸭步等；⑥低钾血症、周期性麻痹等。

229. 为什么肾小管酸中毒患儿常常身材矮小？

正常情况下肾小球滤过的碳酸氢盐的 85%～90% 被近端肾小管再吸收，远端肾小管则通过主动排酸至尿中，以保证人体正常的酸碱平衡。近端肾小管酸中毒由于近端肾小管再吸收碳酸氢盐的功能有障碍，导致大量的碳酸氢盐从尿中丢失；远端肾小管中毒由于泌氢功能受损，导致体内氢离子过多，这两种功能障碍的后果都会造成高血氯性代谢性酸中毒。在酸中毒的内环境下，患儿表现出易疲劳、厌食、呕吐和生长缓慢。酸性的血液尚会导致身体动员骨的缓冲系统，特别是骨骼的主要成分——碳酸钙，以缓冲体内过多的氢离子，因而引起佝偻病或骨软化，骨骼不能正常生长，个子就不容易长高了。

230. 如何治疗肾小管酸中毒？

肾小管酸中毒（RTA）主要应用碱性药物治疗，治疗的目的是使血 pH 值及二氧化碳结合力维持在正常范围内。①碱性药物多采用枸橼酸盐合剂。治疗所用枸橼酸盐合剂的剂量依RTA分型不同而不完全相同：RTA-Ⅰ型所需剂量较小；RTA-Ⅱ型所需剂量较大；②在碱性药物治疗的同时，可采取低盐及低硫蛋白饮食，以减少食物中某些酸根的摄入；③根据血钾情况，适当补钾；④伴有佝偻病者，应补充维生素D制剂。开始剂量为5000单位/日，以后逐渐增加至每日2000～4000单位/千克体重，直到低钙血症及佝偻病明显好转。治疗过程中密切监测血钙浓度及24小时尿钙排出量，当血钙浓度>3毫摩/升（12毫克%）或24小时尿钙排出量>6毫克/千克体重时，应减少维生素D剂量。若以罗钙全［1,25-(OH)D_3］或α-D_3（1α-D_3）代替维生素D治疗则更有效。

231. 什么是低血磷性抗维生素D性佝偻病?

低血磷性抗维生素D性佝偻病是半显性遗传性疾病，也就是说，妈妈是无症状携带者，她生的孩子中有一半的几率是患儿。在一个家系中的患者，病情轻重不一，一般女性较轻。本病的发病机制尚不完全清楚，可能与肠道及肾小管对磷的转运缺陷有关。本病患儿多在生后2年发病，症状与常见的维生素D缺乏性佝偻病相同，即O形腿、X形腿等骨骼畸形、生长速度慢等，尚可有容易骨折、骨骼疼痛、牙齿发育不良等症状和主诉，骨骼X线片检查也与一般佝偻病相同。血清化验检查显示血磷明显降低，血钙稍高，碱性磷酸酶增高。

低血磷性抗维生素D佝偻病是由于肾小管对磷酸盐的回收障碍及肾脏对25羟维生素D的调节不正常所致，正常情况下，肾小管可回吸收肾滤液中的磷酸盐，维持磷的内在平衡。肾脏将25羟维生素D［25（OH）D_3］转化1,25二羟维生素D［1,25（OH）D_3］，后者为维生素D的活性形式。本病患者在这两方面均有缺陷，但其真正的发病原因至今尚不太清楚。

由于维生素D缺乏性佝偻病在北方地区比较常见，他们的临床表现又有很多相似之处，因此常常将低血磷性抗维生素 D 性佝偻病误诊为维生素 D 缺乏性佝偻病，而延误了治疗。低血磷性抗维生素 D 佝偻病的特点：发病比较晚，多在出生后第二年；无肌张力降低和肌无力，血磷明显降低，常有家族史。而维生素 D 缺乏性佝偻病发病多在生后第一年，没有肌无力，血磷不低，无家族史。而成人发生的低血磷性骨软化症往往与间叶组织来源的肿瘤有关。

232. 为什么低血磷性抗维生素D性佝偻病患儿常常身材矮小?

这主要有两方面原因：①钙和磷是骨骼生长的主要原料，正常的钙磷水平是保证骨骼生长的关键；②血钙低会刺激甲状旁腺分泌甲状旁腺素（PTH），导致 PTH 增多，PTH 的作用之一是促进骨的溶解，使骨中的钙质动员出来以补充血钙，从而影响骨骼的生长。

233. 如何治疗低血磷性抗维生素D性佝偻病?

本病的治疗主要有以下三个方面：①活性维生素 D 制剂如钙三醇［1,25（OH）D_3］或 α-D_3（1α-D_3）。每日剂量因人而异，在 0.25 ~ 0.75 微克，目标是控制佝偻病，同时避免维生素 D 的副作用如高血钙、高尿钙、肾结石、肾钙化等。如因种种因素不能使用维生素 D 制剂，亦可使用大量维生素 D，每日 5 ~ 25 万国际单位。这里要特别指出的是，活性维生素 D 制剂的治疗虽可治愈佝偻病，但不能纠正低磷血症及生长缓慢；②中性磷酸盐合剂，可以有效地纠正低磷血症，加快佝偻病的治愈。磷酸盐合剂一般用磷酸氢二钠和磷酸二氢钾配置，每日元素磷用量 1 ~ 4 克，分 4 ~ 6 次口服；③如治疗较晚骨骼已形成畸形，应在 12 岁以后且佝偻病已基本治愈的情况下做矫形手术。

234. 还有哪些骨骼疾病可以导致个矮？

四肢长骨的变长是身高增长的基础，所以大部分的骨骼疾病都有可能导致身高改变，常见的能导致矮小的骨病有成骨不全、软骨发育不良和大骨关节病等。

（1）成骨不全　俗称脆骨病，是一种染色体遗传疾病。该病患儿的骨质非常脆弱，经常是在用力甩甩手、踢踢腿，有时甚至是在打喷嚏的时候出现骨折。反复的骨折可以导致骨骼的畸形，脊柱也可以因压缩性骨折导致脊柱弯曲、驼背等。这些患者还可以有一些特征性表现，如蓝巩膜、耳聋等。

（2）软骨发育不良　也是导致矮小的常见病因。世界上约有10万人因患这种病而导致个矮，身高仅有1米左右。先天性软骨发育不良的患儿，是由于长骨末端的软骨板即骨骺板生长发生障碍，软骨细胞无法正常分化骨化，致使软骨钙化受阻，于是骨骼，尤其是四肢纵向生长严重受阻。他们有一些特征性的体征，如脑袋大、前额突出、鼻梁塌陷、四肢短以及臀部上翘等，而他们的上臂骨骼短，手掌短而宽，手指胖大而且等长。

（3）大骨节病　在我国西北民间俗称为“柳拐子病”，东北人也称其为“算盘子病”。这是一种慢性地方性关节病。主要生长在丘陵和低洼山谷潮湿地带的儿童容易患上该病，平原地区相对比较少见，目前研究证实其可能与当地土壤中缺乏“硒”元素有关，一般6~18岁的孩子容易得这种病。这些患儿除了身材矮小以外，还表现为手指短不能握拳，关节肿大，畸形，腿呈X形，走路姿势像鸭子，摇摆不稳，四肢关节疼痛，行动不方便，能听见关节内发出的摩擦声。

235. 先天性心脏病是如何影响患儿的生长发育的？

先天性心脏病是小儿最常见的心脏病，临床上常见的有房间隔缺损、室间隔缺损、动脉导管未闭等。研究显示在1000例患有各种心脏病的患儿中，近50%患儿的身高低于第16百分位，28%患儿低于第3百分位。这证实了先天性心脏病引起的循环呼吸功能不良可以导致生长发育障碍。

先天性心脏病造成小儿生长发育迟缓，主要是因为这些缺陷会造成心脏射出血液的分流，不再像正常的孩子那样从左心室射出的血液全部流到主动脉，再流到全身，患儿心脏的先天缺陷会使左心室射出的血一部分流到了右心室或右心房，引起体循环血量不足，妨碍了身体的各个器官的发育，这些孩子大多会表现为体格较小、消瘦、乏力、多汗和活动后气促，并因肺循环充血而容易得支气管炎。有的孩子先天性二尖瓣关闭不全，主动脉缩窄，肺动脉狭窄，也是先天性心脏病，轻度的生长发育可以不受影响，重度的也会导致生长发育迟缓，身材矮小。

先天性心脏病儿童个子矮小主要是因为循环功能障碍导致，如果手术消除这种障碍，恢复正常的循环功能，生长发育就能恢复正常。早期接受手术，孩子们的循环和生长发育受到的负面影响就较少。

236. 哮喘是如何影响患儿的生长发育的？

哮喘是一种多种细胞和细胞组分参与的呼吸道慢性炎症性疾病，哮喘可在任何年龄发病，但多数始发于4～5岁以前。临床上主要以反复发作性喘息、呼吸困难、胸闷或咳嗽为特点，常在夜间与清晨发作，儿童如果得了哮喘，那么肺功能就受到了不同程度的损伤，影响到了他们身体组织器官的氧的供应，从而影响长个。哮喘还影响孩子们日常的睡眠和休息，并使他们的体育运动量大大减少，再加上治疗哮喘最常用的就是糖皮质激素，长期用糖皮质激素治疗哮喘，本身可以直接影响生长激素的分泌和骨骼的生长，也可导致骨质疏松，最终全面影响儿童生长发育。

这种迁延的反复发作使患儿的氧代谢出现障碍，对身体的整个代谢功能都会造成影响，所以这类患儿可表现为营养不良、驼背、桶状胸、身材矮小、类似于矮小症的状态。一般来说，哮喘病人如发作不频繁，发作症状不重或治疗较合理，对身材的影响会少一些，可达到正常身高；但反复频繁发作者或治疗不当者，大多数都不能达到正常身高。

237. 哮喘患儿的哪些治疗可影响生长？

哮喘的发作由于症状重，呼吸困难明显，故需要积极有效的治疗。哮喘治疗的药物有几类，一类为拟交感胺类药物，如麻黄素、异丙肾上腺素、沙丁胺醇（舒喘灵）、博利康尼、复方氯喘片等。另一类为茶碱类药物，如氨茶碱。还有一类为肾上腺皮质激素，如泼尼松、地塞米松等。由于皮质激素有抗炎、抗过敏、增加β受体兴奋性、改善毛细血管通透性等作用，所以它能很快缓解支气管痉挛，消除呼吸道的炎症反应，对哮喘的急性发作、持续状态和顽固性发作有较好的效果。

肾上腺皮质激素的副作用是促进蛋白质分解和抑制蛋白质的合成，产生负氮平衡；可增加钙磷代谢，同时有抗维生素D的作用，以至影响钙的吸收；长期应用还可抑制骨细胞的活力，使骨质形成发生障碍，可致骨质疏松，甚至发生骨折。另外，肾上腺皮质激素有对抗生长激素的作用，能抑制骨骼生长及蛋白质合成。所以，长期较多量应用肾上腺皮质激素会影响小儿的生长发育，造成矮小。过去，临床上应用此药治疗较多，现在因有了新的治疗方案，应用已较少，但仍需了解其副作用，避免不当治疗而影响小儿的身高。

238. 如何治疗哮喘患儿才会不影响生长？

支气管哮喘反复发作，对患儿的生长发育及生活学习影响较大，不当的治疗也会影响小儿的生长，所以，对哮喘要有一个正确的治疗方案。

哮喘是呼吸道非特异性炎症，所以，皮质激素的吸入治疗是目前的首选治疗。吸入治疗的优点是药物通过呼吸道直接作用于病变局部，而不需要口服用药，用药量少，效果好，副作用小，研究证明长期应用不会影响生长。吸入的激素现在有两种，一种为（丙酸）倍氯米松（BDP），另一种为布地奈德（丁地去炎松，BUD），剂型有定量气雾剂和干粉剂。吸入治疗要在专科医师指导下系统应用，一般在哮喘好发季节前1~2周或气候骤变时，即给小儿用吸入性药物，可每日吸入2~4次，每次1~2喷。哮喘患儿吸入激素应注意学会正确的吸入方法，即用前将药物摇匀，吐气后伸长吸气，同时按压药瓶，然后屏气10秒左右；吸药后要漱口，以防止药物对咽部的影响和刺激。

预防哮喘发作还要找出致敏原和诱发因素，避免接触致敏原，注意预防呼吸道感染等。可采用一些脱敏疗法，或用免疫促进剂或调节剂，增加机体抵抗力，以减少哮喘发作。其他治疗可服用特布他林（博利康尼）、丙卡特罗（美喘清）等。

239. 肺疾病引起矮小的原因是什么？

人类正常生长需要氧气，呼吸的目的是排出二氧化碳，吸进新鲜氧气，保证气体交换过程的正常进行。肺是呼吸系统的重要器官，肺疾病造成体内缺氧，可引起生长不良。

但肺疾病除低氧外，尚可通过其他方面影响儿童正常生长。对囊性纤维变儿童生长不利的因素有：①慢性肺部疾患；②由于胰腺功能不足，消化功能差可致营养低下；③慢性感染，机体的消耗增加。支气管扩张患儿低氧和感染对生长的影响几乎是相等的。睡眠梗阻性呼吸暂停（打鼾严重）患儿，除低氧血症影响生长外，还要考虑因呼吸费力消耗过多热量和摄入热量不足对生长的有害影响。改善这类患儿呼吸道梗阻和供给充足的营养对恢复正常生长是必需的条件。

240. 消化道疾病会影响患儿的生长发育么？

慢性胃炎、消化性溃疡、慢性腹泻等消化系统的疾病可以影响营养物质的吸收和利用，造成小孩不长个。

241. 个矮合并慢性腹泻该如何考虑？

小齐从5岁开始就经常拉稀，排便次数为每天3～4次，有时候可以多达10次以上，而有时候有呕吐或低热。同时他越来越瘦，个子也越来越矮，在班级里属于最矮。为此家长带着孩子来矮小门诊就诊。

腹泻是我国小儿常见的消化系统疾病，尤其婴幼儿时期发病较多，它可由细菌和病毒感染引起，也可由全身其他疾病或消化功能紊乱引起。

小孩腹泻常见的原因是细菌感染或全身其他疾病或消化功能紊乱。轻型的腹泻主要是排便次数增多，每日数次至10余次，便稀，有少量水分，偶有呕吐或低热，脱水表现不明显，一般3～7天病情即可控制。重型腹泻症状不断加重，每日排便次数多至40余次，如不及时补液，可造成脱水、酸中毒等严重症状。一般腹泻经过对因及对症治疗，如抗菌、消补、控制饮食等，短期痊愈，对生长发育不会

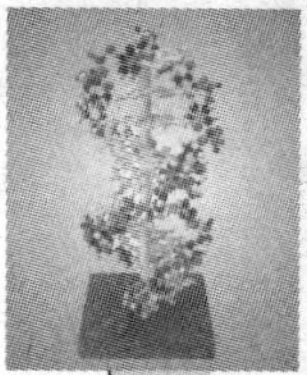

造成太大影响。如腹泻迁延不愈或反复出现，因肠道功能减低，肠蠕动亢进，营养的消化和吸收发生障碍，可造成脂肪、蛋白质和碳水化合物代谢障碍；长期丢失水分和电解质，可造成脱水及酸中毒现象，出现低钾和低钙等。这些对生长发育都会造成影响。特别是慢性感染对身体可造成一些损害，长期腹泻又会造成营养不良，营养不良对生长发育的影响见前述。所以，腹泻也要引起家长的重视，要及时给予治疗及补液，防止造成营养不良。

另外慢性腹泻的患儿，还需要及时进行全身的详细检查，明确有无合并其他器质性疾病，尤其要除外是否是诸如麦胶性肠病等。

242. 何谓麦胶性肠病？

麦胶性肠病（CD）又名麦胶性口炎腹泻、非热带口炎性腹泻、特发性口炎性腹泻、特发性脂肪泻和麸质敏感性肠病。

1940 年一位荷兰内科医生 Dicke 发现患有 CD 的儿童在第二次世界大战粮食短缺时期症状得到改善，而在粮食供给恢复后病情复发，从而认识到该病发病可能与饮食中的麸质相关。

麦胶性肠病是遗传易感人群特别是 HLA-DQ2/DQ8 阳性的个体对小麦、大麦和黑麦中的贮存蛋白持续不耐受引起的一种全身系统性疾病。CD 患者在复杂的获得性或先天性免疫反应作用下，发生小肠黏膜慢性炎症和小肠绒毛萎缩，全身各器官系统也因为自身抗体的沉积而发生一系列病理改变。既往认为 CD 只是在儿童中发病的一种罕见的吸收不良综合征，随着对该病的研究深入，人们发现 CD 是在各个年龄段均可发病且累及多器官系统的一种常见病。

243. 麦胶性肠病有哪些临床表现？

CD 是一种终生都可以发病的全身系统性疾病，临床表现非常多样，发病年龄不同，其临床表现也很不同。婴儿期和儿童早期发病的患者多表现为腹泻、腹胀和生长发育迟缓等典型三联症，呕吐、肠易激、厌食和便秘也很常见。较大的儿童和青春期以后发病的患者经常表现为肠外症状，例如生长发育迟缓、神经系统症状和贫血。

CD 常常合并吸收不良综合征。由于小肠黏膜炎症性病理改变，造成多种物质吸收不良，可表现为缺铁性贫血、叶酸或维生素 B_{12} 缺乏引起的巨细胞贫血、维生素 K 缺乏引起的凝血功能障碍、维生素 D 缺乏引起的软骨病和佝偻病及骨折、持续低白蛋白血症等。

30% 儿童期发病的亚临床 CD 患者以生长迟缓作为唯一临床表现，故对于不明原因矮小的患者，即使没有消化道症状也要怀疑 CD 可能。

244. 哪些人容易得麦胶性肠病？

CD 的高危人群包括 1 型糖尿病患者、亲属中有 CD 患者的、伴有不明原因缺铁性贫血、合并有唐氏综合征、特纳综合征或 Williams 综合征以及选择性 IgA 缺乏患者。

1 型糖尿病患者中 CD 发病率在 3% ~7%，远高于普通人群。一级亲属和二级亲属中有 CD 患者的人群，其发病率也高于普通人群，一级亲属中 CD 发病率在 2.8% ~17.2%，二级亲属中 CD 发病率为 2.6%~19.5%。

在合并其他自身免疫性疾病（例如自身免疫性甲状腺炎、艾迪生病、干燥综合征及肾小球肾炎）的人群中 CD 发病率增高，反之亦然。CD 患儿还容易合并肝脏疾病，转氨酶增高常见于 CD 患者。不明原因的缺铁性贫血是筛查 CD 的指征，对合并有缺铁性贫血而没有其他症状的人群进行血清学筛查，CD 的发病率在 2.3%~5.0%。而同时合并有缺铁性贫血和消化道症状的人群 CD 发病率则高达 10.3%~15%。

4.6%~13%的唐氏综合征患者合并CD。而对于那些以腹痛、腹胀、排便习惯改变为主诉就诊而不合并典型吸收不良综合征的患者，临床上很难与肠易激综合征鉴别，大约有5%诊断为肠易激综合征的患者，血清学证实可能患有CD，所以在这些人群中筛查CD被认为有一定的必要性。

245. 何谓去麸质饮食？

我们将小麦、大麦和黑麦中能激活CD免疫反应的贮存蛋白称为麸质蛋白（gluten），它是使小麦、大麦和黑麦具有黏性的成分，而大米和玉米中的蛋白由于脯氨酸和谷氨酰胺含量低，所以不会引起CD；燕麦中的醇溶谷蛋白称为avenin，脯氨酸、谷氨酰胺含量居中，所以很少会发生CD。

去麸质饮食（gluten-free diet，GFD）是唯一被接受的治疗CD的方法。小麦、大麦、黑麦以及各类标明含有麦芽的食品或加工品均为禁忌。历史上，大米、玉米、土豆都曾被用于替代含麸质的谷类。而如今，各种营养丰富的谷类、种子、豆类、坚果等等提供了更多的选择，大大改善了去麸质饮食的口味和营养价值。这些食品包括苋菜、荞麦、亚麻、小米、高粱等。燕麦长久以来曾被排除在去麸质饮食治疗的食谱之外，而最近的研究发现无论是在儿童还是在成人CD患者中，燕麦都是一种安全食品，唯一的问题是，燕麦在加工过程中可能受到小麦、大麦和黑麦的污染而混有麸质蛋白。

小麦加工的淀粉类产品长期被认为不适合CD患者食用，然而近期的研究表明CD患者对该类产品耐受良好，所以被认为是安全的。在瑞典和芬兰小麦加工的淀粉类食品已被获准引入CD患者的饮食，而在美国和加拿大该类食品则还没有被CD患者接受。

246. 麦胶性肠病该如何治疗？

去麸质饮食治疗是目前唯一被公认有效的治疗方法，大多数有症状的患者在治疗几周内症状得到改善，但调查发现大约有30%对去麸质饮食治疗（GFD）反应不佳，最主要的原因可能是与患者的依从性较差有关。

流行病学调查发现环境因素在CD的发病中起到重要作用。在生后1~3个月内添加麸质饮食比生后4~6个月内添加麸质饮食CD的发病危险率要高出4倍，而生后7个月或以后添加麸质饮食的危险率也高于4~6个月。母乳喂养对CD的发病是一个保护性因素，在母乳喂养的同时添加麸质饮食可以降低CD的发生率。一些肠道感染如轮状病毒感染可以增加婴儿期CD的发病率。

CD患儿在诊断时常常合并维生素和矿物质的缺乏，而严格的去麸质饮食甚至有可能加重这些人体必需物质的缺乏，因而CD患儿在诊断时需同时评估体内维生素和矿物质含量，包括叶酸、维生素B_{12}、脂溶性维生素（如维生素D）、镁、锌、铁和钙等，根据结果予以相应补充。

孩子们在去麸质饮食治疗后，腹泻症状往往可以明显改善，甚至完全好转。患儿的营养状况可以明显改善，由此其生长发育状况也就有所改善。但是这些孩子是否需要用生长激素治疗，有待慎重考虑。因为麦胶性肠病可合并一系列的并发症，包括小肠腺癌、肠道相关T细胞淋巴瘤等，当患者经过严格的去麸质饮食治疗仍有反复腹泻、腹痛、体重减轻等警示症状等时，须警惕合并恶性疾病的可能。

247. 特纳综合征合并麦胶性肠病有什么临床特点？

矮小是特纳综合征的一大主要特点，也是儿童早期发病的CD患儿主要甚至是唯一的临床表现。在特纳综合征患者中检测麦胶性肠病血清特异性抗体呈阳性使人们意识到两者之间同时存在可能并非偶然，Bonamico等在特纳综合征患者中筛查CD血清EMA抗体（IIF）阳性率为10.8%，而小肠黏膜活检证实具有麦胶性肠病特异病理改变为8.1%，高于普通人群。对那些临床上GH替代治疗效果不佳的特纳综合征患儿，意识到可能存在隐性CD，早期给予去麸质饮食治疗对改善预后有意义。

248. 局限性回肠炎是否能引起生长迟缓？

局限性回肠炎又称克罗恩病，是一种无特效治疗方法的消化道疾病，可反复发作，30岁之前自愈的很少，小儿发病率较低，但因对生长发育影响较大，故也应引起重视。克罗恩病在4岁以前少见，多在青春期出现症状，先见厌食、乏力、低热、反复阵发性腹痛、腹泻、便中带血等，继而出现消瘦苍白、营养紊乱、体格发育差和性成熟延迟等，有的可在肠道症状出现之前已有生长缓慢。有些患儿可伴有肠道外症状，如复发性虹膜睫状体炎、结膜炎、溃疡性口炎、关节炎、结节性红斑等。有的患儿晚期还可出现肠梗阻、肠穿孔、肠内瘘管等。由于肠吸收功能异常、便血，可继发贫血、血浆蛋白减少、低钙、缺锌、维生素D缺乏、骨折、肾衰竭等。

由于本病发病缓慢，病程较长，确诊不易，所以对长期腹痛、腹泻、便血兼发育延迟的患儿应怀疑此病，并行肠镜、X线及病理学检查。

本病的治疗有内科保守治疗和外科治疗。内科药物可用肾上腺皮质激素，一般隔日疗法不影响生长发育，如为缓解症状需每日服药，则需2~4周后缓慢递减剂量，以利于小儿生长。一旦控制症状，应保证营养需求，生长速度可恢复正常。总之，干预治疗，包括外科治疗均应尽早开始，在青春期前即骨骺闭合前治疗，可获得追赶生长。

249. 什么是家族性身材矮小？这些患儿需要药物治疗吗？

一般情况下，孩子的身高与父母的平均身高有关。如果父母的身材都比较矮小，根据“种瓜得瓜、种豆得豆”的原理，孩子不大可能有特别高大的身材。虽然长不高，但是这类孩子的生长发育是完全正常的，也就是说孩子的骨龄与实际年龄相等。进入青春期之前，每年可长高4~5厘米；青春期之后，每年可长高7~10厘米；进入青春期的年龄也与同龄人无异。

家族性身材矮小儿童不需要用药物治疗。有人用苯丙酸诺龙治疗，在用药初期可加速生长速度，但骨龄增长也加快，生长潜力减少，不能增加最终身高，如用药过多，骨骺提前闭合，使最终身高更矮。生长激素治疗的效果也不肯定，有报道认为可增快生长速度，但是否能增加最终身高尚无资料。现在生长激素价格仍比较昂贵，应用尚需慎重考虑。其他“增高”的药物，在未证明确切疗效前，使用要慎重。如果儿童有偏食的习惯，食欲不佳，经化验有缺乏锌的证据，可以补锌。每天10毫克，相当于0.2%硫酸锌10毫升，每天两次持续一个月，有利于增加食欲和生长。

250. 什么是体质性生长发育延迟？

这类孩子就是通常所谓的“大器晚成”型。父母的身高都是正常的，但是孩子每年生长速度稍慢，进入青春期晚于同龄人，所以骨龄会落后于实际年龄。但是当同龄人的青春期结束，生长板愈合之后，这些孩子才正值青春期，仍在生长中，所以最后的身高与一般成人无异。

体质性生长发育延迟通俗讲就是“晚长”，他们在儿童期身材矮小，青春期猛长和性成熟时间出现晚，但是他们的最终身高是正常的。体质性生长发育延迟的儿童在出生时的体重和身高正常，在出生后3~6个月开始到2岁生长速度较同龄儿慢些。因此，身高逐渐较同龄儿偏低。3岁以后生长速度基本正常，在青春期前生长速度可能又较慢。因此，青春期前和同龄人比较更加显得矮小。青春期猛长的年龄，男童在16岁以后，女童在14岁以后。青春期一旦开始，生长速度加快并最终达到成年人应有的高度。他们的最终身高和父母身高有关。

体质性生长发育延迟有家族史。有的父亲说，到高中或大学后才猛长，有的父亲说，参军后长高的。也有母亲晚长的历史，如初潮在15~16岁以后。有的父母身材矮小，青春期生长发育也晚，他们的孩子受到家族性身材矮小和青春期生长发育延迟的双重原因的影响。这些儿童在儿童期更加显得矮小。如按照骨龄预测成年身高和按父母的身高计算出来的子女身高较接近。

251. 体质性生长发育延迟儿童需要检查吗？

体质性生长发育延迟儿童在青春期前生长缓慢，与同龄儿比较又矮又小，他们到青春期发育通常年龄时，女孩的乳房未发育，男孩的喉结不出现，声音不变调，因此，常常引起父母的担忧。为了排外其他矮小的疾病，应找医生检查。

首先，要除外生长激素缺乏症（垂体性矮小症），应做生长激素刺激试验。垂体性矮小症患儿的血生长激素水平很低，生长速度很慢，用生长激素后生长加速明显。而体格生长发育延迟的儿童，生长激素刺激试验结果正常，但有的体质性生长发育延迟儿童，在青春期前生长激素试验，生长激素可以偏低，好似生长激素部分缺乏症，到青春期生长激素恢复正常。

其次，要除外甲减。此病在儿童期发生的，早期除身高增长减慢和身材矮外，智力可以正常。检查血T4和TSH可以确诊，治疗效果好。女童还应检查血染色体以除外特纳综合征。患儿身材矮小，青春期性不发育血染色体45XO或其他类型。体质性发育延迟儿童，青春期性发育晚是属于正常范围的。一般女孩在16岁以前，男孩在18岁以前出现性征发育。如果到了19岁，青春期仍然不来临，则可能是促性腺激素不足症，应做性激素检查。

总之，经过上述检查，除外了其他疾病的可能性，结合体质性发育延迟的特点和父母有青春期猛长晚的历史，在医生监测身高的情况下，家长可以安心等待孩子的自然生长发育。如果一个体质性生长发育延迟的女孩，到17岁半猛长，18岁初潮，最后身高也能达到正常水平。

252. 体质性生长发育延迟需要治疗吗？

这是正常生长的一种类型，他们到青春期猛长，性征发育自然来临，最终身高正常，所以，一般不需要治疗。但这些儿童因个子小、成熟慢，可引起严重的精神负担，产生行动退缩，情绪低下，甚至造成精神创伤。因此，家长和儿童都应了解这是一种正常的生长类型。骨龄落后2～3年，说明有生长潜力，因为骨龄到16岁以后接近闭合，不能再长高，如骨龄晚数年，生长时间就会延长数年，最后可获得预期的正常身高。可定期找医生监测身高，有问题向医生咨询，这样可以解除家长和儿童的负担。

如果经过以上努力，仍然不能减轻儿童的顾虑，可以考虑用药治疗。合理治疗可以促进这些儿童加快生长，虽然最终身高不会增高，但也不会降低最终身高。治疗应在儿童的骨龄接近青春期（女童骨龄10～12岁，男童骨龄12～14岁）开始，可以加速和引起青春期发育。但如果开始治疗时，骨龄小于9岁，有加速骨龄成熟和降低最终身高的危险。一个疗程后观察身高、骨龄和性征发育。一般不需要重复。现在认为睾丸酮的短期疗效是一种有效安全的方法，目前证明不会降低最终身高。以上治疗必须在有经验的专科医生指导下进行。

253. 慢性感染影响身高吗?

感染性疾病特别是细菌感染可影响全身代谢和营养的吸收，所以慢性活动性感染有时也会影响身高的增长。常见的慢性感染有慢性细菌性痢疾、慢性肠炎、结核病、肾盂肾炎、支气管扩张等，这些疾病有的是直接影响消化功能，导致营养丢失和吸收功能减低；有的是与营养不良之间互为因果，感染造成厌食，影响食物的摄入，感染时分解代谢增加，营养缺乏加重，各种维生素、矿物质、蛋白质的不足进一步导致免疫功能低下，使得感染不易控制，形成恶性循环，故协同影响小儿的生长发育。另外，有些感染造成了脏器的损害、肝和肺的损害，也会影响生长发育。

感染治疗后能否赶上正常生长，取决于发病年龄。生后2年内生长最快，在此时发生慢性感染或再发感染，生长落后明显，且追赶比较困难。所以，生后注意小儿的卫生保健，加强营养，增强机体抵抗力，预防感染非常重要。

254. 艾滋病患儿生长发育受影响吗?

迄今为止，全世界有超过4.4亿人感染人类免疫缺陷病毒(HIV)，在亚洲和其他的一些地区，HIV感染者及获得性人类免疫缺陷综合征（艾滋病，AIDS）患者人数正快速增长。由于HIV可以通过母婴垂直传播，加上吸毒等对青少年的影响，目前HIV感染的儿童青少年的人数正在迅速地增加。

生长发育迟缓甚至停滞是HIV感染儿童常见的表现，也是AIDS进展的敏感标志。根据Arpadi等的报道，50%的HIV感染儿童会出现生长发育迟缓。早在1993年，McKinney等回顾研究了62名平均年龄小于25.5个月的HIV感染儿童，发现他们4个月时候体重和身高均比正常组小。Nachman等回顾研究了192例从4个月到17岁的青少年，发现他们比正常儿童显著矮小。另外孕期HIV感染导致胎儿宫内发育不良是常见原因，表现为非匀称性小样儿。

HIV感染影响这些患儿生长和发育的原因包括生长激素缺乏或者相对缺乏，生长激素的敏感性下降，身体组成异常，脂肪营养不良导致身体组成以及代谢异常，生长抑素分泌增多，以及在AIDS患儿中常见的代谢性酸中毒或肾小管酸中毒，同时睡眠不佳，白天乏力，记忆力减退可见于HIV感染的所有阶段，这些均可能影响患儿的生长。

255. 腹部肿瘤也可以影响生长发育吗?

答案是肯定的，但是由于大家往往对此认识不足，或者主要关注颅内是否有肿瘤，没有想到腹部肿瘤也可以影响长个，所以很容易造成误诊，或者漏诊，错过了治疗的良机。

来自我院的10多年积累的10余例临床病例报道，2种腹部罕见肿瘤——胰腺实性假乳头状瘤和纤维板层肝细胞癌（FLC）可以明显影响患儿的生长发育，手术切除肿瘤后延缓的生长发育可以逆转。FLC可能通过高E2低睾酮水平加速骨骺愈合机制导致第二性征发育不良和生长障碍，但仍有待进一步研究。另外由此也提示临床医生要对腹部肿瘤导致生长发育障碍提高认识，以免出现漏诊或误诊。

我院曾报道8例患者，男2例，女6例，平均年龄15.1岁。所有

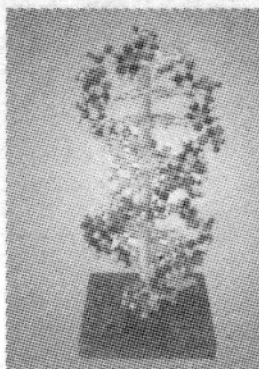

患者均经我院手术切除肿瘤并经病理证实胰腺实性假乳头状瘤 7 例，FLC 1 例。4 例患者无任何症状，体检意外发现胰腺占位，间断轻微腹痛或腹胀 2 例，体重下降，腹泻 1 例，青春发育延迟及肝脏占位 1 例。肿物直径平均为 7. 4（3. 0 ~ 12. 8）厘米。2 例患儿入院查体即可扪及腹部肿物。

256. 什么样的矮小儿童应去遗传门诊就诊？

有的矮小儿童到矮小门诊看病后，医生还建议家长去看遗传门诊。请遗传病专科医生会诊主要的目的是请遗传学专家协助判断该儿童是否有遗传方面的问题。有些家长不理解，会问：“我的孩子只是长得矮，为什么要去看遗传病专业医生?”原因在于有相当多的矮小儿童可能是由于先天遗传性或代谢性疾病所致，需要遗传病专科医生进一步肯定诊断或给予治疗，通过他们的检查来除外遗传病方面的问题。如果矮小儿童伴有下列问题，应请遗传病医生会诊。比如矮小伴有智力低下者，智力低下又有身体畸形者，伴有头面外观异常或身体各个部位畸形者以及身体各部位不匀称，如躯干短或四肢相对比较短者。

因为先天性疾病和遗传病如遗传代谢、染色体病和先天畸形综合征等都可能有上面的表现，这些疾病中有的遗传，有的不遗传。遗传病专科医生经过详细的遗传家谱调查、详细的病史、全面的体格检查以及通过一些常规筛选或特殊实验室检查包括血染色体检查（必要时给患儿的父母或家庭其他成员做一些检查）后，经过综合分析，做出确切的诊断并提出处理意见，回答家长的一些问题，如能否治疗？能否再生 2 胎？这些对患儿家长是非常重要的信息。

257. 儿童有哪些特殊的体征需要考虑遗传性疾病？

有一些遗传病表现出一些特异性的综合征，了解这些综合特征有利于及早发现及治疗。但是有些遗传性疾病的症状和体征为很多遗传性疾病所共有，要作出确切的诊断还要结合辅助检查进行综合的分析和判断（表13）。所以发现问题一定要及时去医院检查。

表13　作为遗传病初步诊断参考的症状与体征

部位	特殊症状或体征
全身状况	发育迟缓、体重低于年龄增长、智能障碍、精神和行为、哭声似猫等
头部	小头、巨头、舟状头、小颌、枕骨扁平、满月脸、眼距宽、内眦赘皮、小眼球、无眼球、小眼裂、眼裂外斜、上睑下垂、无虹膜、蓝色巩膜、斜视、眼球震颤、角膜混浊、白内障、色觉异常、近视、耳低位、小耳、巨耳、耳聋、耳壳畸形、鼻梁塌陷、鼻根宽大、唇裂、腭裂、巨舌、舌外伸、齿畸形等
颈部	宽颈、蹼颈、短颈、发际低位等
躯干	鸡胸、盾状胸、脊柱裂、乳间距宽、乳房发育异常、疝等
四肢	小肢、短肢、多指（趾）、并指（趾）、短指、蜘蛛指（趾）、拇（踇）趾与第二趾间距大、摇椅状足、肘外翻、髋脱臼等
皮肤	皮纹改变、皮肤角化过度、鱼鳞状皮肤、无汗、肤色异常（色素过多或减少）、多毛等
外生殖器及肛门	隐睾、外生殖器发育不良、尿道下裂、小阴茎、阴蒂肥大、大小阴唇过大或过小、肛门闭锁等

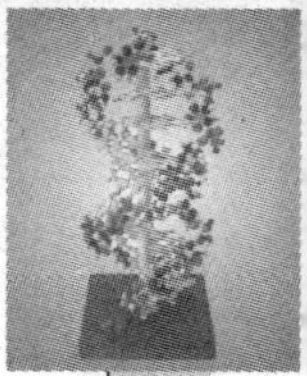

258. 遗传病有什么样的危害？

遗传病的危害性首先在于其具有遗传性，即主要是由于遗传物质改变而发生的疾病。通过传递这些遗传物质，这些疾病可以按照特定的遗传方式并按一定的比例在后代中传递，故而可以在患者家族中垂直传递，也可能在同胞间水平发病，因此在遗传病患者家系中往往有一个以上甚至多个的发病个体，这就是所谓“家族聚集”现象。

遗传病在胎儿期或出生时即出现缺陷，预防和诊治带来了巨大困难。因为遗传病的传递过程中，精子和/或卵子携带异常的遗传物质从而形成异常的受精卵，或者虽然受精卵是正常的，但是在胚胎早期存在遗传异常。各种遗传病如基因异常导致代谢过程中所需要的酶的缺陷而导致代谢障碍和先天性肾上腺皮质增生、苯丙酮尿症等，将随着小孩的逐渐长个，临床症状会越来越明显，小孩将受累终生甚至造成夭折。

遗传病目前尚缺乏有效的根治方法，只能以姑息治疗为主，最重要的是大力开展遗传优生咨询、诊断工作，及时检出遗传病患儿及那些体内携带致病基因的患儿及家属。同时要在全社会大力开展婚姻生育方面的指导，从而有效地减少或防止遗传病患儿的发病和出生。这样才能提高人口素质，促进家庭的幸福，避免遗传病患儿出生的家族悲剧发生。

259. 哪些遗传病和先天性疾病可致身材矮小？

下列遗传性疾病可导致身材矮小：

（1）内分泌病　如单纯性生长激素缺乏症、先天性甲状腺功能低下等。

（2）染色体病　如唐氏综合征（21-三体综合征）、13-三体综合征、18-三体综合征、特纳综合征等。

（3）遗传代谢病　黏多糖贮积症、黏脂贮积症、范可尼综合征、低血磷抗维生素D性佝偻病、维生素D依赖性佝偻病、糖原贮积症和肾小管酸中毒等。

（4）遗传性畸形综合征　如Blomm综合征、de lange综合征、Dubowitze综合征、Laurence-Moon-Biedle综合征、Russell-Silver综合征、Hallerman-Streiff综合征、Prader-Willi综合征、早老症、脑眼肾综合征、窒息性胸廓发育不良等。

（5）遗传性骨病　如先天性软骨发育不良、先天成骨发育不良、颅骨锁骨发育不良、脊柱骨骺发育不良等。

（6）胎内感染综合征　胎儿风疹染综合征、胎内弓形虫感染、胎儿巨细胞病毒感染等。

260. 什么是遗传病？

凡是由于生殖细胞或受精卵里的遗传物质［去氧核糖核酸（DNA）、核糖核酸（RNA）和线粒体DNA］发生变化而引起的疾病都成为遗传病。遗传病是按垂直向下传递的，遗传病都是先天性疾病，但先天性疾病不一定是遗传性疾病，因为先天性疾病不一定有遗传物质的改变。如母亲孕期缺碘，出生的孩子智力低下，属于先天性疾病，遗传病有家族性发病现象，但家族性疾病不一定是遗传病，有些传染病（如结核病）或营养不足可造成家族性发病。

261. 遗传病一般分为哪三类？

遗传病一般分为以下3类：①单基因病；②多基因病；③染色体病。

单基因病是由于单个基因或一对等位基因缺失，突变所致。基本上按孟德尔定律遗传。单基因病又分为①常染色体显性遗传；②常染色体隐性遗传；③X 连锁隐性遗传病；④X 连锁显性遗传病；⑤线粒体遗传等五种遗传方式。

多基因病是由多个基因及环境因素共同决定的，多数为常见的先天性畸形或疾病，发病率大约超过 1/1000。此病的发生有一定的遗传基础，常有家族性发病倾向。多基因的发病不是取决于一对基因，而是几对基因共同作用的结果，在遗传过程中往往出现累积作用，每对基因无显性和隐性之别，而且作用甚微，所以遗传方式没有上述单基因遗传病的特点。而且受外界环境的影响，属于多基因遗传的正常性状有身高、肤色、智力、血压等，属于多基因遗传的病理性状有某些先天畸形、高血压、消化道溃疡病、精神分裂症、糖尿病和心脏病等。

262. 常染色体显性遗传病有什么特点？

遗传基因位于常染色体，基因性质为显性。显性基因只要有一个就能出现临床表现，因此杂合子也出现症状。其遗传的家系特点为：连续几代发病，即每一代都有患者；患者父母中必有一个是患者，如果父母都不是患者，那么新生患儿是基因突变所致；在患者下一代中的再现率为 50%。再现率是指患者子女患同样遗传病的几率。遗传病与性别无关，男女患病率相同，在患者家系中不患病的个体下一代也不患病；如果父母都正常，而有一个患儿，则下一个孩子患病的可能性不大。

这种遗传病的表现与该病表现程度和外显率有关。表现度是指在不同个体中由同一基因产生作用的严重程度不同。外显率是指具有显性基因的杂合体或隐性基因的纯合体所产生的可检出的遗传病的百分率。外显率和表现度的差异很大，有的患者具有外显基因但不外显，外表如正常，有的表现度极低，以致易被忽略，因而可以出现隔代遗传现象。

常见的显性遗传病有先天性软骨发育不良、先天成骨不良、马方综合征、多指、短指、多发外生骨疣、成人性多囊肾和颅缝早闭等。

263. 常染色体隐性遗传病有什么特点？有哪些常见疾病？

常染色体隐性遗传病的致病基因位于常染色体，基因性质为隐性，个体仅存在一个致病基因即在杂合状态时，并不发病，只有致病基因成纯合状态时，即两个等位基因均发生缺失或突变时，才导致基因功能改变，而产生疾病。因此隐性遗传病的患者都是致病基因的纯合子；患儿从父母获得的基因都是突变（缺失）基因，父母都是杂合子，即父母都带有一个正常基因和一个突变（缺失）基因。这种遗传病的家系特点是：①父母、上几代或旁系亲属中无同样患者。父母表现型正常（即外部表现）正常，但都是杂合子，是致病基因携带者；②患者的同胞中出现同样疾病的几率是1/4；③患者的父母往往是近亲婚配（如患者父母为姨表亲或姑表亲）。换言之，近亲婚配的发病率明显升高；④发病与性别无关。

常见的常染色体隐性遗传病有白化病、原发性小头颅畸形、肝豆状核变性、苯丙酮尿症、黏多糖病、糖原贮积症、单纯性生长激素缺乏症、21-羟化酶缺乏症、进行性脊肌萎缩症等。

264. X连锁显性遗传基因有什么特点？有哪些常见疾病？

这种遗传病致病基因位于X染色体，基因性质为显性，因此，男女都发病。由于女性有两个X染色体，因此女性发病率比男性高一倍，但女性症状较轻，因为还有一个正常的等位基因具有代偿功能。

有以下家系特点：①男女都发病，女性发病率高于男性，但症状较轻；②女性患者的下一代中，女儿 50% 发病，儿子 50% 发病；③男性患者的女儿全部发病；④没有男性遗传给男性的现象，这是与常染色体显性遗传的区别之处。

常见的 X 连锁显性遗传病低血磷抗维生素 D 性佝偻病、肾性尿崩征、葡萄糖-6-磷酸脱氢酶缺乏症等。

265. X 连锁隐性遗传病有什么特点？有哪些常见疾病？

致病基因位于 X 染色体，基因为隐性，由于女性有 2 个 X 染色体，如果只带有一个致病基因，另一个是正常的等位基因时，正常基因有补偿作用，因此不发病。男性只有一条 X 染色体，因此 X 染色体带有一个致病基因时，就会出现症状。因此这一类病的患儿绝大部分为男性，女性极少。当两个 X 染色体上的等位基因都有缺陷时，或一条染色体上带有致病基因，另一正常染色体失活时（受精卵在分裂早期，一部分细胞中的 X 染色体失活及无功能）才发病。

有以下家系特点：①男性发病率远远高于女性，即一般是男性发病，女性不发病，而男性患者的母亲往往是致病基因的携带者，没有症状；②如母亲为致病基因的携带者，儿子中有 50% 有机会得病，女儿中 50% 为致病基因携带者；③男性患者的儿子全部正常，女儿全部为致病基因携带者；④不患病的男性不带有致病基因，不遗传疾病；⑤无男性遗传男性的现象。

常见的 X 连锁隐性遗传病有血友病、杜氏进行性肌营养不良、神经性腓骨肌萎缩症、Alport 综合征、肾上腺脑白质营养不良、无汗性外胚层发育不良、红绿色盲、眼脑肾综合征、Lesch-Nyhan 综合征、睾丸女性化等。

266. 线粒体遗传病有什么特点？有哪些常见疾病？

线粒体是位于有核细胞的细胞核外的一种重要的细胞器，与机体能量代谢及许多中间代谢有关。其形态、大小、数目随细胞种类而异。线粒体也具有 DNA 和遗传性。线粒体病是指线粒体 DNA 缺陷，即线粒体 DNA 重复、缺失或突变造成的疾病。位于线粒体的致病基因，呈母性遗传方式，男女两性均可患病。

常见的线粒体病有神经系统疾病及肌病，如氨基酸糖苷类药所致耳聋、Leber 遗传性视神经病、线粒体脑病 – 乳酸血症 – 卒中样发作综合征、肌阵挛癫痫 – 破碎红色肌纤维综合征、Karns-Sayre 综合征、Leigh 病及肉碱缺乏综合征等。

它们共同的临床表现为智力、运动发育迟缓，智力低下，身材矮小，肌张力降低。血液乳酸及丙酮酸的测定有助于诊断，肌肉活检可进一步帮助确诊。目前对这组疾病仅仅是对症治疗。

267. 染色体病会影响孩子们长个吗？

正常人有 46 条染色体，22 对常染色体和一对性染色体。如果染色体的数目增加或减少，或者在结构上发生缺失、易位、重复等变化，这种疾病称为染色体病。染色体病又可分为常染色体病和性染色体病。这些患儿的生长发育往往都会受影响，使孩子难以长个。

这些患染色体病的孩子父母大多数是正常的，原因是因为精子或卵子在减数分裂时发生了差错，而并非是直接遗传自父母。仅有极少数患染色体病的孩子是因为父母有染色体易位或微小缺失且未影响生育功能时生下的。

常染色体病常见的有 21-三体综合征，18-三体综合征，13-三体综合征。这三种的患儿大多身材矮小，体弱多病，一般难以成活。而影响身高发育最常见是性染色体病。

268. 什么是特纳综合征？

特纳（Turner）综合征，又叫女性先天性卵巢发育不良综合征，是一种影响身高发育最常见的性染色体病，特纳综合征是女孩矮小的常见病因之一，患有这种病的孩子95%~100%身材都比较矮小。在活产女婴中占1:(2500~5000)，X单体在自然流产中最常见，1%~10%的自发性流产胎儿的核型为45，XO。

本病发生是由于减数分裂时卵子或精子的性染色体不分离，使一个无性染色体的卵子与一个带有X染色体的精子结合，或由一个带有X染色体的卵子与一个无性染色体的精子结合而成，多数是由精子形成过程异常所致。这样患有特纳综合征的女孩，染色体为45XO，即22对常染色体和1条X染色体，比正常女孩少了1条X染色体。

患有此病的女孩在出生时即表现为身高、体重的落后，手、足背明显水肿，颈侧皮肤松弛。出生后身高增长缓慢，比起同龄的孩子个子明显矮了许多，长大后身高在139~147厘米。患病女孩常有以下的表现：体毛多，有较多的黑色素痣；后发际低，脖子粗而短，50%有颈蹼（即脖子两侧长有两块皮瓣）；盾形胸，乳头间的距离增宽；肘外翻和指（趾）甲异常凹陷等，其他还有如眼距宽、上睑下垂、内眦赘皮、牛奶咖啡斑、腭弓高、第4掌骨短、指甲发育不良、乳房不发育、智力正常或轻度异常等。约35%患儿伴有心脏畸形，以及肾脏畸形（如马蹄肾、异位肾、肾积水等），特纳综合征患者常合并原发性甲减。患此病的女孩常常在14~15岁还没开始青春发育，外生殖器呈幼女型，性腺不发育。但部分患儿智能是正常的。

269. 如何用遗传学技术诊断特纳综合证？

利用细胞遗传学技术分析相关染色体异常是诊断本病的主要依据。

对口腔黏膜涂片行性染色质检查是鉴定X单体的简单技术。正常女性有两条性染色体，其中一条失活缩退为X小体（Barr体）。X小体数目=X染色体数目-1。

目前常用外周血淋巴细胞染色体核型分析，结果可以为单体型45，X（34.9%），具有典型临床症状；嵌合型（32.2%），最常见的核型为45，X，46，XX，如以46，XX细胞为主，则约1/5的患者有月经，甚至部分患者有生育能力，而以45，X细胞为主则临床表现与单体型相近；X染色体结构畸变者（26.3%）有X染色体长臂或短臂缺失，或伴有Y染色体核型（6.4%）。

270. 特纳综合证患儿的父母如何实现优生？

特纳综合征患儿一旦确诊后，经当地卫生局指定的鉴定机构鉴定，可以申请第二胎指标。但是如何实现优生呢？可以在妊娠中期行羊水穿刺及羊水细胞核型分析，必要时选择终止妊娠。

271. 胎儿期和婴儿期能诊断特纳综合证吗？

特纳综合征有可能在出生前和新生儿期得到诊断。绝大多数特纳综合征在出生前由于其他原因做羊水穿刺或常规检查时发现的。做胎儿B超时也可发现，因为特纳综合征的患儿有一种特殊表现，即颈部有明显的水肿。水肿是由于正在发育中的胎儿，在淋巴和静脉之间的交通被阻塞引起的。

特纳综合征的新生儿可由多种多样的外观特征，特别是手和足的水肿，两个手背肿得像小馒头，颈部粗短、水肿，还可有心血管畸形。有这些特征的新生儿应做染色体检查，以求进一步确诊此病。

272. 特纳综合征患儿在门诊随访时，还需要注意哪些问题？

女孩个子矮小或有外观不正常，通过检查血染色体就能确诊。

但是由于特纳综合征患儿除了身高和性发育情况以外，还常伴有其他功能和结构异常，因此在门诊随访的过程中还需要注意观察患儿是否还有性腺胚细胞瘤，含有 Y 小体细胞的易位性性腺肿瘤；马蹄肾等肾脏异常；主动脉瓣狭窄、主动脉二叶瓣畸形或主动脉缩窄等先天性心脏病；其他还有先天性髋关节脱位，脊柱侧弯，听力损害，近视，青光眼，眼球震颤，自身免疫性甲状腺炎等。同时也要注意患儿的心理问题，必要时进行心理干预。

因此特纳综合征患儿确诊后还应进一步做以下检查：

（1）腹部子宫和卵巢 B 超检查　证实卵巢是否发育完全，子宫大小是否正常。

（2）心血管彩超检查　极少数可有主动脉狭窄，主动脉瓣只有两个瓣膜（正常为三个瓣膜）或有主动脉瘤，也可有先天性心脏病，如室间隔缺损。

（3）肾脏 B 超检查　肾脏异常相对常见，可有马蹄肾，也就是两个肾连在一起，单个或双侧肾脏位置不正常。

（4）生长激素兴奋试验　因有的患儿同时有生长激素缺乏。

（5）甲状腺功能和抗甲状腺抗体　病人可以有自身免疫性疾病如慢性淋巴细胞性甲状腺炎。

273. 特纳综合征治疗目的是什么?

特纳综合征虽然是先天性疾病，但现在可以对症治疗。目前临床上进行综合治疗的目的有以下三方面：

（1）改善生长速度和身高　身材矮小使患儿在精神上受到压抑，影响他们的生活质量。用生长激素改善身高已有很多报道。患这种病的女孩热切希望接受生长激素的治疗，并受到家长的支持。治疗的目的是增加生长速度和尽可能取得正常成人的身高。

（2）女性化　患这种病的女孩如果没有雌激素的治疗，通常到成年时没有任何女性特征。但对于一个年龄已到青春期的女孩，乳房发育、阴道和子宫发育，有规律的月经对她的自尊心建立很重要。雌激素不足或缺乏，还会引起骨质疏松。雌激素治疗后可以让患者出现女性的第二性征。但是，必须注意应用雌激素时间不能过早，因为雌激素可以加速骨骺闭合而减少身高增长的时间，最好在骨骺接近闭合时再使用雌激素。

（3）治疗其他疾病　有性腺胚细胞患者应手术切除。有明显的颈蹼（颈部两旁有两块皮瓣），为了美观可以做整形手术。有心脏和肾脏和其他疾病的女孩，可以做相应的对症治疗。

274. 特纳综合征患儿能长高吗?

特纳综合征的主要特征之一是身材矮小，一般患儿头3年的生长速度相对正常，但以后逐渐下降，由于特纳综合征患儿往往无正常青春发育而缺乏青春生长高峰，在青春期生长落后更明显，骨骺闭合延迟，患儿可缓慢生长至18~20岁。诊断明确后，特纳综合征如果不治疗，到成年时身材很矮，其最终身高为142.9±7.3（139.0~146.0）厘米。他们的身高也受遗传的影响，不同种族的患者身高不同，日本该患者的身高平均为 139 厘米，瑞典为 147 厘米。我国资料显示特纳综合征患者终身高平均在 144 厘米左右。多年来治疗经验证实，生长激素的疗效是肯定的。如果方法得当，可以增加身高平均10厘米。最好效果可增加 16 厘米，成年时平均身高超过最低身高的最低限。

怎样能获得最好治疗效果呢？

特纳综合征矮小患儿早期开始人生长激素（或伴同化激素）治疗是目前主要的治疗方法之一。生长激素用量为每公斤体重每天 0.1～0.15 单位，皮下注射 1 次，根据身高增长的反应可以逐渐调整剂量，治疗持续到满意身高，或骨骺接近闭合，或生长激素减慢到每年增长小于 2.5 厘米。但是患儿往往很晚才得到诊断，治疗开始时生长激素剂量要偏大。近年报告 rhGH 剂量增至每周 1 单位/千克体重时，第 1 年的生长速度可加倍。生长疗效与年龄和骨龄成反比，目前尚不知道在几岁开始治疗的疗效最好。给年幼儿童用 rhGH 治疗时不应同时用雄激素或雌激素。在患儿骨骺愈合前可用蛋白质同化剂如苯丙酸诺龙，促进身高发育，国外报道如果用氧甲氢龙（oxandrolone）每天每千克体重 0.05 毫克，可增加疗效。治疗的最终目的是使患儿的最终成年身高得到改善。但是患儿对生长激素治疗的疗效往往并不理想，患儿的终身高并受到许多因素影响，如核型、双亲的身高、种族和雌孕激素治疗等。

特纳综合征患儿用骨龄预测身高不准确，因为他们青春期不来临，骨骺闭合晚，有的年龄很大仍可以持续慢慢长高。和正常儿童生长规律不同。而用骨龄预测最终身高的方法只适用于正常儿童，不适合于特纳综合征患儿。

275. 特纳综合证应该如何进行性激素治疗？

特纳综合征是一种染色体病，就目前的医疗水平来说还无法根治，但可以用激素来替代治疗。当患儿11～12岁时，可用雌激素促进乳房及外阴的发育，并用性激素诱导月经。青春期后，并长期用雌激素或人工周期以促进和维持第二性征及预防骨质疏松，但由于相当部分的患儿卵巢无法排卵，将无法生育。12～14岁开始用雌激素替代治疗，先用小剂量炔雌醇12.5微克/日治疗6～12个月，然后进行周期性雌激素－孕激素人工周期治疗。

276. 哪些因素影响生长激素治疗特纳综合征的效果？

每位家长都希望自己的孩子治疗后能长得更高些。那么哪些因素会影响生长激素治疗此症的效果呢？

（1）治疗开始的年龄　年龄愈小，效果愈好。所以要争取早诊断早治疗，即使患儿身高在正常范围以内偏矮时（第5百分位）就应该开始治疗。

（2）治疗开始时患儿身材相对比较高的效果好　这可能和疾病严重程度不同有关。此外，基础身高较高的，治疗后会长得更高。

（3）父母身高较高的效果好　因为患儿的最终身高和遗传因素有关。如瑞典的特纳综合征患者的平均身高比日本的高8厘米。

（4）生长激素用量要充足　生长激素用量不足的效果较差。

（5）生长激素刺激试验结果生长激素水平低的效果好　因此，患者最好做生长激素刺激试验，对治疗效果的预测有好处。

（6）加用氧甲氢龙治疗效果好　国外研究证明加用氧甲氢龙可增高3～4厘米。因此如果治疗时年龄较大的最好加用此药，但目前国内尚无此药的治疗经验。

（7）治疗持续时间愈长效果愈好　患儿常常由于经济原因或患儿不合作而中断治疗，这样会明显影响治疗效果的。如果从低龄开始，持续到骨骺接近闭合为止，持续时间长者，有希望达到最佳效果。

277. 特纳综合征患者能结婚吗？

家长常常担心这些孩子将来找不到对象，因为他们到青春期既矮又无性征发育。用生长激素治疗后，患者身高可以得到明显改善，而女性性征也可以通过雌激素治疗而引发乳房增大，子宫发育。同时必须记住：如果雌激素使用不当，不仅不能促进身高增长，相反会加速骨骺的闭合，从而减低患者的最终身高。因此，雌激素使用的开始时间和剂量，应由专科医生仔细考虑，并与患儿及其家长商量决定。为了长高些，尽可能推迟雌激素开始应用的时间，最好在骨骺接近闭合时（即骨龄15～16岁）开始应用，如果患儿和家长不愿意延迟雌激素治疗，可适当提前，也可以根据患儿开始治疗的年龄决定。如果治疗比较晚，为了争取多治疗几年，应延迟刺激激素治疗的时间。一般雌激素治疗6～12个月后，开始用药建立人工周期，使患儿在女性性征方面完全发育。这样，患者经过正确治疗性征正常后可以找对象和结婚。但是患者没有正常的卵巢，不能排卵，当然不能生育。不过现在已有通过体外受精并将受精卵植入子宫等生殖技术而获得生育的报道。

但是也有例外，由于特纳综合征中染色体异常有不同类型，有的异常程度比较轻。据报道，10%～20%有自然青春期发育，2%～5%有自然月经，甚至个别病情较轻的（嵌合体）能排卵受孕生孩子。

278. 什么是遗传代谢病？

人的生命活动由体内持续不断的生化代谢维持的，而生化代谢依靠各种酶和蛋白质进行，如果某种酶或结构蛋白由于先天原因缺乏或不足，就能导致代谢紊乱，由此所导致的疾病被称为遗传代谢病。这类疾病以神经系统受累最多见。

遗传代谢病包括氨基酸和有机酸代谢病、线粒体病、黏多糖病、糖原贮积症、范可尼综合征、低血磷抗维生素D性佝偻病、肾小管酸中毒及某些可影响脑白质和灰质的遗传病。这类疾病病因虽不同，但其临床表现往往无特异性，需借助特殊实验室检查才能确诊。同时这些疾病发病率虽然不高，但因为其会严重影响患儿的智力和运动发运，致残率很高，危害性很大。

这些疾病的临床表现包括进行性智力倒退、智力低下、体格发育障碍及运动功能异常。如能尽早发现，特别是在产前或尚未出现明显的临床症状前做出诊断并采取相应措施，就可能避免这些损害，甚至可使患儿同正常儿童一样生长发育。目前能够产前和产后诊断的这类疾病已达数百种。

279. 婴幼儿出现哪些症状需怀疑遗传代谢疾病？

正如前述遗传代谢病，发现越早，治疗效果越好，如能在新生儿期发现，及时治疗，能有效减轻对患儿的智力、运动发育的不良影响，患儿以后就可能如正常儿童一样生活、学习。因此需要加强科普教育，提高家长对这些疾病的临床表现的了解和警惕性。

那么孩子们出现哪些症状需要警惕有遗传代谢病的可能呢？

新生儿出现嗜睡、反应差、吃奶不好、呕吐、腹泻、惊厥、肌张力过高或过低等，足月儿生后24小时以上出现黄疸且持续两周以上仍不消退，而不能用其他新生儿疾病解释者。婴幼儿出现智力、运动发育障碍，表现为智力低下、惊厥、肢体瘫痪、肌张力异常、共济失调、肝脾大，甚至尿有异味者，一定要找专科医生进一步检查，要注意除外遗传代谢病的可能性。

由于多种遗传代谢病的临床表现往往比较相似，故需进行特殊的实验室检查，方能明确诊断。如果婴幼儿确诊为某种遗传代谢病时，

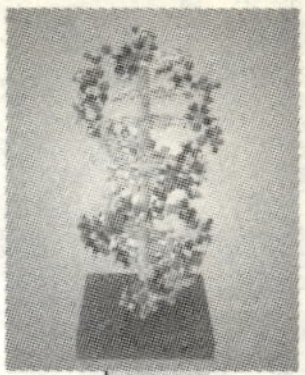

其母亲在下次怀孕时，一定要在整个孕期接受遗传咨询，进行产前诊断，必要时可考虑人工中止妊娠。

280. 遗传代谢病该怎么治疗？

截至目前，不少遗传代谢病尚无特殊有效的治疗方法。目前其主要治疗原则归结起来就是禁其所忌、去其所余、补其所缺。

例如苯丙酮尿症患儿，禁其所忌指的是既要限制饮食中苯丙氨酸的摄入，又要保证正常生长发育所需要的热量和营养所需。所以应用低苯丙氨酸饮食，即摄入苯丙氨酸含量较低食物以减少苯丙氨酸及其代谢产物在体内蓄积，从而避免造成脑损伤。另外一旦确诊半乳糖血症后，患者就要严格限制饮食，禁止摄入任何乳制品及含半乳糖的食物，以免半乳糖代谢产物在体内，特别是脑内蓄积。

去其所余是指用螯合剂将体内有毒物质排出，例如肝豆状核变性患儿使用青霉胺可螯合体内多余的铜，从而促进铜从尿中排泄，减少铜在患儿的脑、肝、角膜上沉积。

补其所缺是指因代谢所需酶的缺陷而导致的疾病，可进行外源性酶的替代治疗。但在临床实际操作中往往有较大困难。这是因为酶制品的制备非常复杂，涉及多种技术。目前，只在某些氨基酸和有机酸代谢病时，可以补充某些维生素做为辅酶，以增加有缺陷酶的活性。目前的研究已发现20余种先天性代谢疾病可用维生素治疗，如甲基丙二酸尿症，可用维生素 B_{12} 治疗，能获得满意的效果。

281. 能否预防遗传代谢病？

由于不少遗传代谢病尚无特效治疗方法，预防该病就显得尤为重要。目前归纳起来对遗传代谢病的预防措施包括三方面。

首先限制患者生育，一般在遗传病患者后代中，其遗传病发病率要明显高于一般群体。其次是及时发现杂合子，所谓杂合子是指病态基因携带者。现在一些较先进的遗传中心或临床实验室可以用直接测定血清、血细胞或组织中某些酶的活性或者代谢物的含量，也可以通过培养白细胞、皮肤成纤维细胞以测定某些酶的活性等检测方法，发现家系中这些病态基因携带，并且将这些遗传资讯提供给患者及家属和有关部门。避免近亲结婚以防止有害基因的积累，严重者要节育或绝育。第三是产前诊断，这是遗传代谢病的防治中最重要的进展之一。主要是对可能生育遗传性患儿的孕妇进行影像学、染色体、酶及其他生化测定及分子遗传学检查，以期在出生前就能做出诊断。一旦确诊为遗传代谢病就应考虑终止妊娠，从而避免遗传代谢病的胎儿出生。目前能做产前诊断的疾病有上百种，并且这数目仍在迅速增长中。

282. 苯丙酮尿症除个矮以外还有哪些临床表现？

在门诊有时可以见到家长来诉说自己的孩子个子长得很慢，并且贪睡、食欲欠佳、呕吐、腹泻、惊厥、反应差、不爱活动、尿有发霉的异味，经筛查才发现原来孩子患有苯丙酮尿症。这是一种儿童中最为常见的遗传性代谢病。

苯丙酮尿症是常见的一种氨基酸代谢疾病，其发病率随民族和地区不同而异。该病在我国的发病率为1/16500。经典型的苯丙酮尿症是由于肝脏苯丙氨酸羟化酶缺乏，体内苯丙氨酸不能转化为酪氨酸，致使苯丙氨酸堆积，旁路产物如苯丙酮酸、苯乳酸、苯乙酸等增加并从尿中排出，故血中苯丙氨酸及尿中苯丙氨酸和苯丙酮酸水平增高。此病为常染色体隐性遗传病，本病再现率为25%，苯丙氨酸羟化酶基因位于人类第12号染色体长臂，其基因突变引起此病。

这类患儿除了个矮以外，出生时大多正常，如不能给予治疗，于出生后1～2个月开始逐渐发生皮肤、毛发颜色变化，面白发黄。4～6个月智力和运动功能发育迟滞，90%以上患儿有中度至重度智力低下，约1/4患儿出现各种癫痫发作，患儿有强烈的鼠尿味或霉味，是由于尿及汗液中排出苯乙酸等异常代谢产物所致。大部分患者活不到30岁。

283. 如何治疗苯丙酮尿症？

目前苯丙酮尿症主要的治疗方法为饮食治疗，即给予低苯丙氨酸饮食，其治疗目的在于减少体液中苯丙氨酸及其代谢产物的含量以防止或减轻脑损伤，要求既满足机体生长发育的最低需要，又不会使血中苯丙氨酸含量过高而引起脑损伤。在症状出现之前开始治疗，可使智力发育接近正常；6个月以后再开始治疗，则大部分患儿有智力低下。对已经存在的严重治疗障碍是难以改进的。

患儿苯丙氨酸每日的大致的需要量，2个月以内，约50毫克；2～6个月，约47毫克；7～9个月，约29毫克；10个月～2岁，约25毫克；3～6岁，约20毫克。同时要保证蛋白质的需要量。蛋白质应有苯丙氨酸专用制剂提供。一切富含蛋白质的食物如乳类、蛋类、瘦肉类及豆类等，应禁用或偶尔食用；儿童生长发育所需的蛋白质，可由苯丙氨酸专用制剂提供。每日供给量：1岁以内，3.5～4.0克/千克体重；1～2岁，30～40克；3～6岁，40～50克。热量必须充足，热量充足可提高蛋白质的利用率，其主要来自脂肪和糖类。1岁以内，每日110千卡/千克体重；1～3岁，每日100千卡/千克体重；4～6岁，90千卡/千克体重（1千卡=4.186千焦）。米、面主食是富含碳水化合物的食品，但由于其也富含苯丙氨酸，则需加以限制。可用一些不含或少含蛋白质的纯淀粉类食品，代替米、面来供给热量。如去除面筋的淀粉、团粉、藕粉、土豆粉、粉条等。可根据儿童的年龄和消化能力多吃油脂食品，如肥肉、芝麻酱、糖果及甜食等。无机盐和维生素应充足。在调配饮食时尽量做到食品多样化。根据病情多吃新鲜蔬菜和水果，冬天可用红薯、胡萝卜、山药等代替主食充饥。因为它们既富含维生素、无机盐，又富含碳水化合物，而且苯丙氨酸含量较低。必要时口服补充复合维生素B、维生素C、维生素E、叶酸、维生素B_{12}及鱼肝油钙片等。

我国已经能够生产低苯丙氨酸奶粉。较大的婴儿也应选择苯丙氨酸含量较低的食物如土豆、大白菜、萝卜、南瓜、茄子、芥菜等。饮食控制越好，患儿智力损伤就越小。但所有的患儿应在医生的指导下对本病进行治疗。

本病已被列为我国新生儿筛查内容，可以进行产前诊断，防治患儿出生，以达到优生优育的目的。

284. 甲基丙二酸尿症是怎样引起的？临床表现如何？怎样治疗？

甲基丙二酸尿症是有机酸代谢病中最常见的一种，起病于婴儿期，是因甲基丙二酰辅酶A转变为琥珀酰辅酶A的代谢发生障碍，致使甲基丙二酸在细胞内大量蓄积，对神经系统造成损害。根据代谢阻滞的部位和缺陷的酶的不同，本病可分为4型，根据治疗效果可分为维生素B_{12}治疗有效和无效两种。这些患儿的临床表现多有呕吐、脱水、嗜睡、智力低下、体格发育滞后。患儿抵抗力低下，常易患各种感染性疾病，而感染往往诱发酸中毒。

本病的治疗原则是防止酮症酸中毒发生，避免甲基丙二酸的蓄积。治疗从两方面着手，第一是饮食治疗，低蛋白饮食；第二对于有效类型，即对维生素B_{12}依赖型，每日注射维生素B_{12}，剂量视个体情况而有所不同，但须长期应用，需经小儿科大夫诊治。

本病已能产前诊断，能在母亲怀孕期确诊。母亲在怀孕时，必须做产前诊断，避免这类患儿出生。

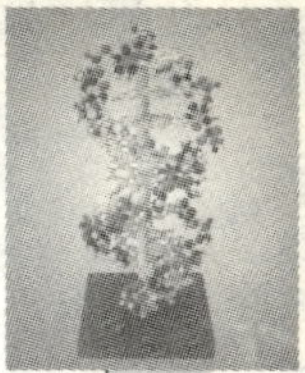

285. 什么是半乳糖血症？

半乳糖血症是一种因先天性酶缺陷导致的半乳糖正常代谢途径受阻，造成代谢中间产物半乳糖-1-磷酸和半乳糖醇在体内红细胞、肝、肾、晶体、心肌、大脑皮层等组织沉积。这些有毒物质对肝脏的损害是死亡的主因。本病为常染色体隐性遗传病。在很多国家，已把半乳糖血症和苯丙酮尿症及先天性甲状腺功能低下列为新生儿筛查内容，进行产前诊断。

患儿的临床表现轻重不等，多在新生儿期起病，开始喂奶后，很快出现症状，如拒奶、呕吐、黄疸、体重不增、低血糖、肝脾肿大、嗜睡、惊厥等，白内障为本病突出症状。婴儿期表现为智力低下、语言及运动发育迟缓。

一旦确诊此病，目前比较有效的治疗方法是立即从婴幼儿饮食中去除半乳糖，目的在于防止智力低下、肝硬化、白内障及低血糖发生，开始用豆奶喂养，而且年长后也严禁进食任何乳制品及含半乳糖食物，包括一些蔬菜和水果，如番茄、木瓜、西瓜、大枣、青椒等，饮食治疗要持续终生，即便如此，有时疗效尚不肯定，有待进一步研究。

286. 什么是黏多糖病？黏多糖病的常见亚型和临床特点是什么？

黏多糖是葡萄糖氨基聚糖，是结缔组织细胞外基质的主要成分，包括硫酸-4 软骨素、硫酸肝素、硫酸角质素、硫酸皮脂素等。

黏多糖病是一种较常见的遗传代谢病。同时黏多糖病也是溶酶体病的一种，由于一组溶酶体末端水解酶缺陷所致。由于此种酶缺陷，黏多糖不能在细胞内降解，在细胞内大量堆积，从而影响细胞功能。由于黏多糖堆积在脑、骨骼、肝、脾、肾、动脉、角膜、心脏和关节等部位，导致这些部位的功能障碍。这些患儿常见的临床症状除智力发育障碍外，还有个矮，生长发育缓慢。

黏多糖病也是可导致个矮的儿童常见的遗传代谢病。有6型，每一型又有几种亚型。Ⅰ型分ⅠH（Hurler综合征），ⅠS（Schile综合征）及ⅠH/S综合征；Ⅱ型又称Hunter综合征；Ⅲ型又称Sanfilipo综合征，分A、B、C、D四个亚型；Ⅳ型称Morquio综合征，分A、B两型；Ⅴ型称Marotaux-Lamy综合征；Ⅵ型称Sly综合征（图17）。

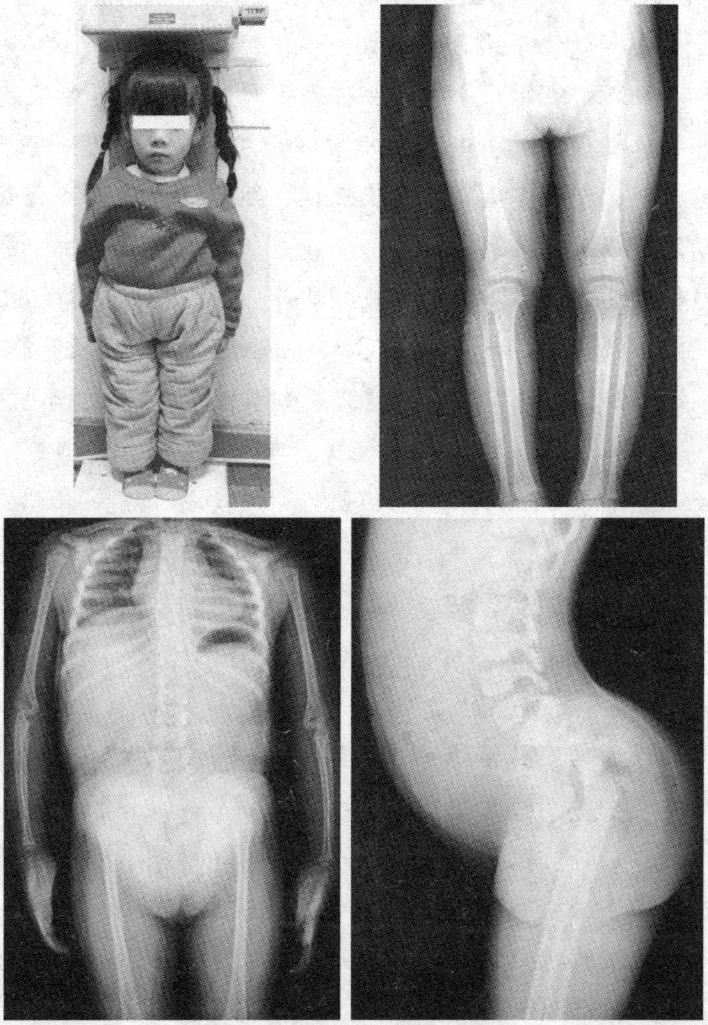

图17　黏多糖病导致矮小

287. 黏多糖病临床表现有哪些？如何诊断黏多糖病？

黏多糖病除了Ⅱ型为X连锁隐性遗传外，其他均为常染色体隐性遗传。所谓X连锁隐性遗传病的致病基因位于X染色体上，性质为隐性。这一类疾病大多发生在男孩身上，女孩极少见。

黏多糖病的临床表现因其类型而异，一般具有以下表现：智力低下、个子矮、面容粗糙、（例如ⅠH型患者头大、前后径长、前额突出、鼻梁低平、鼻孔宽大、嘴大、唇厚、舌大）、骨骼畸形、角膜浑浊、爪形手、疝等。各型表现的症状轻重不一。

黏多糖病的诊断依靠临床表现、体格检查、X线摄片检查骨骼改变，尿甲苯胺蓝试验，尿黏多糖电泳及酶活性测定等。

黏多糖病可以做产前诊断，于孕期8～12周时取绒毛，妊娠4个月后取羊水细胞做酶活性测定、黏多糖电泳或同位素^{35}硫渗入试验，预测胎儿是否正常。

288. 黏多糖病ⅠH型有什么特点？临床如何诊断？

黏多糖病ⅠH型又称郝勒（Hurler）综合征，是本组疾病中最为严重的一型。患儿大多数在十几岁时因病情进行性加重而夭折。该病的基本缺陷是缺乏α-L-艾杜糖苷酶，导致皮肤素及硫酸类肝素在组织内蓄积，并由尿排出。这些孩子主要表现为因脑组织内贮积大量黏多糖和脂质，胶原纤维呈束状分离导致关节畸形，僵硬；脑膜增厚，脑积水，末梢神经受挤压。在病情进展过程中，冠状动脉狭窄，瓣膜及心内膜增厚，心肌僵硬可导致充血性心力衰竭。

Hurler综合征患儿的临床表现除了身材矮小外，还表现为出生时正常，1岁时家长即可察觉智力轻度落后。体格检查发现患儿肝脾肿大，胸椎后突。患儿1岁以后面容开始变粗糙，胸腔圆小，上端发育不良，形成驼背，头大像船一样，脖子短，舟状头，前额突出，鼻梁低平，鼻孔宽大，嘴大，唇厚，舌大。一岁左右角膜混浊，体格以及智力发育落后，1~2年后病情发展更为迅速，关节屈曲，僵硬，手指呈爪形，多有脐疝、腹股沟疝。多半十几岁死亡。

Hurler综合征患者X线检查可见多发性骨发育不良，长头，颅盖增厚，蝶鞍呈靴形或J形。胸腔段椎体卵圆形，前下缘呈鸟鸣样突起，而上端发育不良，因此形成驼背。肋骨呈船桨或飘带状，髂翼外翻，髋臼变浅。髋外翻，有时酷似无菌性坏死。指骨远端变细，掌骨远端变宽，近端变窄，以第五掌骨为著。长骨，特别是上肢的长骨，呈不规则变宽，皮质变薄，髓腔增宽，偶尔皮质增厚。桡骨弯向尺骨，尺桡骨关节面相对，形成V形。

临床医生根据X线检查所见，尿中排出皮肤素及硫酸类肝素，白细胞、血清或皮肤成纤维细胞的α-L-艾杜糖苷酶活性测定可以确诊。

289. 黏多糖病ⅠS型有什么特点？临床如何诊断？

黏多糖病ⅠS型又称夏伊（Scheie）综合征。患者也是因α-L-艾杜糖苷酶缺陷所致。本病为常染色体隐性遗传病。产前诊断同黏多糖病ⅠH型。

本病患者体格较胖，面容轻度粗糙，下颌前突，鼻梁宽，角膜浑浊，视网膜退行性变，视力、听力减退。颈短，主动脉瓣病变可产生心脏杂音，肝脾大，腹股沟疝，智力正常。手指脚趾宽而短，手指直伸弯曲不能呈爪形，关节僵硬，肋骨宽。尿中也排出硫酸皮质素。

290. 黏多糖病Ⅱ型有什么特点？临床如何诊断？

黏多糖病Ⅱ型又称为亨特尔（Hunter）综合征，按X连锁隐性方式遗传，女孩较少患此病。本病患者因白细胞及成纤维细胞缺乏艾杜糖醛酸硫酸脂酶所致。

患者身材矮小，面容粗糙，头大，无角膜浑浊，鼻梁宽，唇厚；牙间隙宽，耳聋，心肌及心瓣膜黏多糖堆积导致心脏扩大，心力衰竭；腹部膨隆，肝脾增大，腹股沟疝，脐疝，毛发浓密，不同程度的智力落后；关节活动受限，弯曲，手指短而宽，鸡胸，膝内翻。男孩患该病的临床表现与Ⅰ型相似，只是背不驼，无角膜浑浊。在10岁以后大半出现受惊吓后病情加重，严重的在少年时就夭折。

目前临床上在孕期进行产前诊断，取羊水测酶或羊水中代谢物以判断胎儿是否患此病。

291. 黏多糖病Ⅳ型有什么特点？临床如何诊断？

黏多糖病Ⅳ型又称莫尔基奥（Morquio）综合征。本病分两型，A型为半乳糖6硫酸脂酶缺乏所致，B型为半乳糖苷酶缺乏所致。发生率约为1/40000（活产儿）。

临床上主要表现为短躯干矮小。患者面容正常，有角膜浑浊，颈短，鸡胸，胸椎椎体扁平，椎间盘狭窄，使胸部脊柱呈竹节状。因而躯干缩短，四肢较长。患者智力正常，齿状突发育不良，可造成寰椎和枢椎脱位，脊柱受压，造成猝死。此外，患者常常有腰椎前突，X形腿等。尿检可发现其排出硫酸角质素及硫酸软骨素。

目前临床上本病只能对症治疗。尚无产前诊断方法。

292. 糖原贮积症的发病原因是什么？分几型？

糖原贮积症是一组因酶缺陷造成糖原分解或合成过程障碍，导致机体生化代谢紊乱的遗传代谢病。患者在空腹时因糖原不分解，造成低血糖，继发高血脂，代谢性酸中毒，高碳酸血症，高尿酸血症，严重的代谢紊乱致使患者生长发育障碍。由于糖原在细胞内堆积，影响器官功能。

根据受累器官部位，临床表现分为肝型、心型及肌型三类。如根据酶的缺陷又分为10型，其中以糖原贮积症Ⅰ型为常见。

293. 糖原贮积症的临床表现是什么？

糖原贮积症累及部位不同而有不同的临床表现。肝型患者主要表现为肝脏肿大，代谢紊乱，生长发育障碍；心型主要表现为心脏扩大，心功能不全，全身肌无力；肌型主要表现为肌肉轻度活动时出现疼痛，无力。

糖原贮积症中以Ⅰ型最为常见，而且这一型有严重的营养发育障碍，因此仅介绍Ⅰ型。Ⅰ型又称冯－吉尔克病（Von Gierke病），因葡萄糖-6-磷酸酶缺陷所致。患者的临床表现为体格矮小，发育不良，肝极度增大，其下缘可达脐以下，表面光滑，中等硬度，脾脏一般不大，由于肝大，致腹部膨隆，引起注意。由于血脂增高，脂肪常堆集于两颊，形成“娃娃脸”，胸、臀、四肢常见脂肪堆积，肘、膝、臀、髋等部位有时可见黄色瘤。B超或X线检查见肝肾增大，随年龄增长可出现痛风。低血糖抽搐及严重酸中毒常为死因。血生化检查：空腹血糖极低，平均2～3毫摩/升，常伴有代谢性酸中毒，血脂增高即为显著三酰甘油增高，高尿酸血症，高碳酸血症常见，血糖原高出正常

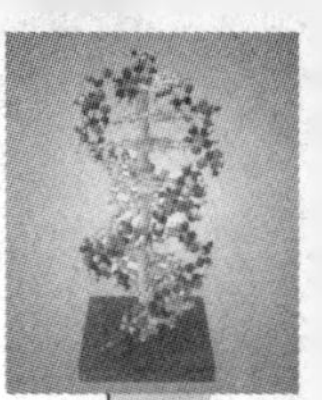

2 倍以上，血清转氨酶可略增高，肝、肾功能正常，血气分析有代谢性酸中毒。

294. 糖原贮积症有什么特异性诊断试验?

（1）胰高血糖素试验　空腹 4 ~6 小时后，胰高血糖素按 100 微克/千克体重计算，肌注，人工合成肾上腺素 30 微克/千克体重（0. 03 毫升/千克体重，1∶1000 稀释）皮下注射，每 15 分钟测量血糖一次，共 2 小时。在观察过程中者血糖往往稍有下降或不变，也许略有上升，30 分钟内上升程度不超过原有水平的 50%；而乳酸在 30 ~60 分钟内迅速，明显上升。在试验过程中如患者出现心动过速、换气过度，应立即服用葡萄糖水并口服碳酸氢钠。

（2）酶活性测定　肝肾组织葡萄糖-6-磷酸酶活性测定，患者酶活性在正常值 10% 以下。

295. 糖原贮积症该如何治疗?

糖原贮积症 I 型可按以下原则治疗：一天 24 小时内宜均匀进食，每 3 ~4 小时一次，避免热量过高，以防止转化为糖原和乳酸。碳水化合物的来源最好是葡萄糖或其聚合物（如淀粉）。蛋白质摄取可按正常量，脂肪量宜少。高尿酸血症应服别嘌呤醇以防痛风。为防止夜间低血糖，可在上述饮食治疗的基础上，夜间加胃管滴饲高糖溶液。较大儿童可服用玉米淀粉，按每次 2 克/千克体重，每 6 小时一次，可维持血糖水平，免除夜间胃管滴饲之苦，玉米淀粉必须生食，不加热。玉米淀粉治疗对小婴儿不宜，因为减少蛋白质摄入，影响生长发育。

296. 什么是黏脂贮积症？分为几种类型？各类型的临床特点是什么？

黏脂贮积症患者兼有脂质贮积症及黏多糖贮积症的临床表现，实质上患者器官无脂质或黏多糖贮积。本组疾病均按常染色体隐性方式遗传，均无特效治疗方法。本病分以下两型：黏脂贮积症Ⅰ型和黏脂贮积症Ⅱ型。

黏脂贮积症Ⅰ型（Muolipidosis type Ⅰ，ML-Ⅰ）因α唾液淀粉酶缺陷所致。临床主要表现为生后1岁以内即有临床表现，具有多发性骨发育不良，中度智力低下，肝脾大，角膜浑浊，眼底樱桃红斑，抽搐，淋巴细胞内空泡形成，成纤维细胞内可见粗颗粒状包涵体等，症状类似Hurler综合征，但尿中无黏多糖排出。

黏脂贮积症Ⅱ型亦称Ⅰ-细胞病（ML-Ⅱ，I-cell）因N-乙酰葡萄糖胺-1-磷酸转移酶缺陷所致。临床主要表现为出生后不久即出现症状。临床表现类似Hurler综合征及GM1节苷脂贮积症。患者有先天性髋脱位，腹股沟疝，牙龈肥厚，肩关节活动受限，全身肌张力降低，皮肤厚而紧，肝大。面容粗陋随年龄增大日趋明显，智能落后进行性加重。长骨、椎体、骨盆、手、肋骨、胫骨均有多发性骨发育不良的表现。患者一般于2～8岁死于肺炎或充血性心力衰竭。实验室检查发现尿中无异常黏多糖排出，但唾液酸寡糖增多。培养的成纤维细胞中溶酶体酶均缺乏，而培养液中含有大量溶酶体酶。这一点可与黏多糖病进行鉴别。

297. 早老病也可能导致矮小症吗？

所谓早老症，又称为哈钦森（Hutchinson）综合征，是一种与常染色体隐性遗传的代谢性疾病，本病的发生率为1/250 000（活产儿)。通常近亲结婚得该病几率较高。患该病的孩子身材矮小是其主要临床表现。刚出生时生长显得尚正常，但到了一岁，其生长速度就明显减下来，不再长个，而到10岁时外貌还像4~5岁孩子，头发脱光，甚至眉毛和睫毛也很稀少，甚至没有。患儿出生时有面中部发绀及“雕塑样鼻子”，头颅相对较大，前囟闭合迟，眼球突起，鼻子小而尖，头发缺少或缺如，头皮和四肢血管扩大，头皮静脉明显，萌芽迟，牙齿拥挤，咬合不良，重叠，下颌小，耳小。指短而弯曲，骨骼发育畸形呈萎缩状。1~2岁起关节僵硬，无韧性，走路脚抬不高，步履艰难，老态龙钟，状如老人，全身皮下脂肪缺乏，全身动脉粥样病变。5岁时有动脉硬化导致心肌梗死及脑出血，有些患儿不到15岁就因心肌梗塞或脑溢血夭折，但患儿智力正常。

这些孩子面颊脂肪缺少，面容消瘦，下颌小，前额突出，眼眶小，两眼突出，嘴唇则很薄，患儿长了一张“鸟”脸。皮肤薄、干燥，随年龄增长出现棕色斑点，指甲萎缩、小而短，实验室检查示血脂升高，代谢率升高。

为了下一代健康，优生优育，避免此病患儿出生，要杜绝近亲结婚。

298. 什么是染色体病?

染色体病是位于细胞核内有遗传性的物质，在细胞分裂间期呈细丝状，称为染色丝，在普通显微镜下不能观察到。当细胞发生分裂时，染色体缩短、变粗，呈棒状，称为染色体，经染色后在普通显微镜下可以见到。染色体数目随生物种类而异。正常人的染色体有46条，包括22对常染色体和1对性染色体。男性和女性的常染色体相同，但性染色体不同，男性为XY，女性为XX。如果染色体的数目增加或减少，或者在结构上发生变化，如缺失、易位、重复等，即能导致疾病的发生，这种疾病称为染色体病。

染色体病多数有外表的改变，如生长发育障碍、智力低下，面容特殊并伴有畸形。大部分染色体患者在出生后一般因面容特殊或畸形而引起家长和医生的注意而发现，性染色体异常的患者一般到青春期因性发育异常而发现。染色体病必须做染色体检查才能确诊。

染色体病是遗传病，因为它是遗传物质发生变化造成的疾病，但绝大多数患儿父母是正常的，并无染色体改变，说明不是由父母遗传给孩子的，而是精子或卵子在减数分裂时发生差错所致。仅有极少数染色体病是由父母传递的，如父母有染色体易位或微小缺失不影响表形或生育功能时，就有可能生出染色体异常的孩子。

遗传病中除染色体病和少数先天畸形综合征患者的染色体有异常改变外，多数遗传病用一般的染色体检查方法不能查出缺陷，因为染色体检查属于形态学检查，每一条染色体上都排列有成百上千的基因，多数遗传病是因基因发生缺失或突变造成的，染色体检查不能发现。因此，染色体正常不等于没有遗传病。

299. 18-三体综合征有什么临床特点？

本病又称爱得华斯（Edwards）综合征。本病的发生率为1/3500（活产儿）。患者全部细胞或大部分细胞的18号染色体为三体型（正常应为2个，患者3个），多数为全部三体型，是由于减数分裂时染色体不分离所致。患者寿命很短，30%在生后1个月内死亡，50%在2个月内死亡，10%可活到一岁，但有严重智力障碍。患者的特征为枕部后突，前额窄小，小头，前囟宽，耳低位伴畸形，眼裂短，下颌小，内眦赘皮，眼睑下垂，唇裂或伴腭裂。颈短，颈部皮肤过剩，腹股沟疝或脐疝，气管食管瘘，胆道闭锁。隐睾，大阴唇发育不良，阴蒂大，马蹄肾或异位肾，双尿道，肾积水及多囊肾。患者智力低下，抽搐肌张力增高，脑积水，脑脊膜膨出，小脑发育不良，胼胝体缺陷，手紧握，食指重叠在第三指上，小指重叠在第四指上，大拇指缺如或发育不良，摇篮足，畸形足，第二、三趾合并，胸骨短，髋脱位。指甲发育不良，猿纹、皮质异常等。

本病的再现率低于1%。如果是父母染色体有异位，则可以做出产前诊断，于孕期取羊水培养查染色体。

300. 21-三体综合征（唐氏综合征，先天愚型）有什么特点？

本病患者比正常人多一个21号染色体，具有三个21号染色体因此而命名。发生率约为1/600（活产儿）。是最常见的染色体病。本病是因减数分裂时，染色体不分裂所致。部分患者是因为父母有易位染色体。患者也可以是嵌合型的，即部分细胞染色体为21-三体，部分细胞正常。患儿有特殊的外貌，容易诊断。所有患儿都有智力低下，一般为中度或重度。如果是嵌合型，智力低下较轻，这是因为患者还有一部分正常细胞之故。患儿性格都较温顺，体格发育滞迟，患儿个子矮小，短头，枕部平坦，前囟闭合晚，面容平坦，外眼角上斜，鼻梁低平，内眦赘皮，虹膜有斑点，舌常伸出口外，颈短，颈部皮肤过多，出现皱褶，患儿常伴有先天性心脏病，包括房室交通、房间隔或室间隔缺损。患儿肌张力低，掌骨和指骨较短，小指中节指骨发育不良，呈二节，小指弯曲，通贯手，手掌三向轴位置高，脚的踇趾与第二趾之间间距增宽，形成“草鞋脚”。拇趾胫侧呈弓形纹。

94%～97%患儿为三体型，3%为D/C染色体易位，1%～2%为嵌合型。如果父母之一为21/21易位携带者，出生的孩子均为21-三体。

孕妇如年龄偏大，超过35岁，生过一个唐氏综合征的孕妇及21染色体易位的夫妇均应于孕期取羊水细胞做染色体分析或荧光原位杂交，防止生出患儿。

301. 22-三体综合征有什么表现?

本病因染色体不分离所致，患者的特征如下：生长发育落后，小头，眼外角向上，眼距宽，斜视，鼻梁宽，人中长，腭裂，小下颌，耳位低畸形。各种类型的心脏病，肛门闭锁，耳前赘片或窦道。全身肌张力低下，智力低下，指趾细长，拇指与手指相似，先天性髋脱位，肘外翻，副肋。阴茎小，隐睾。为预防患儿出生，可于孕期取羊水细胞做染色体检查。

302. 布卢姆（Bloom）综合征有什么特点?

布卢姆（Bloom）综合征为一常染色体隐性遗传病。患儿出生时体格小，以后一直矮小，小头，颧骨发育不良，鼻子小，面部毛细血管扩张呈蝴蝶斑，其他的皮肤病变：皮肤萎缩，鱼鳞癣，多毛及牛奶咖啡斑等，智力正常，个子矮小。实验室检查：免疫球蛋白 IgA、IgM 缺乏，染色体易出现断裂，脆性增加，重排，染色单体交换率增加，属于染色体修复缺陷症。患者易患恶性肿瘤，多数患者死于白血病或恶性实质性肿瘤。

303. 德兰吉（De Lange）综合征有什么特点?

本病一般散发。患儿出生时即体格矮小，发育不良，小头，短头，睫毛长，连眉，鼻子小，鼻孔向上，人中突出，嘴唇薄，口角向下，小下颌，耳位低，耳朵小，颈短，可能伴有先天性心脏病，全身皮肤多毛，大理石样花斑，智力一般为中等低下。

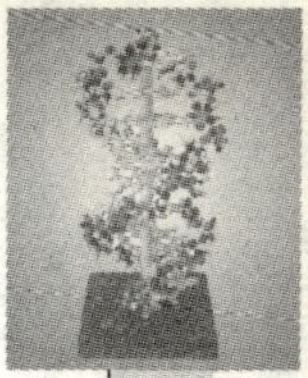

304. 杜布瓦兹（Dubowitz）综合征有什么特点？

本病为常染色体隐性遗传病。患儿出生时及以后一直矮小，小头，前额突出，毛发稀少，眶上缘平坦，鼻梁宽，眼睑下垂，耳位低，小下颌，尿道下裂，隐睾，婴儿期面部、四肢常有湿疹，轻度智力低下，多动。

305. 鲁宾斯坦－泰比（Pubinstein-Taybi）综合征有什么特点？

本病也称宽拇指宽脚趾综合征。本病常散发。患儿个子矮小，婴儿期喂养困难，小头，前额突出，前囟大，眼角向下，眼睑下垂，白内障，斜视，耳位低，鼻梁宽，鼻子尖，鼻中隔较鼻翼长，可伴有各种先天性心脏病，不同程度的智力低下。最突出的表现为宽大的拇指与脚趾或有多指，第5指弯曲。

306. 劳－穆－比三氏（Laurence-Moon-Biedl）综合征有什么特点？

又称巴－比（Bardet-Biedl）综合征。本病主要是常染色体隐性遗传，也有常染色体显性及多基因遗传。

其主要临床表现包括肥胖，视网膜色素变性，多指，智力低下，外生殖器发育不良，身材可高可矮。患者圆脸，眼部异常如视网膜色素变性、夜盲、中心视力丧失，以后可发育为全盲。颈部偶见颈蹼。各型先天性心脏病、肾脏发育不良、肾囊肿、肾积水、阴茎小，阴囊分叉、尿道下裂、隐睾、皮肤多毛。患者常有六指畸形，智力低下程度不等，小脑脊髓共济失调，抽搐，颅神经瘫痪以及尿崩症，肛门闭锁，唇裂，腭裂等。

307. 普拉德－威力（Prader-Willi）综合征有什么特点?

患者身材矮小，胎儿在妊娠后期胎动减少，常见臀产位，出生时体重低。特征：圆脸，小头，杏眼，双颞径窄，斜视，经常寻找食物，故而肥胖，脂肪主要堆积在躯干及肢体近端。性腺发育不良，阴茎小，阴囊发育不良，女性阴唇小，原发闭经或月经来潮延迟。婴儿期肌张力低下，因此Moro反射、吸吮力、咽反射较差，智力低下。脊柱侧弯，手足相对较小。染色体做高分辨染色体检查个别患者可见到15号染色体长臂缺失。

308. 脑眼肾综合征有什么特点?

脑眼肾综合征系一种X连锁隐性遗传病。

患者主要表现为肾性佝偻病、白内障、肾小管功能障碍、智力低下。患者中至重度智力低下，弥漫性脑电图异常。肾小管功能不良，氨分泌减少，呈高氯酸中毒，磷酸盐尿，使血磷酸盐减低，全氨基酸尿，蛋白尿。中度至重度骨质疏松及佝偻病，肌张力减退，关节活动过度。患者发育不良，用枸橼酸钠、钾治疗改善酸中毒，有助于骨钙化。白内障可做手术。用裂隙灯检查常显示细微的晶体浑浊。

309. 塞克尔综合征的临床特征是什么?

塞克尔（Seckel）综合征可能为一种常染色体隐性遗传病。其主要临床特征包括严重矮小，小头，鼻梁高。患儿出生时体格小，有智力低下，颅缝闭合早。面部发育，鼻子高、突出，耳低位或畸形、缺乏耳垂。第5指弯曲，通贯手，有髋脱位，第1、2趾间距宽，男性有隐睾。

310. 哪些常见骨畸形综合征可引起身材矮小？

本组疾病均有骨骼发育异常，因骨骼畸形导致身材矮小，本组疾病大多罕见。按外形分类，分为短肢型、短躯干型和肢体均称型三型；如按发病原因分类分为骨软骨发育异常和骨代谢异常两类。

常见的导致身材矮小的骨畸形综合包括：

（1）骨软骨发育不良　①软骨发育不良；②软骨发育低下；③假性软骨发育不良；④先天性脊柱骨骺发育不良；⑤X连锁骨骺发育不良；⑥颅骨发育不良；⑦成骨发育不良。

（2）骨代谢异常　①低血磷抗维生素D佝偻病；②黏多糖贮积症。

311. 身材矮小的骨畸形综合征采集病史及体格检查时应注意什么？

病史采集时应注意智能及体格发育情况，家族史，体格检查时应注意患儿的肢体比例是否匀称，头部外形，头围测量；胸围测量；身高，指距，上部量/下部量短肢体矮小症的特征是患者在直立状态时手臂下垂中指不能达到大腿中部。X线检查包括头颅正侧位，胸腰椎正侧位，骨盆正位，必要时胸部正位及手的正位。其他实验室检查还包括血钙磷测定，尿黏多糖电泳等。

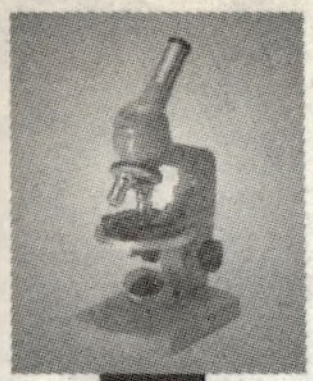

312. 软骨发育不良症有什么特点？

软骨发育不良症是一种较为常见的常染色体显性遗传病，80%为新生突变，其发生率为1/10 000～1/20 000。本病为短肢性矮小症，近侧端较远侧端明显，患儿成年最终身高平均为132厘米（男性）及123厘米（女性）；同时还表现为头大，脑积水，前额突出，鼻梁宽，鼻子短，鼻孔朝上，牙齿拥挤，复发性中耳炎；腹部膨隆；智力正常，偶尔出现脑积水或颈椎压迫症状；手短而宽；手指伸直时不能并拢，称为叉状手；下肢弯曲，肘关节活动受限；腰椎前突，骨盆倾斜，步态特殊。患儿的X线检查可见短而弯曲的长骨，腰椎自上而下椎弓根间距变窄（正常人应变宽），中间指骨短，髂骨呈方形，坐骨切迹小，颅底窄小，枕骨大孔小椎体前缘呈楔形，胸廓前后径相对小。

313. 假性软骨发育不良症有什么特点？

假性软骨发育不良症属短肢性矮小症，患儿出生后第二年开始表现为生长发育迟缓，成人最终身高仅为82～130厘米，但患儿的智力正常。其遗传方式为常染色体显性遗传。

患者的骨骼有以下特点：骨骺小，不规则，干椎体扁平或伴有鸟嘴样突起，头颅面容正常；干骺端不规则，蘑菇样改变；小儿的骨骺不规则或呈碎片状，特别是股骨大粗隆；骨干短而弯曲，下肢显著；椎体呈不同程度的扁平状，前缘呈舌状，椎弓根短，腰椎前突，驼背，脊柱侧凸；肋骨呈抹刀形；除肘关节以外的大关节活动过度。

314. 先天性脊柱骨骺发育不良证有什么特点？

先天性脊柱骨骺发育不良征系常染色体显性遗传病。患儿出生后即开始发育迟缓，最后成年身高仅为94～132厘米。

其临床表现还包括短躯干，骨骺钙化延迟，近视，不同程度的面容扁平，颧骨发育不良，腭裂，近视，视网膜剥离；脊柱短，包括颈部，椎体呈卵圆状，椎间隙较窄，齿突发育不良，脊柱后侧突，腰椎前突，胸部呈桶状胸、鸡胸，肢体的骨骺钙化延迟，并有扁平倾向，出生时无耻骨、距骨、跟骨或膝的骨化中心，髋内翻，肘、膝、髋关节活动度减少。肌肉软弱易疲乏，腹肌发育不良。

315. X连锁脊柱骨骺发育不良有什么特点？

X连锁脊柱骨骺发育不良系X连锁隐性疾病，患者多半为男性。本病属短躯干矮小，有以下特点：儿童期出现椎体扁平，髂翼小，股骨颈短。一般5～10岁发病，生长缓慢。患儿的脊柱椎体扁平，因而形成短躯干，胸椎后突，轻度侧弯，颈短。骨盆的髂翼小，股骨颈短，骨骺轻度不规则，股骨头变平，同时可能发生髋关节疼痛、强直、背痛。

316. 颅锁发育不良有什么特点？

颅锁发育不良系常染色体显性遗传，表现度很不一致，约1/3病例为新生突变。患儿的智力正常，锁骨缺损，颅缝闭合延迟，萌芽延迟，身材轻度至中度矮小，短头、额骨、顶骨及枕骨隆起，前囟闭合迟，骨缝钙化延迟；鼻窦发育迟或不全，出现缝间骨，蝶骨小，面中

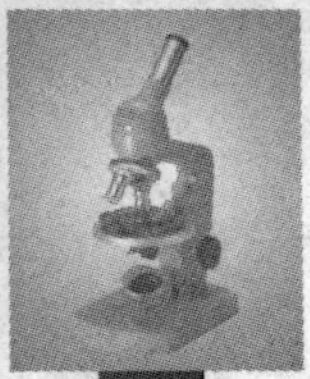

部发育不良，鼻梁低，颧弓高而窄；萌牙迟，特别是恒牙，常有牙根畸形，牙冠发育不良，囊肿滞留，龋齿，多齿；锁骨完全或部分缺失，伴肌肉缺损；胸廓小，伴小而斜的肋骨；手畸形包括第二掌骨变长，第二及第五中间指骨变短，远端指骨常呈锥形，变短，可能有指甲向下弯曲，儿童期指骨骨骺呈锥形，腕部骨化延迟；其他骨骼改变还包括耻骨骨化延迟，耻骨联合增宽，骨盆狭窄，股骨增宽，股骨颈短或伴有髋内翻。

317. 胎儿乙醇综合证有什么特点？

因母亲在孕期饮用大量乙醇造成胎儿畸形。

患儿表现为出生时个子小，出生后发育不良，轻度智力低下。同时还表现为小头，鼻梁宽，眼睑下垂，斜视，耳郭畸形，或伴有先天性心脏病，新生儿期有震颤，精细运动困难，先天髋关节脱位，掌指关节难于伸直，指甲发育不良。

318. 胎儿巨细胞病毒综合证有什么特点？

胎儿巨细胞病毒综合征主要是因为母体感染巨细胞病毒所致。其主要临床特点包括出生时个子小，小头，脑积水，脉络膜视网膜炎，腭弓高，小下颌，失明，脾大，有腹腔积液，出生时皮肤出血斑点、黄疸，患儿抽搐、痉挛、多动、智力低下，婴儿期常患肺炎，溶血性贫血及血小板减少症。X 线见干骺端炎及脑室周围脑钙化。血清 IgM 升高，荧光抗体检查可检出抗巨细胞包涵体病的特异性抗体。

319. 胎儿风疹综合证有什么特点？

胎儿风疹综合征主要是因为胎儿在子宫内感染风疹遗留的后遗

症。母亲孕期的头3个月感染风疹时，50%的胎儿感染风疹。

胎儿风疹综合征主要表现为发育不良，智力低下，耳聋，白内障，青光眼，小眼球，动脉导管未闭，室间隔缺损等。婴儿期可有血小板减少，肝脾大，阻塞性黄疸及间质性肺炎等。

320. 胎儿弓形虫综合证有什么特点？

弓形虫是一种细胞外原虫，人类感染此病主要是因为摄入猫粪中的虫卵或食用生的肉类，同时弓形虫可通过胎盘感染胎儿。

孕早期感染胎儿弓形虫的感染率为15%，但病情严重，孕中期胎儿弓形虫的感染率为30%，孕后期为65%，但症状均轻或为亚临床情况。母亲感染此病一般无症状。感染弓形虫的胎儿出生后表现为脉络膜视网膜炎，小头，脑部钙化点，脑积水，智力低下，肝脾大，血小板减少，早产或中止妊娠（流产）。许多患儿出生时无症状，以后出现智力低下。监测血清血检查特异性的IgG、IgM可以作为确诊本病的依据。预防本征最好的方法就是孕妇远离猫族宠物。

第五部分　矮小症的综合治疗

321. 矮小症的治疗原则是什么?

首先通过详细询问病史、体格检查和实验室检查的结果，综合分析，判断引起儿童矮小的原因，然后确定治疗原则。病因不同，处理方法也不同。

（1）营养不足所致者　应从婴幼儿合理喂养，儿童期全面均衡饮食，培养良好的饮食习惯，促进食欲等方法改善小儿营养状况。

（2）全身各系统疾病引起的生长缓慢者　应积极治疗原发病，原发病治愈后生长速度得以恢复。

（3）家族性矮小和体质性生长发育迟缓的矮小儿童　遗传因素造成的，不需要治疗。可通过改善环境条件，使生长潜能充分发挥，消除儿童和家长的顾虑。

（4）精神因素造成的生长延缓　应改善环境，使儿童得到精神上的安慰和生活上的照顾。

(5) 诊断为先天遗传代谢性疾病或先天畸形综合征者　目前尚无治疗方法者进行遗传咨询，可治疗者进行特殊治疗。

(6) 甲状腺功能低下症、垂体性矮小症、特纳综合征、小于胎龄儿童和特发性矮小儿童　治疗见有关章节。

322. 矮小的孩子需要什么样的综合治疗方案?

矮小患儿诊断明确以后，除了针对病因治疗以外，如果符合生长激素的治疗适应证，可以开始生长激素治疗，但是必须要注意给孩子们一个综合性治疗方案。

(1) 约三分之二的生长激素缺乏症（GHD）患儿可能有发育的问题，在这些孩子骨年龄到一定程度就需要用性激素进行替代治疗，促进第二性征的出现。男孩用雄性激素治疗，但是一般不宜过早使用或与生长激素同时应用，以避免骨骺早期愈合，影响孩子的线性生长。但若同时合并男性性腺功能低下而使重组人生长激素（rhGH）治疗效果不佳时，可以使用。一般可使患儿身高增长 10 厘米。一般对诊断可疑者从 14 岁开始使用，诊断明确者 12 岁开始使用。总疗程以 1 年为宜，女孩可适当缩短。

(2) 由于生长激素缺乏性矮小的患者常常合并不同程度的性腺功能减退，也可以考虑使用促绒毛膜性腺激素进行辅助治疗。这种激素可以刺激性腺间质细胞的发育，能提高性激素水平，有助于骨骼生长发育。一般认为接近性发育年龄开始应用较好。对第二性征及性腺的发育有刺激作用，对男孩子效果较好（图 18）。

(3) GHD 患者可以是单缺 GH 或多发性垂体前叶激素缺乏。许多与 GHD 相伴的垂体激素缺乏逐渐发展而表现出来。因此甲减的患儿还需要补充小剂量的左甲状腺激素，当左甲状腺激素与其他激素

（如促绒毛膜性腺激素）一起合用的时候，也有促进骨骼发育的功效。而合并肾上腺皮质功能低减时则需要补充肾上腺糖皮质激素。肾上腺皮质功能低减者应长期补充可的松，但是过大剂量的肾上腺糖皮质激素会影响生长，因此进行激素替代的时候，要在专科医师指导下进行。

（4）补充微量元素见相关章节。

（5）应注意使患儿精神愉悦，睡眠充足，注意锻炼身体，加强营养，特别是加强优质蛋白的摄入，注意均衡饮食，避免偏食，对治疗成功也是有力的辅助手段。

（6）由于社会上各种偏见或歧视，大部分患者有沉重的心理负担，甚至有各种心理障碍，由于矮小本身以及对矮小要进行长期的治疗都可能对孩子的心理产生严重的负面影响。因此对矮小患儿进行及时的心理疏导往往可改善治疗效果和提高患者的心理素质、解决患儿的心理问题，提升其生活质量。

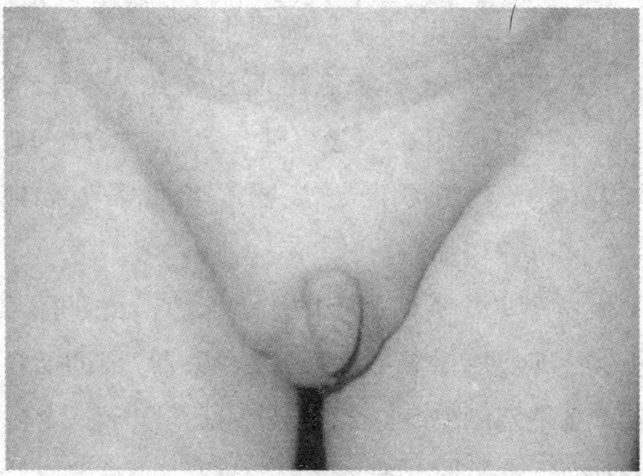

图18　第二性征发育迟缓

323. 什么是基因重组人生长激素?

人生长激素（hGH）是垂体前叶生产和储存的内分泌激素，hGH 可通过生长介素来促进关节软骨的形成和骨骺软骨的生长，是人生长不可缺少的，还受下丘脑分泌的某些激素的调节。如果 hGH 缺乏可造成身体生长障碍，身材矮小。hGH 的分泌是脉冲方式分泌至循环，当处于分泌低谷时，血中难以测得。饥饿、运动和睡眠时分泌增加。

1958 年 Raben 首次报道垂体性矮小症患者注射人垂体提取物后，组织生长明显改善。不过当时 hGH 的唯一来源是进行尸检人腺垂体，能供临床应用的数量极有限，约 50 个腺垂体才够提取 1 名患者治疗 1 年所需要 hGH 的剂量，另外由于提纯技术的问题，其中还可能污染了其他垂体激素。随着科学技术的发展，现在已可以用基因工程重组技术生产人生长激素了。用这种方法生产的 hGH 和人体内的 hGH 结构完全一样，纯度高且副作用很少。由于药源丰富，不但使垂体性 GHD 患儿得到了治疗，还可以治疗其他原因引起的矮小症。

324. 什么是人生长激素?

人生长激素（hGH）是由腺垂体（垂体前叶）嗜酸性细胞分泌的单链蛋白质激素。下丘脑分泌的生长激素释放激素（GHRH），可刺激垂体分泌 hGH，而其所分泌的生长抑素（somatostatin，SS）则可以抑制垂体分泌 hGH（图 19）。血清 hGH 每天水平变化很大，大多数时间血清 hGH 水平非常低，而睡眠、运动或餐后可发生短时间高浓度释放。人类胎儿垂体在第三个月末开始分泌 hGH，胎儿血清 hGH 水平明显升高，但足月新生儿的血清 hGH 水平较低，随后在儿童阶段其分泌水平增加，而青春期则达到高峰，30 岁以上的成年人 hGH 的分泌水平逐渐下降。正常人的纵向生长需要 hGH，hGH 缺乏的儿童则身材矮小。

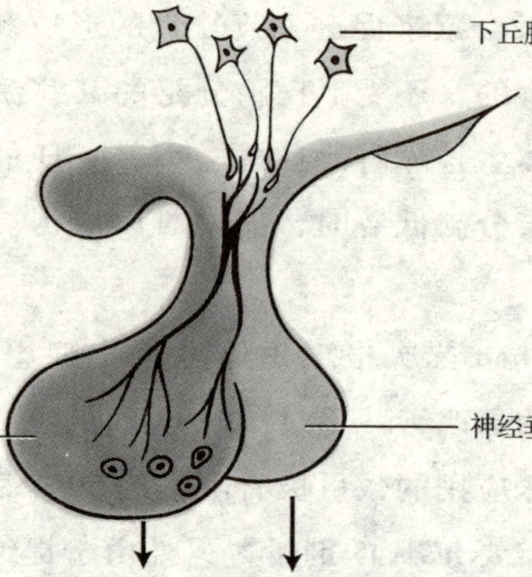

图 19　hGH 在垂体中的产生及生理作用

325. 人生长激素通过什么作用机制来促进生长?

hGH 和其介导物之一——IGF-1 直接调节骨骺细胞生长和代谢。儿童和青春期 hGH 缺乏患者的血清 IGF-1 水平低，用 rhGH 治疗后则增高。hGH 可以通过以下途径促进人体的组织生长：①骨骼生长：内源性 hGH 分泌不足或继发于慢性肾功能不全和特纳综合征患者中，rhGH 治疗可刺激骨骼生长。对 rhGH 和 IGF-1 有反应的患儿骨骺板处形成新骨，导致线性生长，直至青春期末其骨骺板融合；②细胞生长：rhGH 治疗时患者的骨骼、肌肉数目和大小都增长；③器官生长：rhGH 治疗可以影响内脏器官大小，另外还可以促使红细胞增生。

326. 生长激素怎么影响人体的蛋白代谢？

hGH 具有很强的促进蛋白质合成代谢作用，目前认为 hGH 使蛋白质增加的机制可以直接通过增加蛋白质合成作用，也可以通过 IGF-1间接起作用。hGH 对蛋白质合成代谢作用主要是在肝外组织中进行。

327. 基因重组人生长激素适用于治疗哪些疾病？用生长激素治疗的目标是什么？

由于基因工程重组人生长激素（rhGH）的产生促进了生长激素在各种矮小相关疾病的临床研究，到目前为止，已经肯定下列疾病引起的矮小症，用生长激素治疗有效（表 14）：

（1）垂体性矮小症　根据当前大量和长期的临床疗效总结表明，如果治疗开始年龄早，生长激素用量足，治疗持续到青春期不再长高为止，垂体性矮小症的身高完全可以达到成人应有的身高。

（2）特纳综合征　患儿身材矮小，如果不治疗，平均成年身高 143 厘米。如果用生长激素治疗得当，身高可增高 10～16 厘米。

（3）小于胎龄儿矮小儿童　矮小的原因是由于胎儿宫内生长迟缓造成，足月出生时体重低于 2.5 千克。其中约 15% 出生后持续矮小。最新研究结果表明，生长激素可以促进这类矮小儿童的生长。治疗 2 年，生长速度增加一倍，没有副作用。

（4）合并慢性肾功能不全的矮小　有研究报道，用生长激素治疗这种疾病所致的生长迟缓儿童每年身高增长比未用过生长激素治疗者加快 3～6 厘米。

（5）特发性矮小症　治疗结果各家报道不一致。有报道用比较大剂量有效，生长速度加快 1 倍；有报道用一般治疗量，成年后最终身

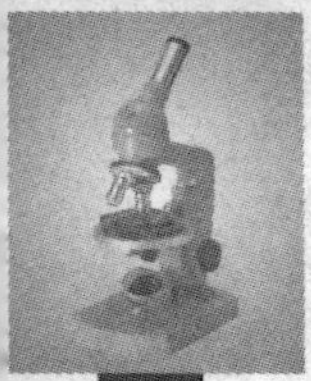

高，治疗组比未治疗组更矮。

表14　美国FDA批准的rhGH的适应证以及批准时间

适应证	批准时间
GHD患儿的长期治疗	1995年3月
艾滋病相关的代谢病和消瘦	1996年8月
Prader-Willi综合征患儿的长期治疗	2000年6月
小于胎龄儿出生后持续矮小	2001年7月
成人GHD的替代治疗	2001年7月
特纳综合征伴生长障碍的治疗	2003年7月
特发性矮小	2003年7月
短肠综合征	2003年12月
儿童肾移植前肾衰相关的生长障碍	2005年6月
SHOX基因缺陷但不伴GHD的患儿	2006年11月

我们用rhGH治疗矮小，目标在于让孩子能够赶上生长、保持正常生长速率、赢得青春期快速增长时机、最终可以达到成人身高。长期的临床实践证明，rhGH是安全有效的治疗药物，而且开始治疗的时间越早，治疗效果越好。有研究表明，GHD患儿在3岁以前用rhGH治疗可获得近乎完全正常的快速生长的身高。所以，及早诊断，及早治疗，对于儿童垂体性矮小症的治疗是非常关键的。如果开始治疗时骨骺已经闭合了，再用rhGH治疗基本上就没有什么明显的效果了。

328. 生长激素治疗对任何矮小儿童都有效吗？

我们的回答是否定的，生长激素不是对任何矮小儿童都有效。生长激素治疗对 GHD 即垂体性矮小症是有特效的，对某些其他原因引起的矮小症，也有一定的效果，但以下矮小儿童不需要用生长激素治疗或尚未证明用生长激素治疗有效。

（1）家族性矮小　是指父母个子矮，子女也比较矮，这是因遗传基因决定的。一般不需要用生长激素治疗，治疗效果也不好。那么，怎么能使这些孩子长高呢？父母应尽力为他们创造良好的环境，从小注意合理营养，预防疾病，适当运动，睡眠充足，生活规律和精神愉快。利用以上促进生长的有利环境，使他们生长潜能充分发挥。至于已经进入青春期的身材矮小的青少年，因为骨骺闭合或接近闭合，用生长激素更无效，其他药物或疗法也是不会有效的。

（2）体质性生长发育延迟　父母青春期猛长比较迟，子女也有晚长现象。他们到成年时最终身高是正常的。为了解除父母的担忧，可请专科医生进行检查和咨询，定期监测身高。不需要用生长激素治疗。

（3）还有些矮小儿童，外观不匀称，有的四肢短，有的躯干短，常为先天性骨骼发育不良所致；另一些儿童矮小伴有外观畸形或智力低下，可能为先天性遗传、代谢性疾病或各种生长障碍综合征，这些用生长激素治疗效果未见肯定的报道。

生长激素价格比较高，又需要每天注射，药物需要保存在冰箱4～8℃环境。因此用生长激素要慎重，必须对症下药。如果任意应用，即使暂时未出现副作用，也要考虑经济负担和疗效的关系，以免造成不必要的浪费和远期尚未肯定的副作用。

329. 垂体性矮小症经过治疗能像正常人一样高吗？

未经治疗的垂体性矮小症成年平均身高为137厘米，用生长激素治疗，如果开始治疗时间早，持续时间长，生长激素用量足，基本上能达到成年人应有的身高。1994 年我院资料表明，95 例垂体性矮小症患儿，男性 55 例，女性 40 例。用生长激素治疗 8 年，男孩最终身高164. 8 ~173. 1 厘米，女孩最终身高为 153. 3 ~159. 1 厘米。治疗开始时的身高治疗持续时间和父母身材均对患儿最后的身高产生影响。

效果不理想的原因有：

（1）诊断和治疗过晚，如果 3 ~4 岁开始治疗肯定要比 14 ~15 岁开始治疗的效果要好得多。而且可治疗时间更长。

（2）生长激素药物来源不足或因价格昂贵，应用受限。过去是从尸体的垂体提取生长激素，每 1000 个垂体才能治疗一个患儿，所以在技术先进的国家也只有 20% 的患儿有机会治疗。目前，已可用 rh-GH，供应已不成问题，但价格昂贵，因经济原因受到限制，目前在我国能长期持续治疗的患儿很少。

（3）约 1% 治疗患儿产生生长激素抗体，使生长速度减慢。

（4）有些患儿在生长激素治疗过程中出现甲状腺功能减低，未及时纠正甲状腺功能减低而影响疗效。

（5）青春期提前，骨骺闭合早。

（6）少数患儿原因不明。

330. 用生长激素治疗垂体性矮小症安全吗?

垂体性矮小症是生长激素缺乏造成的，用生长激素治疗有特效，但必须用人生长激素才有效，用动物生长激素没有效果。随着高科技发展，用基因重组技术可以制造出和人生长激素结构完全相同的产品，经过一代一代的改进，现在生产出的人生长激素纯度很高，质量好，不会带来任何有害的病原。

在医生的指导和随访下使用生长激素治疗是安全的。

331. 如何注射生长激素?

生长激素必须注射给药。研究结果认为每天皮下注射一次的方法，疗效最好也最安全。生长激素注射时间和疗效无关，一般在傍晚，可在前臂三角肌下方、双大腿前侧进行皮下注射，应轮流有规律地变换注射部位，可避免局部发生肿痛。

药物应保存在4~8℃冰箱内，如果外出可以准备一个小的冰壶携带。可用普通注射器，也可用笔式注射器，家长或儿童都应学会注射方法，可由家长或儿童自己注射用药（图20）。

332. 如何配置生长激素注射液?

生长激素的剂量，一般为每天0.1单位/千克体重，但需根据患儿的实际情况进行调整。生长激素为白色粉状物，有专用的溶解液，溶解药物时，溶液沿药瓶壁轻轻流入，然后用双手轻轻缓慢的捻动药瓶，使药物溶解。不能用很大压力将溶液注入含药的小药瓶，不要用力震荡，以免破坏生长激素的结构。

333. 用生长激素治疗存在哪些常见的副作用?

当然，在rhGH治疗过程中，也可能出现一些注射局部的副作用，包括皮疹、皮肤瘙痒、注射部位疼痛等，一般注射后2~3天后症状减轻或者停药以后可自行消失。另外也个别出现短期肝功能损害（停药后恢复），轻度水肿，有个别患者的色素痣增多，但未发现恶变现象，其他如男性乳房发育，多为自限性，以及良性颅内压增高、生长痛、脊柱侧弯（图21、图22）。一般这些不良反应均为轻症，并持续

生长激素注射方法

生长激素采用皮下注射，事实上这是一项简单的操作，您可以很容易掌握。请参照以下操作步骤：

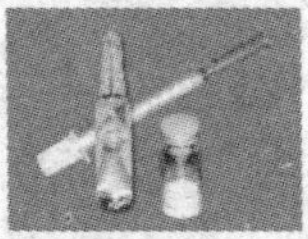

步骤1　准备好‘珍怡’药粉瓶、注射用水、BD注射器、消毒棉球（棒），并用流动水和肥皂洗净双手。

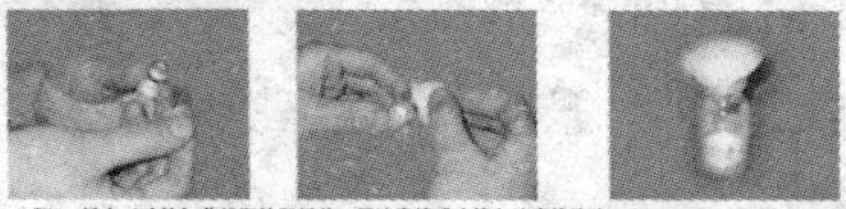

步骤2　掀去‘珍怡’药粉瓶的塑料盖，用消毒棉球（棒）消毒橡皮塞。

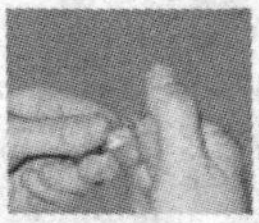

步骤3　拿出注射用水，在瓶颈处轻轻一扳，打开瓶口。

步骤4　拿出BD注射器，拔去塑料套管，吸取注射用水，一次不超过1ml。

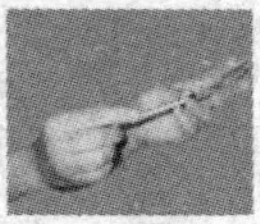

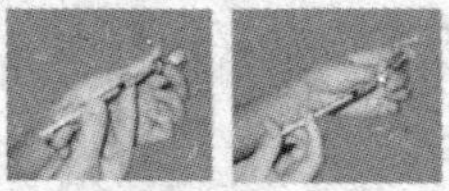

步骤5　把吸取的注射用水注入‘珍怡’药粉瓶，沿瓶壁慢慢注入，并慢慢转动药瓶，使药粉完全溶解。（避免剧烈震荡，在这期间注射器不用拔出）

步骤6　将药瓶倒转，用注射器抽取药注。

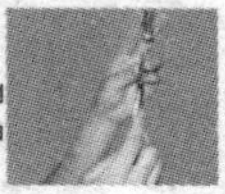

生长激素注射方法

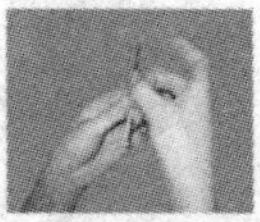

步骤7　药液完全吸入针管后，将针头朝上，用手指轻弹针管壁，把里面的气泡弹至顶端，轻推注射器，把针管内的空气排出。（您也可以在药瓶内完成排气过程）

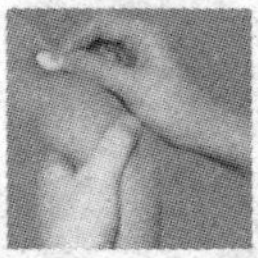

步骤8　用消毒棉球（棒）清洁注射部位，待消毒液完全干后再注射。

步骤6　拿注射器（拿注射器的手法可如图所示，也可用握笔的姿势）。注射者可用左手的大拇指和食指把注射部位皮肤绷紧，然后将针以45℃的角度刺入皮肤。或者用左手的大拇指和食指捏起皮肤，45℃或垂直将针刺入皮肤，继续捏起皮肤，将药液缓缓推入体内。（进针深度建议为针头的1/3–3/4）

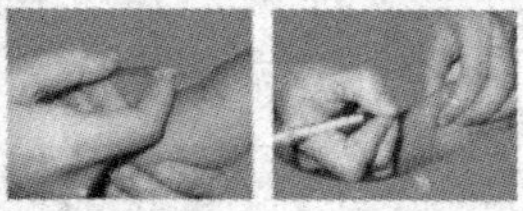

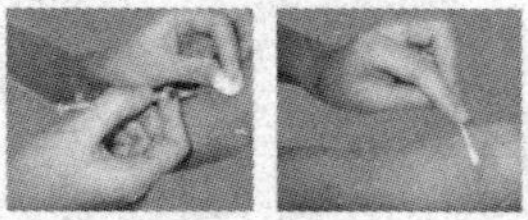

步骤10　注射完毕后,快速把针头拔出，用干棉球（棒）按压注射部位片刻，不需揉搓。

生长激素注射方法

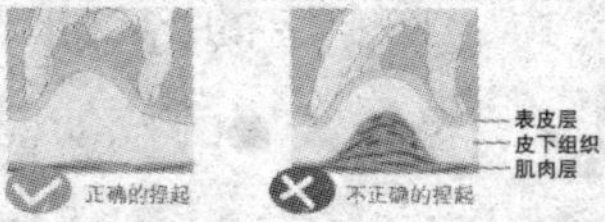

正确的捏起方法是用大拇指、食指或中指（两指间间隔2–3cm）捏起表皮和皮下层组织,不包括肌肉层。

采取不捏起皮肤的注射方法，注射器针尖应与皮肤成45°进针。

采取捏起皮肤的注射方法，45° 或90° 进针均可。注射器拔出后应缓慢释放所捏起皮肤。

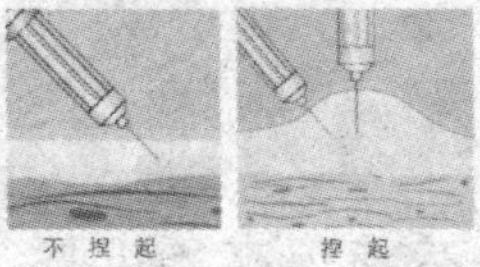

研究表明：在同一部位反复注射会引起皮下脂肪硬结，使生长激素吸收不佳，所以请轮换注射。

注射部位轮换：轮换选择左右两侧，交替地从左侧更换到右侧。

（例如：第1天,注射左大腿，第二天，注射右大腿）

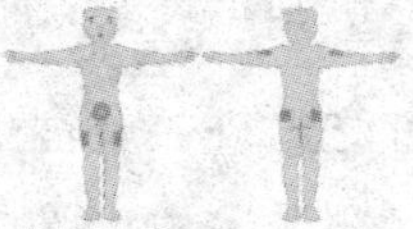

注射位点轮换：从上次的注射点移开约一指宽度(约2cm)的距离。

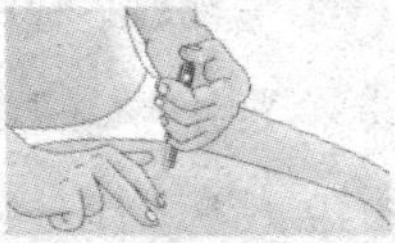

生长激素注射方法

用手指或掌心轻按每一个注射部位，如果感觉有硬结、表皮凹陷，应请教医生或护理人员。在这些情况消除之前，避免再在该部位进行注射。

切记每日需按照你的部位／位点交替模式进行注射，并将注射部位检查情况记录下来，遇到任何问题应立即请教医生或护理人员。

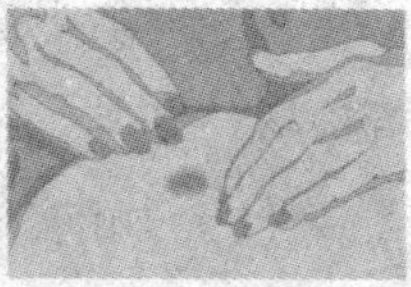

注意：BD注射器为一次性使用产品，不能重复使用！

电子显微镜下的BD注射器针头

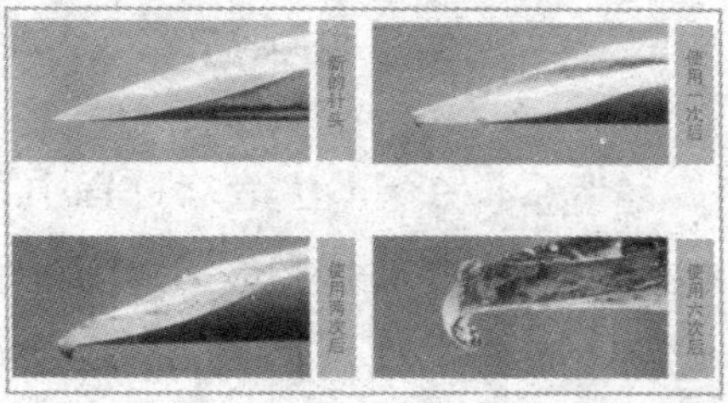

图20　生长激素注射方法

较短时间，因此万一出现这些不良反应不必慌张，必要时可以找医生进行随诊检查，并及时处理。

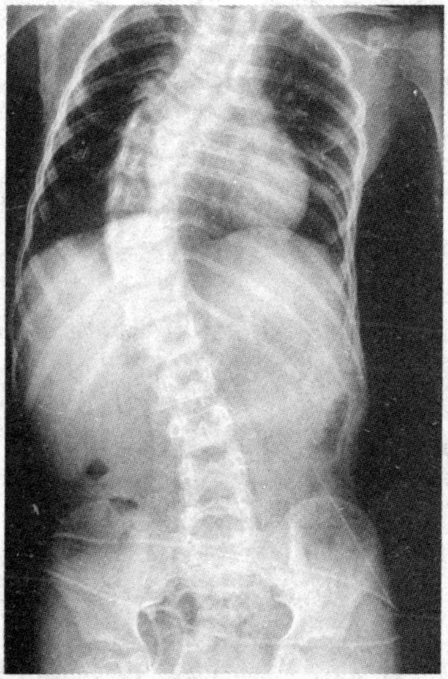

图 21　脊柱侧弯术前

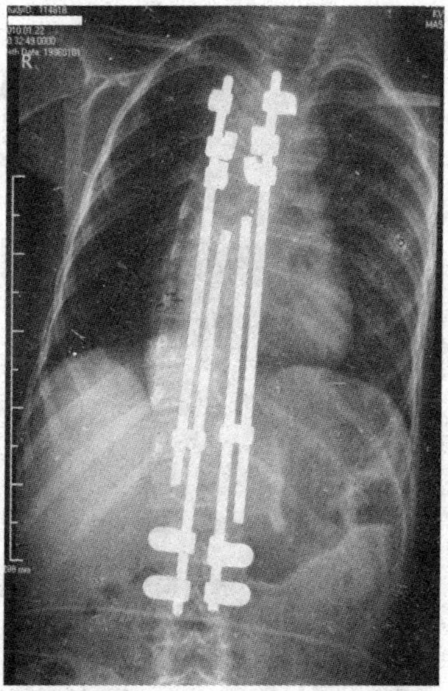

图 22　脊柱侧弯术后

334. 用生长激素治疗期间，患儿出现了头痛该如何处理？

在生长激素治疗期间，如果患儿出现头痛等症状，除了除外颅内占位性病变外，主要考虑特发性颅高压的可能性。美国国家生长协会1994 年 6 月前的资料报道 20 余例生长激素治疗的患儿合并特发性颅高压，出现头痛时应给予足够的注意，症状轻者可继续应用，同时给予乙酰唑胺缓解症状，并由专科医生监测其视野和眼底变化。一般 GHD 合并肥胖的患者、特纳综合征、肾病及应用药理剂量类固醇激素患者容易合并特发性颅高压。

335. 用生长激素治疗期间，为什么容易出现甲状腺功能减低？

在用生长激素治疗期间，19% ~30%患者会出现甲状腺功能低减，主要表现为血清 T_4 或者游离 T_4 水平降低，往往不伴血清 T_3 和 TSH 水平改变。大部分患者并无典型的甲状腺功能低减的临床表现，主要是亚临床甲减。

为什么这些患儿容易发生亚临床甲减，其可能的原因包括，患儿可能早已存在下丘脑－垂体－甲状腺轴功能缺陷，应用外源性 GH 后，使中枢性甲减表现出来。另外生长激素治疗促使 T_4 在外周转化 T_3 增多，以及患儿的生长抑素分泌增加，使 TSH 分泌受到抑制。这些患者需及时补充甲状腺激素。

336. 用生长激素治疗会增加患儿得糖尿病的几率吗？

目前得出关于生长激素治疗增加糖尿病患病率的结论为时尚早，仍需要进行进一步循证研究。在矮小门诊，经常有家长会问，用生长激素治疗，小孩出现糖尿病吗？在一系列临床研究中尚无糖尿病发病率增加的证据。另外特纳综合征、SGA 患者应用 rhGH 治疗时，也可能发生高血糖、糖耐量异常和血胰岛素水平升高，但是患者停用 rhGH 后可恢复正常水平。但是我们进行长期的生长激素治疗时，要密切观察随访，定期复查血糖、胰岛素水平，必要时要定期进行糖耐量试验。

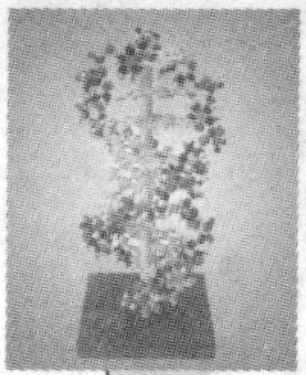

337. 用生长激素治疗会增加患儿得白血病的几率吗？

美国国家生长协会资料显示，在美国每年诊断5万例矮小症，其中采用GH治疗约2.4万例，这其中发生白血病约46例，发病率大约为0.002，发病率与正常人群中白血病的发病率没有显著性差异。

338. 用生长激素治疗期间，需要如何进行随访观察？包括哪些内容？如果疗效欠佳，会有哪些原因？

用rhGH治疗的患者，在刚开始治疗第1个月需要门诊随访，随访的内容包括复查肝、肾功能和甲状腺功能，以除外肝功能异常和甲减，了解注射生长激素后的不良反应，必要时要调整治疗剂量。随后，患者每3个月随访1次，通过各项检查评估其生长效果，同时监测不良反应。大多数患者经rhGH治疗后生长会有改善。即使小儿生长良好，也应该每年进行一次甲状腺功能及骨龄的相关检查。疗程一般可维持到骨骺闭合后。

患者用生长激素治疗一段时间后，如果没有出现预计的身高增长，有必要评价患者的依从性，即没有按医嘱的要求注射生长激素，目前临床上主要用粉剂，如果配置注射液不当或者注射技术不好，也会影响疗效。另外rhGH要求在4～8℃条件储存，如果药品储存不当，温度过低或者在室温下保存时间过久，均可能导致rhGH的生物活性降低，甚至完全失活，注射变性了的生长激素疗效肯定欠佳，同时还有可能出现严重的注射反应。

另外在注射期间，约30%的患者会出现亚临床甲减或甲减，如果不及时替代治疗，也可能会影响生长激素治疗的疗效。当同时伴肾上腺皮质功能不全，用肾上腺皮质激素替代剂量过大，或者因皮肤过敏或者哮喘等疾病需要用在生长激素治疗期间同时服用药理剂量糖皮质激素，同样会影响生长激素治疗的疗效。其他影响疗效的因素还有同时有全身慢性疾病，脊柱放射性治疗史，骨骺已经闭合或者诊断不当，如部分性 GHD 或特发性矮小的诊断问题。

339. 当前的生长激素治疗存在哪些不便？

生长激素是用于治疗多种原因所致个矮的一种有效药物，很多个矮的儿童经过生长激素治疗后身高有明显的增加。但是使用生长激素治疗还有很多不方便之处：

(1) 目前还不能口服，只能采取注射的方式。这是由于生长激素为一种蛋白质，蛋白质的特性是易被酸或碱性液溶解。故如果生长激素口服就会被胃酸或肠道中的碱性液分解成碎片，而失去活性。

(2) 生长激素每天晚上都得注射。这是由于生长激素在体内起作用的时间不够长，只能发挥 1 天的作用，如果不每天注射，第二天就没有有效的生长激素起作用了。幼小的儿童正处于对疼痛非常畏惧的时候，每日注射确实给孩子带来了很大的压力。

(3) 目前的生长激素多数是冻干的粉剂，每次使用时需要用注射用水溶解，使用比较繁琐，并且携带不太方便。这是由于生长激素是一种大分子的蛋白，在水溶液中往往不太稳定，容易分解失去活性，只有冻干变成粉剂才比较稳定，易于贮存。

340. 所有矮小症孩子都可以用生长激素治疗吗？

目前 rhGH 的应用范围越来越广泛，它可促进各种矮小患者的身高明显改善。由此很多人认为生长激素疗法是解决身高问题的万能疗法，其实并不完全正确。

实际上导致矮小症的病因非常复杂。如果不是因为疾病导致的生长激素分泌缺乏，就让孩子自然地健康成长。前面已经提到过，每天运动30分钟以上，保证均衡营养和优质睡眠就能让生长激素分泌旺盛。所以在平时生活中让孩子多运动，好好吃饭，让孩子开开心心地过日子，或者开发孩子画画、唱歌、跳舞的能力都能让孩子很好地成长。

341. 生长激素有哪些新的剂型？

为了克服这些治疗上的不便，现在已经开发出了一些新的生长激素剂型。

（1）生长激素水针剂　这是通过加入特殊的稳定剂使生长激素在水溶液中也能保持活性。这样可以将一定剂量的生长激素放在笔芯内，配合笔式注射器，每次注射一点就可以了。不用每次注射前现配，少了每次繁琐的抽药过程，而且携带也很方便。现在已经有国内药厂开始生产这种剂型并投放市场。

（2）长效生长激素　是通过特殊的办法延缓生长激素在皮下的吸收，使得一次注射生长激素，可以维持作用半个月到一个月，这样使用非常方便。每月只需注射一到两次，大大减少了注射频率，也减少了患者的痛苦。这种药物在国外已经上市，国内也已经有药厂开始研究，估计过一段时间国内的患者也可以用到这种方便的制剂了。

342. 合并其他垂体前叶激素不足的垂体性矮小症还需要用什么药？

除生长激素之外垂体还分泌促甲状腺激素（TSH）、促性腺激素（LH、FSH）和促肾上腺皮质激素（ACTH）等，如果同时存在这些激素不足，该如何治疗呢？如发现血 T4 和 TSH 同时降低，应先口服甲状腺素，待甲状腺功能正常后开始用生长激素，在用生长激素的同时一定要同时服用甲状腺素。有促性腺激素不足时，如患儿年龄尚小，可以不治，到青春期时加用促性腺激素，促性腺激素的替代治疗应用小剂量，按照生长情况、骨龄增长和患儿主观反应来调节剂量。如肾上腺皮质功能不足，必须经实验室确诊，皮质激素药量要适当，过量的皮质激素不利于小儿生长。而且糖皮质激素的治疗应先于甲状腺素，因为甲状腺素可加剧糖皮质激素缺乏的症状。总之这类患儿的治疗比较复杂，应由有经验的专科医生指导用药。

343. 矮小患儿合并癫痫该如何处理？

在矮小门诊，我们得经常留意矮小患儿是否有癫痫病史。癫痫是小儿时期常见的神经系统疾病，它主要是由于各种原因引起的脑功能障碍综合征，是脑内神经元异常放电所引起的发作性脑功能紊乱。据流行病学研究统计，14 岁以下小儿癫痫的年患病率为 46～83/10 万，而 9 岁以下更高达（72～86）/10 万。

由于癫痫的病因比较复杂，包括孕期大脑缺血、缺氧，出生前后各种病理损害以及生长发育过程中各种病理因素，包括遗传、感染、外伤、肿瘤等。脑电图是诊断癫痫最重要的检查手段，由于多数癫痫发作为间歇性，近年来许多医院开展动态脑电图和录像——脑电图监测来提高检查的阳性率。另外，还需要进行颅脑影像学检查以明确脑内组织结构有无异常。最重要的是尽快明确病因，进行对因及对症处理。小儿癫痫的药物治疗成功率较高，特别是良性局灶性癫痫和失神发作。患儿病情平稳后，克服自卑情绪，没准其生长发育情况就会有所改善。目前没有研究报道证实癫痫患儿在治疗期间用生长激素治疗会加重病情。

但在 GHD 的诊断过程中需要仔细地询问患儿，是否有抽搐等疑似癫痫的病史。还要注意有无发高热抽搐病史，一旦有或疑似有则需避免进行胰岛素低血糖生长激素兴奋试验，因为低血糖反应可能诱发癫痫发作。

344. 矮小症还有其他促进增高的治疗方法吗?

还有一些其他的方法，下面就选择一些主要的做简要的介绍。

(1) 促生长激素释放激素 (GHRH) 治疗　我科给15例GHD患儿每晚皮下注射$GHRH_{1-44}$ 24微克/千克体重，共半年，14例患儿的生长速度由3.1±0.3厘米/年增至8.4±0.5厘米/年。目前多认为GHRH治疗应用于GH分泌障碍较轻的患儿，严重GHD儿童仍应用rhGH治疗。

(2) 基因重组人IGF-1治疗　在人类急性滴注IGF-1试验时，由于不能同时提高IGF-I结合蛋白量，其类胰岛素作用表现明显，所有受试者均有明显低血糖反应。但初步研究对本症治疗有效，特别是Laron矮小症，不过目前尚缺乏长期治疗研究报道。

(3) 神经递质治疗　神经递质如多巴胺和可乐宁等，均有诱导生长激素分泌增加的作用，初步临床试验证实GHD患者用多巴胺 (15毫克，6小时一次) 及可乐定 (100微克/$米^2$) 治疗3~6个月有效，但缺乏其长期治疗或与其他药物联合治疗以及对患者终身高影响的研究结果。

(4) 合成类固醇及性类固醇治疗　由于许多身材矮小患儿青春发育延缓或者无条件用上述药物治疗时，可考虑用合成类固醇来促进患儿生长。最早应用于临床的是氟羟甲睾酮。体质性生长发育延缓者可用氧甲氢龙 (oxandrolone，剂量1.25或2.5毫克/日)，或苯丙酸诺龙 (1毫克/千克，肌内注射，每周一次，每周剂量不超过25毫克，10次为一疗程，休息3~6个月)，可使患儿生长加速，但骨龄不增。初用时应查骨龄，骨龄最好落后5年以上，多从12岁开始，过早使用可能会使骨骺愈合，影响最终身高。用大剂量合成类固醇者可能有肝功能损害，停药后一般可恢复。除特纳综合征外，一般不给青春前期儿童用性激素。

345. 垂体性矮小症用生长激素治疗身高增长快吗？

垂体性矮小症用生长激素治疗是对症下药，效果特别明显。用药后患儿普遍食量增加，精力旺盛，比以前有劲了。第一年治疗身高增长非常快，称为追赶生长。平均第一年长13厘米。孩子愈小，效果愈好。有两个4岁和6岁就开始治疗的孩子，第一年分别长了18厘米和17厘米，第二年后生长速度逐渐减慢。用药开始头几个月，身高长了，但常常不增加体重，孩子好像变瘦了，这是正常现象，因为生长激素可以使脂肪分解。缺乏生长激素的患儿身体躯干部分显得比较胖，用生长激素后身体脂肪减少，这是好现象。

生长激素用到什么时候停呢？一般用到青春期，每年身高增长小于2厘米时可以停用了。

现在研究生长激素不仅能使儿童身高增长，对成年人也是不可缺少的。生长激素充足时人的精力充沛，身体脂肪适中，不会过胖，肌肉有力，骨密度增加。所以垂体性矮小症患儿如有条件，身高正常后，仍然可以继续应用适量的生长激素，维持健康的体魄。但成年人生长激素治疗的剂量不同于儿童，应当在医生的指导下使用，并定期随访。

346. 垂体性矮小症患儿在生长激素治疗期间如何保健？

垂体性矮小症患儿用生长激素治疗的第一年，生长明显加快，需要增加营养，孩子的食欲明显好转，精力好，睡眠改善。为了在治疗期间充分发挥追赶生长的潜力，注意做好保健工作，要使患儿生活规律，精神愉快，预防疾病，适当运动。在补充营养方面建议如下：

（1）均衡合理膳食　每天进食蛋白质1.5～2克/千克体重，可从牛奶、蛋类、肉类和豆类获得。因为身体生长加快，每天要增加20%～30%生长所需的热量。热量中50%或稍多从碳水化合物，即从米面和其他杂食中获得，热量中35%或稍少用脂肪补充。

（2）补充各种维生素和多种微量元素　其中锌对生长有重要作用。研究发现，在生长激素治疗期间同时补充锌，可增加生长速度。锌在荤菜中含量比较多。

（3）维生素D和钙剂　我们观察10例垂体矮小症患儿，用生长激素治疗期间，平均血钙下降，平均碱性磷酸酶由126单位/升增加至221.7单位/升，说明骨生长旺盛，对维生素D和钙的需求量增加。因此建议每2天服用鱼肝油丸1丸（含维生素D 1000单位）和钙600毫克。牛奶是天然的补钙剂，100毫升牛奶含钙125毫克，每天可喝2杯牛奶，同时适当补充钙剂。

347. 矮小患儿在治疗期间需要补充微量元素吗？

大家都知道微量元素对孩子们生长发育的重要性，因此在用生长激素等药物治疗的同时，也应该给孩子们适量补充钙和维生素D，尤其是在开始促生长治疗时。补钙过程宜多喝水，及时到医院复查血尿钙、磷的水平。另外，近年来发现微量元素锌的缺乏也可以影响身高、体重以及性腺的发育，所以适当补充锌对治疗也是有帮助的。

348. 什么是断骨增高术?

最近几年美容医学持续升温，炙手可热，“断骨美容增高”这一听着有些残酷的长个儿方式正被越来越多的爱美男女所勇于尝试，然而热点掩盖不了深层危机，“断骨美容增高”正在危险地迎合这一场使自身“痛并快乐着”的人为悲剧。

这一技术的应用可以追溯到19世纪，最早是被用于治疗一些由于先天肢体畸形、外伤、小儿麻痹等造成的肢体不等长的病人，后来又发展到对矮小症的治疗。20世纪70年代，国外开始尝试用这项技术对一些有增高要求的低矮正常人做双下肢延长。20世纪90年代初，对于正常人的手术增高开始在我国被应用于医学实践中。

“断骨增高术”其实是骨科“肢体延长术”的俗称。就是通过手术把双腿截断，用仪器向相反方向牵拉断骨两端。具体手术过程是，在小腿膝关节下5~6厘米、大腿膝关节上15~20厘米的位置，将骨皮质人为打断，或将腿骨全部打断，然后在每条腿断骨的两端分别插入4根钢针，再用上下杆相连做成一个鸟笼状的“肢体延长器”（增高器），让断骨处位于“鸟笼”的中间。由于断骨处需要组织再生，以后每天只需用扳手拧紧“鸟笼”两端的螺母，使断骨边长边被拉长，即可达到增高的目的。

349. 断骨增高术有哪些并发症?

断骨增高确实有过成功的例子，但它所带来的并发症却是不容忽视的：

（1）由于外固定“增高器”需要通过钢针穿透双腿，稍有不慎便会损伤腿部的血管、肌肉和神经组织，如果钢针消毒不好，随时可能造成穿孔感染，甚至引发骨髓炎，造成残疾。

（2）肢体延长的速度如果过快，将会使腿部神经、血管损伤，导致（腿部）神经瘫痪和血管供血障碍。

（3）目前骨骼再生规律还没有完全被掌握，由于术后造成人为的双腿不等长，并不鲜见。

（4）由于正常人对手术增高中疼痛的预知力普遍较低，对“完美”的期望值又往往过高，因此一旦在手术时无法坚持，增高将半途而废，并且还有可能造成终身残疾。

（5）普通人中有3%~5%的骨不连和再生障碍性贫血患者，一旦手术前体格检查疏漏，后果将不堪设想。

所以，在这里我们要提醒那些期望通过断骨美容来达到完美身高的人们：一定要谨慎，健康健全的身体远远比摆脱稍许不如人意的身高来得重要。

350. 矮小儿童存在哪些心理问题？

随着生活水平逐步提高，我们周围孩子的身高也在逐步提高，更重要的是整个社会对于孩子身高的期望值也随之节节攀升，由此我们面临着一个“恐矮时代”，大家都希望自己的孩子如姚明、刘翔一样的高大健硕。在此种社会背景下，矮小患儿的精神负担可想而知。

GHD是一种终身性疾病，由于缺乏hGH，从而使得患儿的身高增长受挫。当患儿得知GHD将终身伴随自己时，心情是很复杂的。沉重的打击使患儿极易产生矛盾、消极的心理而引起多种情绪反应，例如情绪低落、焦虑、恐惧、孤独、易伤感等，乃至认为前途渺茫，而自暴自弃，不配合治疗。有些家长的紧张心情甚至比孩子更有过之，终日担心、害怕、不知所措、到处投医。家庭的紧张气氛更容易加重患儿的心理创伤。另外目前关于GHD公认的治疗方法是长期注射 hGH，这对孩子以及家庭除了是巨大的经济负担以外，还是严重的精神负担。

研究发现约有20%以上的矮小患者存在行为问题，明显高于健康对照组（行为问题检出率仅为8.2%）。行为问题的表现除了疾病早期适应性障碍以外，社交退缩、交往不良、抑郁和焦虑是主要的心理障碍表现。调查资料说明 GHD 儿童是发生行为问题的高危人群，需要给予足够的重视。而这些心理问题本身又会影响增高以及患者对增高治疗的顺应性，从而形成一种恶性循环。但是要想打破这个恶性循环，仅凭药物是远远不够的，还必须与积极、有效的心理干预及社会支持相结合，才能使 GHD 儿童能像正常儿童一样健康成长。良好的医患关系是克服困难的有力武器。在解除患儿及家长的顾虑，提高对疾病认识的基础上，使他们逐步树立战胜疾病的信心。

351. 如何帮助矮小儿童应对自卑感？

显而易见，矮小孩子容易有自卑感，其他一系列心理改变由此而来。避免或摆脱自卑，需要矮小孩子自己的努力，和所有旁人尤其是家长、老师的爱与智慧。

人人心里都有自卑的种子，“缺陷是一种必然，矮小是一种偶然”。尽管你看不到，每个人都有缺陷，也就都有或多或少的自卑。坏消息是，身体上的缺陷比其他缺陷来得明显，因此矮小孩子更容易自卑。好消息是，自卑是后天的，也就决定了它可以被逆转。自卑并不可怕，尤其是当年龄不大时，及时发现并用正确的方式处理，就可避免自卑成为性格中的一部分。

让孩子明白，我很矮但我很可爱，真正受到人们喜爱和欢迎的是可爱的性格和渊博的知识，它们能让人的气质美起来。最初，让他们懂得这一点。将来，他们会亲身体会到这一点。

让孩子明白，上帝没有不公，我也并不孤独。晏子，邓小平，拿破仑……榜样的力量在成长道路上的作用不可低估。有关伟人小时候缺陷的故事，常常被用来激励孩子，尤其是当这种缺陷与孩子的处境相似时。伟人的故事过于遥远了，更加有益的是与矮小患友建立亲密的伙伴关系，分享彼此积极的感悟，相互慰藉辛酸的时刻。矮小儿童夏令营，在这方面就做出了很大的贡献（图23）。

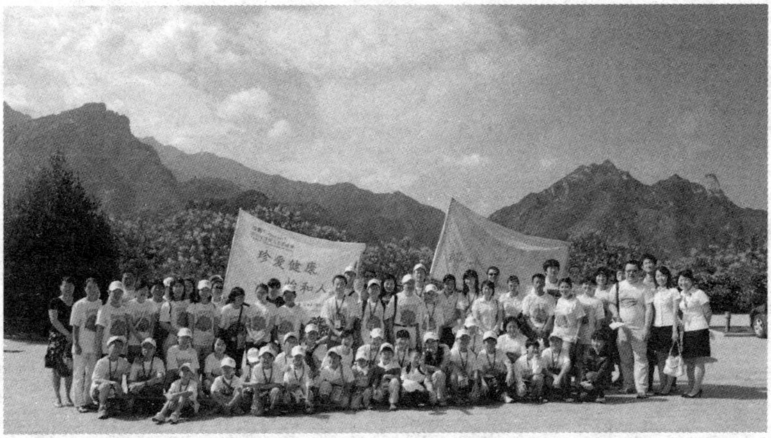

图23　协和增高夏令营

让孩子明白，有阳光的地方，就不再有黑暗。自信是可以传播的，一个人在某方面的成功体验带来的信心，会播散到生活的其他方面。所以，寻找孩子的闪光点，给他们创造一个展现才华的舞台，让他们体会成就感带来的自信心。除此之外，父母老师们不要吝惜自己的赞美，要帮孩子放大他们的自信。人们常说，“失败是成功之母”，然而面对孩子幼小的心灵，往往“成功才是成功之母”。帮孩子放大自信，缩小自卑，这便是“成功教育”的智慧所在。

让孩子做一个拥抱生活的人。积极参加集体活动、竞争竞赛、体育运动，组织领导，交友结伴，兴趣广泛，让生活没有禁区，接近理想。发现孩子因自卑而对任何健康的活动望而却步时，父母和老师要敏感地发现，并及时分析心理原因，帮助他们拓展生活的园地。

如果孩子的自卑感及其带来的一系列心理问题，衍化到严重的程度时，应该积极求助于专业心理咨询和治疗人士。以中国的国情和传统，自动寻求心理援助，往往需要考虑经济和舆论压力。因此，关怀矮小孩子的社会人士们，极其必要争取在这方面做出一些积极有利的举措来。

总之，一切方法不过是爱和智慧的具体化，点拨足够，讲解多余。请父母和老师们，在爱的基础上，再多多加强一些儿童心理学方面的知识和洞察力，相信我们可爱的孩子们，每个都会成为心智上的高大者。

352. 父母和家庭如何帮助矮小儿童克服心理问题？

在矮小门诊笔者经常可以发现家长往往对于GHD患儿有一种负疚的心理，由此对孩子百般迁就溺爱，甚至包办代替，而这其实更不利于孩子身心的健康成长，一些智力正常而学业成绩不佳可能归咎于过分的保护意识和矮身材使自尊心受挫。研究显示，家庭和睦，父母对患儿的关心与了解程度以及与患儿的交流方式等对患儿的心理行为有非常大的影响。父母能够共同与患儿分担对控制病情所负的责任，将对GHD的治疗产生积极的影响。

特别需要注意的是，当患儿处于青春发育阶段时，其心理的发展正经历一个重要的转折时期。具有独立性与依赖性、自觉性与幼稚性并存又相互矛盾的特点。这种“成人感”和独立性常使他们的情绪不稳定，带有冲动性、敏感性、缺乏自制能力等特征，从而造成他们行为的不可预测性。比如他们很看重周围人群（老师、父母、同学、朋友）对自己的评价，表现出很强的自尊心。如果父母或成年人仍把他们当作小孩子看待，对他们指指点点，他们会很反感，认为这是对自己的不尊重，甚至会发生与父母顶嘴的现象。但是他们在GHD特殊生活要求和学习的许多方面又离不开父母的照顾和指导，而表现出一定的依赖性（图 24）。

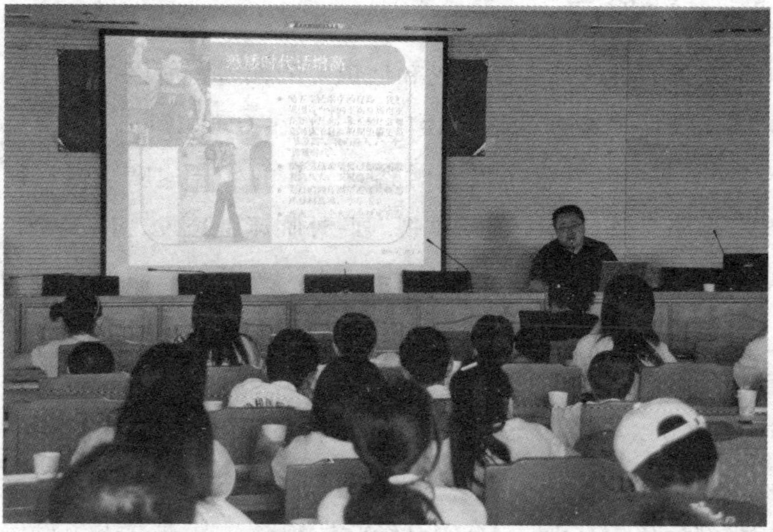

图 24　协和增高夏令营中专家和孩子们交流

实际上，在这个阶段父母只要多尊重孩子，以鼓励为主，给他们一个成长的自由空间，就能顺利地帮助他们度过这个成长的关键时期。放手让他们做力所能及的事情，比如对饮食的管理，做好家庭记录，主动地适当安排运动等。即使遇到孩子做错了事，也要冷静的帮助他们分析原因，找出解决问题的办法，使他们增强独立解决困难和战胜疾病的能力。在孩子与父母之间建立一种相互尊重、相互信任、相互帮助的和谐气氛，不仅对他们的个性、人格的塑造是极其重要的，对 GHD 的治疗也会起到事半功倍的良好效果。

353. 目前家长对矮小存在哪些常见的认识误区？

由于家长们健康知识的匮乏和认识上的偏差，所以使得家长们对矮小的防治存在一系列的认识误区，比如在GHD诊断一个常见的问题是家长和/或患儿常常不能及时察觉患儿的生长速度减慢，往往要等到其身高明显落后时才引起重视。此外临床上还发现许多家长往往把“矮小”当作“晚长”，小时候矮一点没关系，以后发育时会赶上去的，想象着孩子会有一个意想不到的青春期猛长时期，结果却错过了矮小最佳的诊断治疗时机。在我院就诊的877例患儿中，就诊的平均年龄为12.7±4.7（2.5~19）岁；身高>10%的患儿就诊的平均年龄为15.6±2.8（13~19）岁。实际上按照目前孩子们的发育状况，相当部分孩子在13~14岁已经骨骺愈合，基本失去了诊治的机会了。所以儿科医生与保健工作者应协助父母定期检测身高，计算生长速度并密切观察患儿的生长曲线。应尽早明确病因、早期进行规范化治疗以避免延误生长时机，GHD患儿若能及早发现，不但hGH治疗的效果好，而且还省钱。

另外由于家长们并不知道矮小的诊断标准，家长们往往认为孩子的身高低于班级平均水平就是矮小症。我们分析以矮小为主诉的877例患儿到门诊来就诊，跟同龄同性别同地区青少年比较，其中身高低于3% 564例，3~10% 210例，10~50% 83例，>50% 20例，其中4例身高170厘米，只不过没达到180厘米前来随诊。随着我国人民生活水平提高，孩子们平均身高呈明显增高的趋势，但也因此使得全社会对身高的期望值也随之升高，由此越来越多的孩子加入了因身材矮小而苦恼的人群。因此有必要加强对该方面知识的健康教育。

其他的认识误区还包括补钙越多对孩子长高越有利；蛋白质含量越多对孩子长高越有利；凡是矮小就一定要用药物治疗；只要能促进

生长的药物均能帮助长高；身高完全来自于先天遗传，后天无法进行补救等。而这些误区正被许多商家所利用，而最终使得这些孩子与家长落入了所谓“增高陷阱”。

354. 补钙能增高吗？

在矮小门诊，家长们经常会问“补钙能增高吗”？实际上在上述670例孩子与家长中，有大约5%的家长在督促自己的孩子服用“钙片”，这些家长均认为补钙能促进长个。诚然钙是骨骼的重要组成成分，所以不少父母认为多补钙会促进孩子长高，有些“增高药”的主要成分就是钙。其实，补钙与增高是两码事，钙作为骨骼的构成成分，如果是佝偻病导致的缺钙，主要表现为骨骼畸形，而一般身高较均匀的矮个子，骨骼是没有问题的。通常意义下的补钙，是及时补充体内流失的钙，以维持骨骼密度。补钙并不能使骨骼变长，甚至也无法使骨骼变粗，如果单独补钙即使对于佝偻病而言，在不同时补充维生素D时，其钙的吸收也很成问题，疗效也是非常有限。其既不能影响生长发育的快慢，也无法左右骨骼的长度及生长情况。况且一旦钙摄入过多，反而易导致泌尿系结石、便秘等不良作用，从而给患儿造成病痛，甚至会影响长高。

人体的生长是一个复杂的生理过程，更是由一系列因素共同作用的结果，孩子身材矮小的主要原因有遗传因素、代谢疾病、内分泌系统以及营养缺乏等，这些都可能影响孩子的身高。因此家长们要注意学习生长发育的相关知识，并密切监测其生长发育状况。一旦发现孩子们生长速度迟缓或者矮小，需要尽快明确病因，并采取措施进行对因处理，以免贻误病情，错失了治疗的良机。

355. 身高完全是来自于先天遗传因素，后天真的无法进行补救吗？

小米是一个初二的学生，最近非常苦恼，同学们的个子一天比一天高，而他在班级里的位置却越来越往前挪。妈妈和他去过好多家医院和诊所，求医问药，由于父母的身高都不高，爸爸1.60米，妈妈1.50米，所以大部分人都认为小家伙的个矮是由于先天遗传因素所致，没有办法啦。小米也越来越困惑，难道身高完全是来自于先天遗传因素，后天真的无法进行补救吗？

实际上在门诊与小米有类似的经历的孩子并不少见，来就诊的孩子中，大多数属于身材偏矮，只有极少部分是病理原因的生长发育异常，为极度矮小。据研究孩子们成年后的个头60%~70%来自父母遗传，其他靠后天的营养和环境因素。

孩子不长个的原因有很多，常见的有家族性矮身材、体质性发育延迟、生长激素缺乏症、先天性卵巢功能发育不良、甲状腺功能低下症、宫内发育迟缓、软骨发育不良等。因此早期诊断，明确病因是可以明显改善患者的最终成年的身高的。另外对于家族性矮小的孩子有部分是由于营养不良、环境污染以及课业压力较大导致睡眠不足等因素，也对身高有重要影响。因此从理论上讲，如果充分注意后天因素的影响，密切监控，早期进行干预，还是有望充分发挥孩子们的生长潜能，最终改善孩子们的身高，比如使孩子们的身高高于父母，如小米的身高达到1.70米，也并不是不可能的。

356. 生长发育过程中应如何补充钙和维生素D？

虽然我们强调了小儿在哺乳期一定要补充钙和维生素D，并不是其他时间就不用补充。我国的饮食结构以粮食、蔬菜和肉为主，奶制品食用较少，北方地区冬天的阳光又不充足，加上小儿生长发育比较迅速的时期，常会出现一些症状，比如生长痛在儿童期经常会见到。所以，儿童期特别是生长发育快速期如青春发育期，仍需要适当的补充钙和维生素D。

平时补充钙和维生素D的方法是坚持喝牛奶，牛奶中含钙比较高，大多又强化了维生素D，儿童期已能够很好的吸收奶中的钙，所以小儿如能坚持每日至少2袋（400毫升）牛奶，钙的补充基本得到保证。对于生长速度过快，或出现明显的下肢疼痛的症状要及时到医院或保健部门就诊，查明原因，在医生指导下，正确的补钙及维生素D，以保证儿童生长发育的需要。

357. 营养对智力发育有哪些影响？

有关营养与儿童认知、心理、智力发育的相互关系正成为国内外研究热点。

正因为脑细胞的数量、质量与智力关系密切，而脑细胞的增值具有“一次性完成”特点，故早期营养对智力发育有决定性影响。从妊娠后期至出生后半年内若持续出现营养不良，对脑组织发育将产生“不可逆的损害”，显著缩短脑细胞分裂期，导致细胞数量减少，脑重量减轻。即使日后营养改善，出现体格赶上生长，智力缺陷也很难弥补。Stock等（1973年）长期追踪研究证实，婴幼儿期曾发生过严重营养不良儿童，头围不对照组儿童小，智商较低，情感淡漠；6～7岁时出现阅读、书写困难，理解力和长期记忆力差，学习能力低下。随年龄增长，这一早期营养不良对学龄儿童智力活动的不良影响越来越明显。巴西某州调查：有20余万名已成为母亲的16～20岁少女的智力发育水平，因受早期营养不良影响，甚至低于12岁正常儿童水平。而且，这些母亲的智力低下状况对其下一代也有不良影响，子女中约45%出现明显的认知能力低下和情绪障碍问题。

脑神经元和神经胶质细胞的代谢与成熟不仅有赖于必需氨基酸，还和一些条件必需氨基酸（conditionally essential amino acid）、非必需氨基酸（non-essential amino acid）等有关。例如，谷氨酸可纠正脑细胞中的生化缺陷；酪氨酸直接参与脑细胞的神经环路构成；色氨酸是5-羟色胺的前体。后者是重要的中枢神经递质，能促使注意力集中，改善记忆功能。糖是大脑活动的能量来源。脑细胞生理活动消耗的能量，完全来源于由糖分解而产生的血糖。因此，儿童少年每餐食物（尤其早餐）都应有足够的糖类，以保障正常智力活动、提高学习效率。蛋白质、脂肪、胆固醇等也对促进智力活动起积极作用。它们组成的脑磷脂、鞘磷脂、糖脂、糖蛋白、脂蛋白等，在多种矿物质和维生素（尤其是B族维生素）参与下，促进神经系统的生物氧化和功能维持，都是促进智力发育必需的神经营养物质。

358. 孩子们用饮料代替喝水有什么危害?

平平今年9岁，身高125厘米，但是体重已达60千克。尤其是近两年每年身高仅增高2.5厘米，但是体重增加15千克，家长非常着急于孩子目前这种“不长个儿只长腰围”状况。究其原因就是孩子在7岁暑期开始，每天只喝可乐等甜的饮料，不喝白开水，一个暑期就喝了几十箱可乐。在临床门诊，我们经常碰到孩子们嗜喝饮料的现象，有些家长甚至让孩子通过喝饮料来补充每日所需的水分。但专家指出，孩子靠喝饮料补水有五大弊端。

首先，有些饮料不仅不能解渴，反而会加重身体的缺水，引起口渴。含糖过多的饮料，以及含有丰富维生素和无机盐的橙汁等果汁，不仅不易为人体细胞吸收，而且这些成分在体内氧化分解时还要消耗一些水分，致使饮后更加口渴。

第二，大量喝饮料可导致儿童过胖或过瘦。一方面，食欲正常或食欲较差的孩子会因饮用大量饮料而冲淡胃液，导致食欲减退，同时，由于饮料中含有大量糖分，使血糖不易下降，导致孩子的进食量下降，从而造成孩子因蛋白质、某些维生素、矿物质和微量元素等摄入不足而消瘦。另一方面，对于食欲旺盛的孩子来说，大量饮用含糖饮料，容易导致热量摄入过多，从而引起肥胖。

第三，饮料中所含的人工色素和防腐剂将会阻碍儿童的生长发育。过量色素在体内积蓄会干扰多种酶的功能，对新陈代谢和孩子生长发育会产生影响。色素沉积在儿童尚未发育成熟的消化道黏膜上，极易引起食欲下降和消化不良。此外，过量色素还可引起儿童多动症。饮料中所含的防腐剂如果过量摄入，将会在人体中产生“铬合物”，造成骨细胞特别是软骨细胞生长延迟，从而导致儿童身材矮小。

第四，过多饮用饮料还可能引发儿童的多种疾病。由于无节制地喝饮料可导致患儿出现“果汁尿”，其形成原因是由于果汁中大量糖分不能被人体吸收利用而从肾脏排出，结果使尿液发生变化，尿糖值增高，这种情况若长时间存在还会引起肾脏病变。

第五，饮料中大都含小苏打成分，属于碱性物质，少量饮用可助消化、中和胃酸，过量饮用会使胃液呈碱性，胃的消化功能就会减退，从而出现消化不良的症状，并引发消化系统疾病。

白开水才是儿童最健康的饮品，多喝白开水具有促进新陈代谢、调节体温等作用，从健康角度看，家长最好给孩子喝白开水。

359. 合理膳食要遵循什么原则?

合理膳食要遵循以下 5 个原则：全面平衡地摄入营养；食物选择多样化、不追求“名贵”、“精细”；食物烹调加热注意营养素的保留；进餐有规律，饥饱适中、适时、适量；严防“病从口入”。

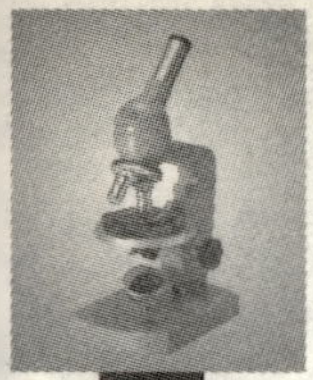

360. 儿童少年的蛋白质需求有什么特殊要求？

儿童少年的蛋白质需求有两大特点：①各种蛋白质成分以比成人快得多的速度代谢和更新，以满足旺盛生长的机体对器官、组织、细胞的生长和修复需要，故蛋白质需求量较大；②需要为生长发育提供各种高质量的、用于不同生理功能的活性物质，如新陈代谢过程中有催化、调节作用的各种酶，维持胶体渗透压的血浆蛋白，承担氧和二氧化碳运输的血红蛋白，以及多种多样的激素和免疫抗体等。因此，儿童少年不仅需要足够数量的蛋白质，而且要求其质量高，即优良蛋白质（fine protein）比例应达到蛋白质总量的45%～50%。

361. 如何判断孩子蛋白质能量营养不良？

临床上，蛋白质能量营养不良的判断通常采用体重这个最易获得的指标。3岁前的小儿营养不良可分为三度：Ⅰ度营养不良患儿体重比正常平均体重减少15%～20%，腹部脂肪变薄，消瘦不明显；Ⅱ度营养不良患儿体重比正常平均体重低25%～40%，身长低于正常，腹、胸、臀、四肢及面部皮下脂肪均减少，明显消瘦，并出现发育迟缓、睡眠不安、食欲低下等症状；Ⅲ度营养不良体重比正常平均体重减少40%以上，身长低于正常，皮下脂肪完全消失，消瘦明显，呈皮包骨头样，发育明显落后，并易引起并发感染。

3岁以上儿童，营养不良分轻、重两度，轻度体重低于平均体重15%～20%（7岁以上20%～30%）；重度体重低于平均体重20%以上（7岁以上>30%）。

362. 个矮能通过药物或手术治疗吗？

前文已经反复提及，矮小症的病因非常复杂。所以对于矮小症的诊治关键是要明确导致矮小的病因。如果是由于非疾病性矮小，如家族遗传性矮小和体质发育迟缓等，他们的共同特点是：出生时较为矮小，但出生后生长速度正常，身高始终低于正常人。要使这类孩子促进长高，最好的方法是增强营养、加强运动、保证睡眠和防治疾病。充足的营养是长高的重要物质基础，蛋白质、钙、锌等元素是人体重要的细胞组成成分；纵向运动尤其是长期锻炼能促进人体自身分泌更多的生长激素，有助长高；充足的睡眠也能使生长激素分泌更多。所以切不可对身材矮小的孩子滥用药物增高。

实际上由于当今社会在许多选择中都对身材高矮有一定标准，所以各种增高药物或器材也如雨后春笋般不断冒出来，如药用生长激素、钙剂、锌剂、增高鞋垫、增高仪器等，层出不穷。许多家长认为自己的孩子比较矮小，便不惜花费大量钱财为孩子的增高投资。其实，这些增高药物或器材的选用讲究颇多，家长一旦走入误区，拔苗助长，对孩子的健康甚为不利。如果采用不必要的手术治疗，甚至可能导致留下严重的后遗症，则悔之晚矣。

363. 常见的针对增高的商业陷阱有哪些？

在如今“恐矮”时代中，大家对于孩子的身高极度的重视，打开电视，增高产品的广告铺天盖地，而在网络上经 Google 搜索关于增高这一项就有 10 余万条相关的内容，整个社会对于增高的关注由此可见一斑。但是这些广告也好或是一些增高商业运作也好，甚至一些所谓的增高医院的广告中往往隐含着商业陷阱。

比如为了夸大自己的所谓疗效或者让更多的儿童来购买商品，厂商自定的身高标准或者有目的的调整标尺，然后请来“名人大腕”，利用名人效应，通过虚构情节或故事来推销其产品，或找托儿来作宣传，实际上好多广告中的所谓受益者往往都是厂家花重金请来的托儿；另外一些广告中的戏剧性增高效果，如二十来岁的小伙子用某商品后，在短短两三个月内身高猛增了十几厘米，实际上这只是电脑制作特技的结果。

另外利用生长的一些自然规律进行巧妙的“移花接木”，比如人的身高并不是固定的，每天有一定的变化规律，早上比下午高1~2厘米，治疗前在下午测量，而在治疗后则在早上测量身高，于是这身高的波动就成了厂商所广为宣扬的“伟大疗效”了。另外在青春发育期间，孩子自身就在以每年6厘米以上的速度增高，但有时就很可能被居心叵测的厂商移花接木为自己所谓的“灵丹妙药”的疗效了。

利用大家医学知识了解比较少，勇敢地进行了颠覆式的知识创新，用一些高深的医学专业术语和似是而非的理论把顾客蒙晕，到处标榜所谓的高科技，到处拿着所谓国际一流，得了多少个国内国外大奖，美国最新科技等说辞来唬人；也有些厂家以第二代产品作为挡箭牌，很多厂家往往郑重地承诺，如果无效则免费更换新一代产品，用专利、批号或者祖传秘方等做幌子，挂羊头卖狗肉，利用现在国家有关法规政策方面的不完善，在国家级杂志报纸或其他媒体上刊登广告来蒙骗消费者，混淆保健品和治疗药物的界限，吹嘘厂方的药能够包治百病等；好多所谓有国家有关主管部门的批准文号的产品，实际上只是含有补钙、补铁等保健功能的普通保健产品，而在卫生部批准的保健食品的22项功能中，并没有增高这一项。

因此家长们千万要谨防急病乱投医，上了当，除了经济上蒙受重大损失以外，在有些产品中甚至加入了性激素等，虽然短期内可以使孩子身高有一定的增高，但是性激素可以加速骨骺的愈合，从而影响了孩子的最终的身高，则悔之晚矣。

364. 现实中孩子们和家长们为什么会上当受骗？该如何预防？

我们对2000年7月至2006年10月在我院内分泌科矮小门诊以个矮为主诉患儿临床资料进行总结，其中有670位患儿及家长回答了我们的问卷。其中10%家长让孩子吃过所谓的增高药物（具体成分均不详），但95%的家长承认均无疗效，曾有2例患儿服用增高药后，11岁均开始出现青春发育，其中1例女孩11岁开始月经来潮，两人13岁时身高就不再增高，最终身高均低于第三百分位。另外，还有5%的家长催促自己的孩子服用“钙片”，这些家长均认为补钙能促进长个，2.5%左右的孩子曾接受器械增高，主要是牵拉器或所谓的增高魔力棒；10.5%的孩子曾穿过增高鞋，但95%的孩子或家长均承认没有明显效果，100%的孩子和家长承认广告夸大其词。5%的家长要求为孩子、2.5%的孩子自己要求行断肢增高术，但95%以上的孩子和家长均对断肢增高术的适应证以及治疗的风险一无所知。正是社会上一些不法商人利用社会上的“恐矮心理”和相关科学知识的匮乏，设置了一系列商业陷阱，尤其是一些增高广告中所隐含的商业陷阱，使很多家长和患儿都上当受骗。为此我们在将来临床实践中要进一步完善对患者的健康教育宣传机制，加强医患交流，尽可能地提高对孩子们生长发育方面知识的掌握水平，同时也期望重视这些问题，加强对孩子们生长发育情况的监控。另外由于这些孩子和家长各种增高产品的信息来源是：电视50%，报纸杂志40%，5%来自网络，5%来自其他途径。因此呼吁有关部门加强立法，完善监管机制，尤其是加强对媒体和广告等监督与管理。

365. 家长不让矮小的孩子参加集体活动，对吗？

小牛7岁时就在我院诊断为GHD矮小症。自那以后小牛，尤其是其父母害怕别人嘲笑，一直不让小牛参加集体活动。小牛也变得越来越敏感、自卑，害怕参加集体活动，甚至对家长有怨恨情绪。我们在临床实践中碰到相当多这样的案例和故事，我们对600余例以矮小为主诉就诊的孩子和家长进行问卷调查，发现有大约40%的家长、48%的孩子认为个矮是一种异常情况，于是导致这些家长避免带孩子参加集体活动或让别的家长知道此诊断（图25）。

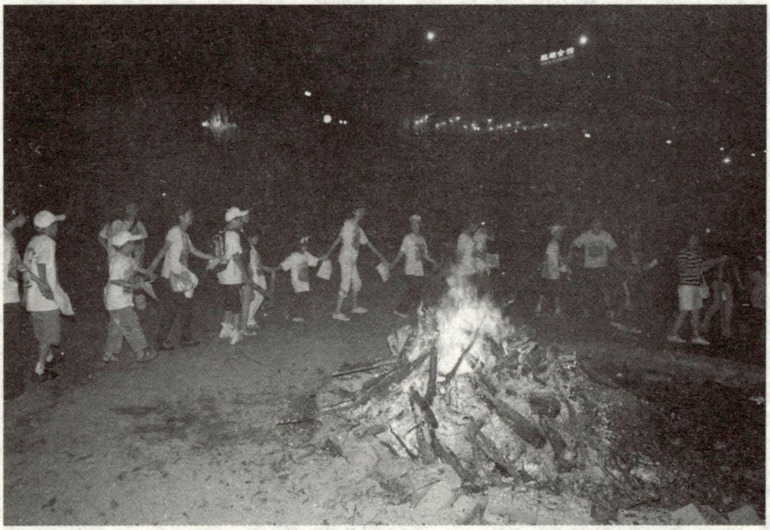

图25 协和增高夏令营中孩子们开心地欢聚在篝火旁

因此我们科矮小门诊在国内率先开展矮小儿童和青少年夏令营就是一项有益的尝试，我们的目的在于集中矮小儿童和青少年，讲解有关GHD相关知识，使患儿和家长对疾病逐步加深认识，结合平常门诊工作中发现的问题，通过医生和护士有针对性地深入浅出的讲解，使患儿逐步学会自我管理的本领，提高治疗的顺应性，最终改变其生活质量；通过鼓励患儿积极参加集体活动，组织参观名胜古迹，游览祖国大好河山和野餐等活动，工作人员与患儿共同生活，有机会更多地了解每个患儿的心理状态，使心理治疗能更有效的进行；在活动中新老患儿互相交流如何控制好病情的体会，互相鼓励，广交朋友，把自己融入战胜 GHD 的大家庭，感受到集体的温暖，使患儿不再感到孤单，增强了战胜疾病信心。

事实证明，不少患儿自患病以来从未参加过这类集体活动，通过参加这些活动后不仅使患儿开阔了眼界，增长了知识还享受到了生活的乐趣。更重要的是，使他们体会到自己也能像其他小朋友一样能参加丰富多彩的课外活动，也能像正常健康儿童一样生活。另外家庭和睦，父母对患儿的关心与了解程度以及与患儿的交流方式等，对患儿的心理行为有非常大的影响。父母能够共同与患儿分担对控制病情所负的责任，将对 GHD 的治疗产生积极的影响。通过医护人员与患者和家长以及与药品生产企业教育工作人员之间进行交流和沟通，更好地改进我们目前的治疗和随访体系，以便更好地为患者服务；社会大环境对 GHD 患者的关注与支持也在温暖着 GHD 患者的心。由于焦虑、恐惧与自卑，许多矮小青少年害怕受到歧视而躲避集体活动，甚至从不参与篮球、足球之类的群体活动，由此丧失了许多体育锻炼机会。而这些锻炼对他们的身高增长非常有益。

因此一定要强调身材矮小不等于“心理及能力矮小”，医生和父母的治疗目标不应该只着重于增加身高，更应该注重维护儿童个体社会心理健康，将心理行为的干预作为医疗措施整体的一部分来降低心理社会问题的危险度。正如一个参加矮小夏令营患儿在日记中所写到的：“我们是不幸的，然而又是幸运的。有这么多叔叔、阿姨在帮助和爱护我们，他们不但帮我们减少肉体上的痛苦，还帮我们医治心灵上的创伤。”通过媒体宣传，我们呼吁社会各界给予矮个儿童青少年更多的关爱！使他们得到与同龄人一样的尊重与公平竞争的机会。